U0559519

腹盆部疾病超声诊断图谱

第 2 版

上　卷

主　编　林礼务　薛恩生

科　学　出　版　社

北　京

内 容 简 介

本书共 15 章，介绍了腹部脏器与妇产科常见病的临床病理和超声表现要点，内容涵盖超声基础知识、二维超声、彩色多普勒超声、三维超声、超声造影、剪切波弹性成像及腔内超声、介入超声等，并附以典型的超声图像 2700 多幅，图文并茂，较第 1 版增加了超声基础知识与近年的新进展、新图片，有助于加深读者对各种疾病超声诊断的理解与学习。

本书适用于各级超声医师、影像专业师生与相关临床医师。

图书在版编目（CIP）数据

腹盆部疾病超声诊断图谱：全 2 卷 / 林礼务，薛恩生主编 . —2 版 . —北京：科学出版社，2019.1
　　ISBN 978-7-03-060373-9

　　Ⅰ . ①腹… Ⅱ . ①林… ②薛… Ⅲ . ①腹腔疾病 - 超声波诊断 - 图谱 Ⅳ . ① R572.04-64

中国版本图书馆 CIP 数据核字（2019）第 005218 号

责任编辑：丁慧颖　杨小玲 / 责任校对：王晓茜
责任印制：肖　兴 / 封面设计：陈　敬

科 学 出 版 社 出版
北京东黄城根北街 16 号
邮政编码：100717
http://www.sciencep.com

北京汇瑞嘉合文化发展有限公司 印刷
科学出版社发行　各地新华书店经销
*

2007 年 1 月第　一　版　　开本：787×1092　1/16
2019 年 1 月第　二　版　　总印张：50 1/2
2019 年 1 月第二次印刷　　总字数：1 197 000
定价：398.00 元（全 2 卷）
（如有印装质量问题，我社负责调换）

主 编 简 介

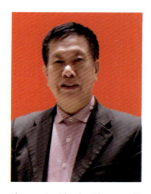

林礼务　福建医科大学附属协和医院超声科主任医师、教授、博士生导师，《中华医学超声杂志（电子版）》编辑委员会顾问，福建省医院协会理事、超声医学管理分会主任委员，福建省医师协会超声分会顾问。曾任福建省超声医学研究所所长、福建省超声医学质控中心主任。发表论文 120 余篇，编著、主编专著 13 部，参编专著 4 部，其中英文版超声专著 *Practical Clinical Ultrasonic Diagnosis* 由 World Scientific Publishing 出版。先后获国家和省部级科技进步奖 21 项（其中一等奖 1 项、二等奖 4 项），国家发明专利 12 项。1990 年被评为"福建省突出贡献专家"，1991 年被评为"国家级有突出贡献专家"，2002 年荣获"福建省五一劳动奖章"，2010 年被福建省委、省政府评为"福建省杰出科技人才"，2017 年被中国医师协会超声分会授予"中国超声医师终身成就奖"。

历任中华医学会超声医学分会第五届常务委员、《中华超声影像学杂志》和《中华医学超声杂志》常务编委、福建医学会超声分会主任、福建省医学会第五届常务理事、中国医学影像技术研究会常务理事及超声分会副主任等。在国外从事介入性超声研究多年，1998 年回国后将介入性超声作为研究方向。

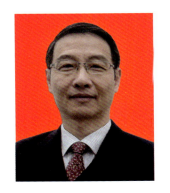

薛恩生 福建医科大学附属协和医院超声科主任，教授、主任医师，福建省超声医学研究所所长，福建省超声医学质控中心主任，福建省医师协会超声分会主任委员，福建医科大学影像系超声医学教研室主任。

主持和参与多项省部级研究课题。截至2017年，以第一作者发表 SCI、CDCS 论文 90 余篇，主编《阴囊及其内容物疾病超声诊断》等 5 部专著，以及全国高等医药院校卫生部规划教材《医学超声影像学》和《临床超声诊断学》第 1、2 版。获福建省医药卫生科研进步奖等省级奖 16 项，其中福建省科学技术奖一等奖 1 项、二等奖 2 项、三等奖 5 项。

担任中国医药教育协会超声医学分会副主任委员，中国医疗保健国际交流促进会超声医学分会副主任委员，中国超声医学工程学会浅表器官与外周血管专业委员会副主任委员，中国医师协会超声医学分会常委，福建医学会超声医学分会主任委员（2006～2016），海峡两岸医药卫生交流协会超声专业委员会常务委员，中国医学影像技术研究会常务理事。担任《中华超声影像学杂志》《中华医学超声杂志》等杂志编委。

《腹盆部疾病超声诊断图谱》(第2版)
编写人员

主　　编　林礼务　薛恩生

副 主 编　何以牧　叶　琴　高上达

主编助理　张秀娟　林文金　林振湖

编　　者（按姓氏笔画排序）

王　艳　叶　琴　杨映红　杨嘉嘉

吴丽足　何以牧　张　宇　张秀娟

陈　舜　陈志奎　林文金　林礼务

林学英　林振湖　林晓东　林展辉

郑梅娟　俞丽云　钱清富　高上达

郭晶晶　黄　旋　梁荣喜　薛恩生

第 2 版前言

　　本图谱第 1 版已出版 10 余年，由于图谱内容简要明了、图文并茂，获得了读者的广泛欢迎。在这期间，超声领域发生了翻天覆地的变化，本科室与超声研究所同样取得了显著进展。应许多读者呼吁，本图谱扩增内容，分为上下两卷，尽量收集近年来超声领域的新进展与新知识，并增加了大量典型病例与图片，特别增加了超声基础内容，涵盖超声物理性质、超声多普勒效应及其临床应用、超声仪器的操作与调节、超声生物效应、超声伪像的基础与识别及新技术如弹性成像等，以方便读者查阅。

　　在编写构思中，力求系统、全面、简练、实用而又不乏新颖，全体编撰同志经过三年的不懈努力，并参考国内外有关文献，终于完成了本图谱的编著。其中囊括超声诊断基础、腹盆部脏器主要疾病的临床与病理、超声诊断要点及典型超声图像 2700 多幅。绝大多数典型图例已经得到手术或超声引导活检病理检查或临床随访结果证实，使图谱更具真实性与可靠性。本书图文并茂，易于理解与掌握，可供各级超声医师、影像学专业师生及相关的临床医师参考。

　　作为福建省超声医学研究所成立至今的工作成果，本书在编写过程中，得到医院领导、诸多临床相关科室与读者的大力支持，并获得许多宝贵意见，使之更趋完善，同时还得到科室研究生徐媛媛等的热情帮助，在此一并表示衷心感谢。

　　本书内容较多，由于水平和时间所限，不足之处在所难免，切望广大同道批评指正。

林礼务　薛恩生

福建医科大学附属协和医院

福建省超声医学研究所

2017 年秋　福州

第 1 版前言

超声医学发展迅速，近年来取得多项突破性进展，数字化超声、二次谐波、三维超声与超声造影等新技术相继在临床上推广,使超声医学的应用更趋广泛。

福建医科大学附属协和医院超声科成立于1980年，2000年经省政府批准又成立了福建省超声医学研究所，在超声诊断、腔内超声、术中超声及超声介入治疗肝癌等临床与实验研究方面做了大量的工作,积累了丰富的经验与资料,先后在国家核心期刊发表180多篇论文，为出版本图谱打下了坚实的基础。

本图谱在编写构思中，力求系统、全面、简练、实用而又不乏新颖，经过三四年全体编撰同志的不懈努力，并参考国内外有关文献，终于完成了本图谱的编著。书中囊括腹盆部脏器主要疾病的临床与病理、超声诊断要点及典型超声图像1700多幅。绝大多数典型图例有手术或超声引导活检病理检查或临床随访结果证实，使图谱更具真实性与可靠性。本书图文并茂，力求易于理解与掌握，以此供各级超声医师、影像学专业师生以及相关的临床医师参考，也作为福建省超声医学研究所成立5周年的工作小结。

本书在编写过程中，得到医院领导、诸多临床相关科室与广大超声工作者的大力支持，并提出许多宝贵意见，使之更趋完善，同时，还得到科室多位青年医师与研究生等的热情帮助，在此一并表示衷心感谢。

本书内容较多，由于水平和时间所限，不足之处在所难免，切望广大同道批评指正。

林礼务　薛恩生

写于福建医科大学附属协和医院

福建省超声医学研究所

2006年夏　福州

目　　录

上　卷

第一章　腹部超声诊断的基础知识与解剖概要⋯⋯⋯⋯⋯⋯⋯⋯⋯⋯⋯⋯⋯⋯⋯⋯⋯⋯ 1
　第一节　超声诊断基础知识⋯⋯⋯⋯⋯⋯⋯⋯⋯⋯⋯⋯⋯⋯⋯⋯⋯⋯⋯⋯⋯⋯⋯⋯ 1
　　一、超声的物理性质⋯⋯⋯⋯⋯⋯⋯⋯⋯⋯⋯⋯⋯⋯⋯⋯⋯⋯⋯⋯⋯⋯⋯⋯⋯ 1
　　二、超声多普勒效应及其临床应用⋯⋯⋯⋯⋯⋯⋯⋯⋯⋯⋯⋯⋯⋯⋯⋯⋯⋯⋯ 9
　　三、临床常用的超声诊断类型⋯⋯⋯⋯⋯⋯⋯⋯⋯⋯⋯⋯⋯⋯⋯⋯⋯⋯⋯⋯ 18
　　四、临床常用超声诊断仪的使用与调节⋯⋯⋯⋯⋯⋯⋯⋯⋯⋯⋯⋯⋯⋯⋯⋯ 22
　　五、超声的生物效应与临床超声诊断的安全性⋯⋯⋯⋯⋯⋯⋯⋯⋯⋯⋯⋯⋯ 27
　　六、临床超声诊断与操作技术的基本知识⋯⋯⋯⋯⋯⋯⋯⋯⋯⋯⋯⋯⋯⋯⋯ 31
　　七、超声伪像⋯⋯⋯⋯⋯⋯⋯⋯⋯⋯⋯⋯⋯⋯⋯⋯⋯⋯⋯⋯⋯⋯⋯⋯⋯⋯⋯ 37
　　八、超声新技术在腹部超声诊断中的应用⋯⋯⋯⋯⋯⋯⋯⋯⋯⋯⋯⋯⋯⋯⋯ 57
　第二节　腹部超声诊断解剖概要⋯⋯⋯⋯⋯⋯⋯⋯⋯⋯⋯⋯⋯⋯⋯⋯⋯⋯⋯⋯⋯ 63
　　一、腹壁与腹腔解剖⋯⋯⋯⋯⋯⋯⋯⋯⋯⋯⋯⋯⋯⋯⋯⋯⋯⋯⋯⋯⋯⋯⋯⋯ 63
　　二、腹部大血管的解剖⋯⋯⋯⋯⋯⋯⋯⋯⋯⋯⋯⋯⋯⋯⋯⋯⋯⋯⋯⋯⋯⋯⋯ 65
　　三、腹部体表分区及脏器投影部位⋯⋯⋯⋯⋯⋯⋯⋯⋯⋯⋯⋯⋯⋯⋯⋯⋯⋯ 67
第二章　肝疾病⋯⋯⋯⋯⋯⋯⋯⋯⋯⋯⋯⋯⋯⋯⋯⋯⋯⋯⋯⋯⋯⋯⋯⋯⋯⋯⋯⋯⋯ 69
　第一节　肝解剖⋯⋯⋯⋯⋯⋯⋯⋯⋯⋯⋯⋯⋯⋯⋯⋯⋯⋯⋯⋯⋯⋯⋯⋯⋯⋯⋯⋯ 69
　　一、肝解剖⋯⋯⋯⋯⋯⋯⋯⋯⋯⋯⋯⋯⋯⋯⋯⋯⋯⋯⋯⋯⋯⋯⋯⋯⋯⋯⋯⋯ 69
　　二、正常肝解剖与声像图⋯⋯⋯⋯⋯⋯⋯⋯⋯⋯⋯⋯⋯⋯⋯⋯⋯⋯⋯⋯⋯⋯ 69
　第二节　肝弥漫性病变⋯⋯⋯⋯⋯⋯⋯⋯⋯⋯⋯⋯⋯⋯⋯⋯⋯⋯⋯⋯⋯⋯⋯⋯⋯ 74
　　一、肝纤维化⋯⋯⋯⋯⋯⋯⋯⋯⋯⋯⋯⋯⋯⋯⋯⋯⋯⋯⋯⋯⋯⋯⋯⋯⋯⋯⋯ 74
　　二、肝硬化⋯⋯⋯⋯⋯⋯⋯⋯⋯⋯⋯⋯⋯⋯⋯⋯⋯⋯⋯⋯⋯⋯⋯⋯⋯⋯⋯⋯ 82
　　三、脂肪肝⋯⋯⋯⋯⋯⋯⋯⋯⋯⋯⋯⋯⋯⋯⋯⋯⋯⋯⋯⋯⋯⋯⋯⋯⋯⋯⋯⋯ 89
　　四、淤血肝⋯⋯⋯⋯⋯⋯⋯⋯⋯⋯⋯⋯⋯⋯⋯⋯⋯⋯⋯⋯⋯⋯⋯⋯⋯⋯⋯⋯ 94
　　五、肝糖原贮积症⋯⋯⋯⋯⋯⋯⋯⋯⋯⋯⋯⋯⋯⋯⋯⋯⋯⋯⋯⋯⋯⋯⋯⋯⋯ 95
　　六、肝豆状核变性⋯⋯⋯⋯⋯⋯⋯⋯⋯⋯⋯⋯⋯⋯⋯⋯⋯⋯⋯⋯⋯⋯⋯⋯⋯ 96
　第三节　肝良性占位性病变⋯⋯⋯⋯⋯⋯⋯⋯⋯⋯⋯⋯⋯⋯⋯⋯⋯⋯⋯⋯⋯⋯⋯ 98
　　一、肝囊肿⋯⋯⋯⋯⋯⋯⋯⋯⋯⋯⋯⋯⋯⋯⋯⋯⋯⋯⋯⋯⋯⋯⋯⋯⋯⋯⋯⋯ 98
　　二、肝脓肿⋯⋯⋯⋯⋯⋯⋯⋯⋯⋯⋯⋯⋯⋯⋯⋯⋯⋯⋯⋯⋯⋯⋯⋯⋯⋯ 103
　　三、肝内血肿与肝破裂⋯⋯⋯⋯⋯⋯⋯⋯⋯⋯⋯⋯⋯⋯⋯⋯⋯⋯⋯⋯⋯ 107
　　四、肝囊腺瘤⋯⋯⋯⋯⋯⋯⋯⋯⋯⋯⋯⋯⋯⋯⋯⋯⋯⋯⋯⋯⋯⋯⋯⋯⋯ 112
　　五、肝腺瘤⋯⋯⋯⋯⋯⋯⋯⋯⋯⋯⋯⋯⋯⋯⋯⋯⋯⋯⋯⋯⋯⋯⋯⋯⋯⋯ 114

六、肝血管瘤 ·· 119

七、肝局灶性结节性增生 ·· 124

八、肝脂肪瘤 ·· 129

九、肝错构瘤 ·· 132

十、肝炎性假瘤 ·· 133

十一、肝结核 ·· 134

十二、肝梅毒 ·· 137

十三、肝真菌病 ·· 138

第四节　肝寄生虫感染 ··· 140

一、肝棘球蚴病 ·· 140

二、肝蛔虫病 ·· 143

三、血吸虫肝病 ·· 145

四、阿米巴肝脓肿 ··· 147

第五节　肝恶性占位性病变 ·· 148

一、原发性肝细胞癌 ·· 148

二、肝胆管细胞癌 ··· 172

三、转移性肝癌 ·· 182

四、原发性肝淋巴瘤 ·· 194

五、肝母细胞瘤 ·· 197

六、肝肉瘤 ··· 200

第六节　肝血管病变 ·· 202

一、门静脉扩张 ·· 202

二、门静脉阻塞 ·· 204

三、门静脉海绵样变性 ·· 210

四、门静脉变异 ·· 213

五、门静脉瘤样扩张 ·· 216

六、肝内静脉窦状扩张 ·· 220

七、巴德 - 吉亚利综合征 ·· 222

第三章　胆道疾病 ·· 228

第一节　胆道解剖及正常声像图 ··································· 228

一、胆道解剖 ·· 228

二、胆道正常声像图 ·· 228

第二节　胆囊疾病 ··· 229

一、胆囊急性炎症 ··· 229

二、胆囊慢性炎症 ··· 233

三、黄色肉芽肿性胆囊炎 ·· 235

四、胆囊穿孔 ·· 237

五、胆囊腺肌增生症 ·· 238

六、胆囊结石 ……………………………………………… 240

七、胆囊息肉样病变 ……………………………………… 243

八、胆囊腺瘤 ……………………………………………… 245

九、胆囊癌 ………………………………………………… 247

十、胆泥沉积 ……………………………………………… 252

十一、先天性胆囊疾病 …………………………………… 253

第三节　胆管疾病 …………………………………………… 255

一、胆总管结石 …………………………………………… 255

二、肝内结石 ……………………………………………… 257

三、胆管炎 ………………………………………………… 258

四、胆道蛔虫 ……………………………………………… 261

五、胆管息肉 ……………………………………………… 262

六、肝门部胆管癌 ………………………………………… 264

七、中、下段胆管癌 ……………………………………… 268

八、先天性胆管囊状扩张症 ……………………………… 270

九、肝胆管囊腺瘤 ………………………………………… 274

十、肝内胆管乳头状瘤与乳头状瘤病 …………………… 276

十一、肝内胆汁淤积症 …………………………………… 280

第四章　胰腺疾病 ……………………………………………… 282

第一节　胰腺解剖 …………………………………………… 282

一、胰腺解剖 ……………………………………………… 282

二、正常胰腺解剖与声像图 ……………………………… 282

第二节　胰腺弥漫性疾病 …………………………………… 284

一、急性胰腺炎 …………………………………………… 284

二、慢性胰腺炎 …………………………………………… 287

第三节　胰腺局限性疾病 …………………………………… 290

一、胰腺囊肿 ……………………………………………… 290

二、胰腺血肿 ……………………………………………… 294

三、胰腺神经内分泌肿瘤 ………………………………… 294

四、胰腺外分泌肿瘤 ……………………………………… 297

第五章　脾疾病 ………………………………………………… 316

第一节　脾解剖 ……………………………………………… 316

一、脾解剖 ………………………………………………… 316

二、正常脾解剖与声像图 ………………………………… 316

第二节　脾常见疾病 ………………………………………… 316

一、脾的先天性异常 ……………………………………… 316

二、弥漫性脾大 …………………………………………… 319

三、脾囊肿 ………………………………………………… 322

四、脾破裂 ·· 324

五、脾梗死 ·· 326

六、脾静脉阻塞综合征 ·· 328

七、脾错构瘤 ·· 330

八、脾血管瘤 ·· 332

九、脾淋巴瘤 ·· 335

十、脾转移性肿瘤 ·· 337

十一、脾动脉瘤 ·· 339

十二、脾萎缩 ·· 340

第六章　消化道疾病 ·· 342

　第一节　消化道解剖 ·· 342

　　一、消化道解剖 ·· 342

　　二、正常消化道解剖与声像图 ·· 343

　第二节　常见消化道疾病 ·· 345

　　一、食管下段癌 ·· 345

　　二、贲门癌 ·· 348

　　三、贲门失弛缓症 ·· 350

　　四、胃癌 ·· 352

　　五、胃间质瘤和胃间质肉瘤 ·· 357

　　六、幽门梗阻 ·· 359

　　七、先天性肥大性幽门狭窄 ·· 361

　　八、肠梗阻 ·· 364

　　九、腹外疝 ·· 366

　　十、小肠肿瘤 ·· 370

　　十一、肠套叠 ·· 374

　　十二、大肠癌 ·· 378

　　十三、直肠间质瘤 ·· 386

　　十四、直肠息肉 ·· 388

　　十五、直肠壁囊肿 ·· 391

　　十六、直肠周围间隙感染性疾病 ······································ 392

　　十七、骶尾部肿瘤 ·· 394

　　十八、直肠动脉瘤 ·· 395

　　十九、急性阑尾炎 ·· 396

　　二十、食管憩室 ·· 401

下　卷

第七章　肾疾病 ·· 405

　第一节　肾解剖 ·· 405

第二节　正常肾声像图 ··· 405
第三节　囊性肾病 ··· 408
　　一、单纯性肾囊肿 ··· 408
　　二、肾窦囊肿 ··· 410
　　三、获得性囊性肾病 ··· 411
　　四、多房性肾囊肿 ··· 411
　　五、髓质海绵肾 ··· 412
　　六、多囊性肾发育不良 ··· 412
　　七、肾盂肾盏囊肿 ··· 413
　　八、成人型多囊肾 ··· 414
　　九、婴儿型多囊肾 ··· 416
　　十、其他少见囊性肾脏 ··· 416
第四节　肾积水 ··· 418
第五节　肾结石 ··· 420
第六节　肾肿瘤 ··· 421
　　一、肾恶性肿瘤 ··· 421
　　二、良性肿瘤 ··· 428
　　三、肾盂癌 ··· 431
第七节　肾炎性疾病 ··· 433
　　一、肾结核 ··· 433
　　二、肾脓肿 ··· 435
　　三、肾积脓 ··· 437
　　四、肾盂肾炎 ··· 437
　　五、黄色肉芽肿性肾盂肾炎 ··· 438
第八节　肾炎与肾功能不全 ··· 439
　　一、急性肾炎与肾功能不全 ··· 439
　　二、慢性肾炎与肾功能不全 ··· 440
第九节　肾周疾病 ··· 442
　　一、肾周积液 ··· 442
　　二、肾周围炎 ··· 442
　　三、肾周脓肿 ··· 443
　　四、肾周血肿 ··· 444
第十节　肾外伤 ··· 445
第十一节　肾血管疾病 ··· 447
　　一、左肾静脉受压综合征 ··· 447
　　二、肾动脉狭窄 ··· 448
　　三、肾动脉瘤 ··· 448
　　四、副肾动脉 ··· 449

五、肾动静脉瘘 ………………………………………………… 450
第十二节 肾先天性疾病 ……………………………………… 451
一、重复肾 ……………………………………………………… 451
二、肾柱肥大 …………………………………………………… 453
三、分叶肾 ……………………………………………………… 454
四、孤立肾 ……………………………………………………… 454
五、异位肾 ……………………………………………………… 455
六、肾发育不良 ………………………………………………… 456
七、肾旋转异常 ………………………………………………… 457
八、融合肾 ……………………………………………………… 458
九、肾外肾盂 …………………………………………………… 459
第十三节 肾下垂与游走肾 …………………………………… 460
第十四节 肾钙质沉着 ………………………………………… 461
第十五节 移植肾 ……………………………………………… 462

第八章 肾上腺疾病 …………………………………………… 464
第一节 肾上腺解剖 …………………………………………… 464
第二节 肾上腺皮质疾病 ……………………………………… 465
一、肾上腺皮质增生 …………………………………………… 465
二、肾上腺皮质腺瘤 …………………………………………… 466
第三节 肾上腺髓质疾病 ……………………………………… 468
一、嗜铬细胞瘤 ………………………………………………… 468
二、神经母细胞瘤 ……………………………………………… 471
第四节 肾上腺转移性肿瘤 …………………………………… 473
第五节 其他肾上腺疾病 ……………………………………… 475
一、肾上腺囊肿 ………………………………………………… 475
二、肾上腺髓样脂肪瘤 ………………………………………… 476

第九章 输尿管疾病 …………………………………………… 478
一、输尿管解剖图 ……………………………………………… 478
二、输尿管疾病 ………………………………………………… 478

第十章 膀胱疾病 ……………………………………………… 486
一、膀胱解剖图 ………………………………………………… 486
二、膀胱疾病 …………………………………………………… 486

第十一章 前列腺疾病 ………………………………………… 501
一、前列腺与精囊腺解剖 ……………………………………… 501
二、前列腺疾病 ………………………………………………… 502

第十二章 腹壁及腹膜腔疾病 ………………………………… 514
第一节 腹壁及腹膜腔解剖 …………………………………… 514
第二节 腹壁疾病 ……………………………………………… 514

一、腹壁炎症 ……………………………………………………………………… 514

二、腹壁脂肪瘤 …………………………………………………………………… 516

三、腹壁纤维瘤 …………………………………………………………………… 518

四、腹壁疝 ………………………………………………………………………… 520

第三节　腹膜腔与腹膜疾病 ………………………………………………………… 522

一、腹腔积液 ……………………………………………………………………… 522

二、腹膜肿瘤与转移癌 …………………………………………………………… 524

第十三章　腹膜后间隙疾病 …………………………………………………………… 527

第一节　腹膜后间隙解剖 …………………………………………………………… 527

第二节　腹膜后疾病 ………………………………………………………………… 528

一、恶性淋巴瘤 …………………………………………………………………… 527

二、腹膜后转移性恶性肿瘤 ……………………………………………………… 530

三、腹膜后皮样囊肿 ……………………………………………………………… 532

四、腹膜后精原细胞瘤 …………………………………………………………… 533

五、腹膜后脂肪肉瘤 ……………………………………………………………… 535

六、神经母细胞瘤 ………………………………………………………………… 538

七、纤维肉瘤 ……………………………………………………………………… 540

八、平滑肌肉瘤 …………………………………………………………………… 541

九、畸胎瘤 ………………………………………………………………………… 543

十、腹膜后血肿 …………………………………………………………………… 544

十一、腹膜后脂肪瘤 ……………………………………………………………… 546

十二、腹膜后平滑肌瘤 …………………………………………………………… 547

十三、腹膜后神经纤维瘤 ………………………………………………………… 548

十四、腹膜后神经鞘瘤 …………………………………………………………… 549

十五、腹膜后淋巴管瘤 …………………………………………………………… 550

十六、腹膜后纤维化 ……………………………………………………………… 551

十七、腹膜后间隙脓肿 …………………………………………………………… 553

第十四章　腹部血管疾病 ……………………………………………………………… 555

第一节　腹部血管解剖 ……………………………………………………………… 555

一、腹膜后大血管解剖 …………………………………………………………… 555

二、肝门静脉系统解剖 …………………………………………………………… 555

三、腹膜后大血管与门静脉系统正常声像图 …………………………………… 555

第二节　腹主动脉及其主要分支疾病 ……………………………………………… 558

一、腹主动脉瘤 …………………………………………………………………… 558

二、腹主动脉硬化 ………………………………………………………………… 567

三、肠系膜上动脉血栓形成 ……………………………………………………… 568

四、肾动脉狭窄 …………………………………………………………………… 569

五、腹主动脉下腔静脉瘘 ………………………………………………………… 573

第三节　下腔静脉及其主要分支疾病 574
一、下腔静脉阻塞综合征 574
二、髂静脉血栓栓塞 580
三、胡桃夹现象 581
四、髂静脉压迫综合征 583
第四节　门静脉系统血管病变 585
一、门静脉高压 585
二、门静脉血栓 590
三、门静脉癌栓 594
四、门静脉海绵样变性 597
五、特发性门静脉高压症 601

第十五章　妇科疾病 604
第一节　女性内生殖器解剖 604
第二节　正常女性内生殖器声像图 606
第三节　子宫疾病 608
一、子宫先天发育异常 608
二、子宫肌瘤 617
三、子宫腺肌症 623
四、子宫内膜疾病 625
五、滋养细胞疾病 629
六、宫颈癌 633
第四节　卵巢疾病 635
一、卵巢非赘生性囊肿 635
二、卵巢肿瘤 638
第五节　输卵管肿瘤 664
一、原发性输卵管癌 664
二、转移性输卵管癌 664
第六节　盆腔炎 666
第七节　盆底超声 669
一、盆底解剖 669
二、盆底超声检查方法 673
三、盆底超声观察内容 675

第十六章　产科 680
第一节　女性内生殖器解剖概要 680
第二节　正常妊娠声像图 680
一、早期妊娠 680
二、中晚期妊娠 684
第三节　异常妊娠 693

一、流产 693

二、异位妊娠 697

三、多胎妊娠 701

四、胎死宫内 702

五、妊娠合并症 703

六、胎盘异常 707

七、脐带异常 716

八、羊水异常 722

第四节　胎儿畸形 724

一、胎儿神经系统畸形 724

二、唇裂与腭裂 729

三、胎儿心脏畸形 730

四、胎儿泌尿系统畸形 736

五、胎儿前腹壁畸形 740

六、胎儿消化系统畸形 744

七、胎儿肌肉骨骼畸形及肢体畸形 748

参考文献 752

第一章 腹部超声诊断的基础知识与解剖概要

第一节 超声诊断基础知识

一、超声的物理性质

（一）超声波的定义

超声波是机械振动波，是指其振动频率超过人耳听力范围（20 000Hz）并可在媒质中传播的机械波。

波动可分为机械波、电磁波与近年发现的引力波。

超声波可在固体、液体、气体、凝胶体及人体软组织与骨骼中传播。由于传播方向与质点振动方向关系（如相互平行或垂直等）不同，声波有纵波、横波、拉伸波、扭转波与表面波等。

1. 纵波 在波动中，质点的振动方向和波的传播方向互相平行，这种波称为纵波，介质中各个质点沿着波的传播方向振动，形成稠密和稀疏相间隔的波形，波从左向右传播。纵波是在压力或拉力作用下产生的，可在固体、液体与气体等介质中传播，也是人体软组织中的主要传播方式，即疏密波。其平均传播速度为 1540m/s。

$$c=\sqrt{\frac{E}{\rho}}（c 为声速，E 为杨氏模量，\rho 为介质密度）$$

2. 横波 质点的振动方向与传播方向互相垂直，也称剪切波，是在切变力的作用下产生的，只能在固体中传播，在液体与气体中无法传播剪切波，其振幅小、频率低、传播距离短，传播速度慢，为 1 ～ 10m/s，而且时间短暂，目前剪切波弹性成像已在临床中应用（图 1-1）。

$$E=3\rho c_2^2（E 为弹性模量，\rho 为介质密度，c_2 为剪切波传播速度）$$

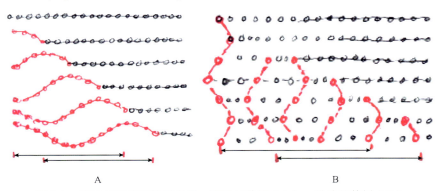

图 1-1 横波与纵波传播示意图，横波的传播（A）；纵波的传播（B）

（二）超声波的主要物理参数

1. 频率（f）　指媒质质点在单位时间内的波动或振动次数。频率的单位是 Hz（赫兹）、kHz（千赫兹）、MHz（兆赫兹）等（1kHz=10^3Hz、1MHz=10^6Hz），临床超声诊断的频率范围为 2～10MHz。深部器官或组织检查（如腹部器官）采用 3.5～5MHz，肥胖者或更深的部位则需用 2～3MHz；浅表器官检查（如甲状腺、乳腺等）常用 7～10MHz 或 9～14MHz 或更高，眼部检查常用 10～18MHz，皮肤检查则用 40MHz。

2. 波长（λ）　指超声波振动一次波动传播的距离。波长的单位是毫米，相当于两个相邻的相同相位间的距离，它与频率（f）和声速（c）的关系：

$$\lambda = \frac{c}{f}$$

在临床超声诊断中，若人体软组织的声速平均值按 1500m/s 计算，超声频率为 3MHz 时，则在人体内的波长为

$$\lambda = \frac{c}{f} = \frac{1500}{3 \times 1\,000\,000} = \frac{1500 \times 1000}{3 \times 1\,000\,000} = 0.5(\text{mm})$$

若超声波的频率为 30 000Hz，则其波长为 5cm，显然这种频率的超声波的波长太长，其分辨率太低，不适合临床诊断要求，而通常用于临床诊断的超声波长要小于 1mm，才能保证有适当的分辨率，因此一般都采用频率 2～10MHz 的超声波。

3. 声速（c）

（1）声速是声波在介质中单位时间内的传播距离，不同介质的声速不同，空气的声速最低（345m/s），水的声速为 1500m/s，在人体中不同组织内声速亦不相同，如肌肉为 1400～1500m/s，脂肪为 1476～1580m/s，而骨骼组织中高达 3360m/s，人体软组织中（肌肉、脂肪、血液等）平均声速为 1540m/s。

（2）在具有方向性的肌肉、骨骼等媒介中，普遍规律是沿纤维长轴方向声速大于短轴方向声速。

（3）声速与温度有关，大多媒介中的声速随温度升高而降低，而水的声速特性是在 74℃前随温度升高而升高，但在水温大于 74℃后则随温度升高而降低。

（4）除液体与气体外，金属、固态无机非金属、塑料、橡胶、凝胶及人体软组织和骨骼等，除传播纵波外还可传播横波等其他波型，但对于所有媒质，其纵波的声速总是远远大于横波声速，如在金属、岩石、硬塑料之类媒质中其纵波声速约为横波声速的 2 倍，而在橡胶、凝胶和人体软组织中，纵波声速可能比横波声速高 1～2 个数量级，如人体软组织横波声速仅为 1～10m/s，较纵波声速的 1540m/s 低得多。横波是用于弹性成像检测弹性模量的主要参数，水和空气不能传播横波。

（5）声速（c）＝波长（λ）× 频率（f）

1）同一媒质的声速只与媒质性质有关，与频率无关，如 3MHz 与 10MHz 超声波对皮下脂肪的声速都是 1476m/s。

2）相同频率的超声波在不同媒质中的声速是不同的，如 3MHz 超声波在颅骨中声速为 3360m/s，在大脑组织中为 1540m/s。

4. 声压（P）　在超声波传播的媒质中，质点是在机械力的驱动下在平衡位置附近做周期性运动，质点所受到的总力与环境大气压之差称为声压，也就是单位面积上介质受到的压力，用 P 表示。$P=\rho cv$（P 为声压，ρ 为介质密度，c 为声速，v 为质点运动速度）。常用的基本单位为 Pa（帕）、kPa（千帕）、MPa（兆帕），$1MPa=10^6Pa$。负峰值声压（P_-）是与超声生物效应相关的主要声压参数。

5. 声强（I）　指垂直于声传播方向的单位面积上的平均声功率。单位为 W/cm^2（瓦/平方厘米）、mW/cm^2（毫瓦/平方厘米）、kW/cm^2（千瓦/平方厘米），与超声生物效应相关的主要声强参数是空间峰值时间平均声强（I_{spta}）和空间峰值脉冲平均声强（I_{sppa}）。

6. 声功率　指声源在单位时间内向媒质中辐射的总能量。单位为 W（瓦）、mW（毫瓦）、kW（千瓦）。

7. 脉冲重复频率　临床上超声检查技术中的 A 型、B 型、M 型，脉冲多普勒超声，彩色多普勒超声等都是脉冲式超声，探头在单位时间（每秒时间）发射超声脉冲群的次数称为脉冲重复频率（PRF）。

每个脉冲群包括脉冲期与间歇期。脉冲期即脉冲持续时间，其宽度称脉冲长度或脉宽。在多普勒超声中频移（f_d）=PRF/2，因此 f_d 的大小受到 PRF 的限制，要增加脉冲多普勒检测高速血流的能力，需要增大 PRF。

8. 声特性阻抗（resistance，R）　声波在媒质中某一点的声压与质点速度的比值，其值等于媒介密度（ρ）与声速（c）的乘积（$R=\rho \times c$），声特性阻抗常用单位为 Pa·s/m，$1Pa·s/m=1kg/（m^2·s）$。

值得注意的是，密度（ρ）是媒质的重要特性参数，但它不是声学量，也不直接和单独地影响媒质的声学行为，只有当它与声速相乘后成为声特性阻抗才成为声学量，并影响媒质的声学行为。

9. 声衰减与衰减系数　超声波在媒质内传播的过程中，由于"内摩擦"或黏滞性致声能被吸收和散射、扩散等因素使声能随距离减弱的现象称为声衰减，也是超声总能量的损失。衰减的大小因素与超声频率、传播距离、媒质的内摩擦、导热系数、温度及散射、扩散等有关。

单位距离上减弱的程度称为声衰减系数。通常把 1MHz 频率超声在媒质中传播 1cm 距离后，超声能量损失称为衰减系数，用分贝每兆赫每厘米 [dB/（MHz·cm）] 表示（表 1-1）。

研究表明，人体软组织对超声波的吸收不仅与媒质的物理特性有关，而且与其生理状况有关，正常组织与病变组织对超声波吸收衰减不同，癌变组织对超声波的吸收较大，炎症组织次之。

（1）人体组织声衰减程度的一般规律：

表 1-1　人体组织对 1MHz 超声波的能量衰减系数

媒质	衰减系数 [dB/（MHz·cm）]
体液	0.00
血液	0.18
软组织	0.70
脂肪	0.83
肝	0.90
肾	1.00
平滑肌	1.20
横纹肌	3.30
骨	5.00

骨＞软骨＞肌肉＞肝＞脂肪＞血液＞尿液。

（2）组织中含胶原蛋白和钙质越多，声衰减越大；体液中含蛋白质的成分越多，声衰减越大。

10. 背向散射与背向散射系数　在不均匀的媒质中，声波遇到小于波长的障碍物而向四面八方多个方向反射、折射和衍射，光通过这些障碍物向多方面改变方向称为散射。散射是观察和研究人体脏器与组织内部结构的基础，背向散射是与入射声束相反方向（180°方向）的散射，也是多普勒超声的重要基础。

背向散射系数是指在与入射声束成180°角的方向上，每单位体积内所散射的平均声功率除以入射声束声强之商。其常用单位为 Sr^{-1}、cm^{-1}。

（三）超声波的传播特性

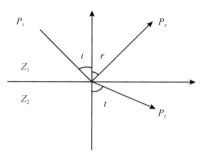

图1-2　界面反射与折射示意图

1. 反射与折射　超声波在界面处的声传播特性是反射与折射。

在声特性阻抗不同的两种媒质的分界面上，入射的声波将发生反射与折射（图1-2）。

（1）反射

1）斜入射（即 $\theta_i \neq 0°$）时，声强反射系数为 $R_i = (Z_2\cos\theta_i - Z_1\cos\theta_r)^2/(Z_2\cos\theta_i + Z_1\cos\theta_r)^2$，反射角与入射角关系为 $\theta_i = \theta_r$。

2）垂直入射（即 $\theta_i = 0°$）时，声强反射系数为

$$R_i = \frac{(Z_2 - Z_1)^2}{(Z_2 + Z_1)^2}$$

在垂直入射情况下，当 $Z_2 = Z_1$，即两相邻媒质的声特性阻抗相等即完全匹配时，$R_i = 0$ 即无反射，而当 $Z_2 \ll Z_1$ 或 $Z_2 \gg Z_1$，即两相邻媒质阻抗差别极大，甚至其中一个媒质对于另一媒质可以忽略不计，则 $R_i = 1$，即强反射。

（2）折射：即透射，公式为

$$\frac{\sin\theta_i}{\sin\theta_t} = \frac{C_1}{C_2}$$

1）斜入射时，声强透射系数为 $T_i = 4Z_1Z_2\cos^2\theta_i/(Z_2\cos\theta_i + Z_1\cos\theta_t)^2$，折射角与入射角关系为 $\sin\theta_i/\sin\theta_t = c_1/c_2$。

2）垂直入射时，声强透射系数为

$$T_i = \frac{4Z_1Z_2}{(Z_2 + Z_1)^2}$$

当两相邻媒质特性阻抗完全匹配时，$T_i = 1$ 即全透射，而当声特性阻抗完全失配时，则 $T_i = 0$，即无透射。

3）临界角与全反射：当声波由低声速媒质斜入射至高声速媒质（即 $c_2 > c_1$）时。当折射角等于90°时的入射角为临界角，如 θ_i 大于临界角，致使 $\theta_t > 90°$，则入射的声束将

全部折回媒质 1，此现象称为全反射，临床上胆囊颈部后方的声影与圆形肿块两侧后方的侧后声影由全反射造成。

2. 散射与背向散射　　散射是不均匀媒质中的声传播行为，障碍物的尺寸小于波长，如肝、脾和肾实质，当超声波遇到上述脏器内部不均匀的障碍物而向四面八方发散传播的现象称为散射。

在媒介中由于声阻抗不均匀性而产生的散射波中，背向散射的临床实用意义最大。在人体的组织结构中，除了器官与器官间，各器官的包膜、软组织和骨骼之间，以及血管壁与血管腔，胆囊壁与胆囊腔之间存在明显的大界面外，人体器官与组织内还包含了复杂的无数大小不等的微小结构，在声波波长的尺度上大多不均匀，由此产生的背向散射成为二维超声成像的最重要的物理基础之一。而血管内红细胞运动的背散射则成为多普勒超声的重要物理基础。

在超声成像中只有朝向探头的微弱信号的背散射波才能被检测到，这种散射波的特点如下：

（1）无角度依赖性。

（2）由于声波干涉即叠加或抵消而产生多数散在的细颗粒状或斑点。因此，背散射是二维超声必备条件，并据此了解器官、组织细微结构变化特点。

3. 衰减特性及临床意义

（1）人体组织的声衰减特性：由于组织的内摩擦、黏滞性、散射及声扩散等，超声波在任何媒质中传播都会产生衰减，其主要特点：①声衰减系数与频率的关系接近直线关系，因此通常用声衰减系数斜率表示，即声衰减系数除以频率所得之商，描述人体组织的声衰减特点。常用单位为 dB/（cm·MHz）。②声衰减斜率与组织的成分构成关系明显，人体组织中胶原蛋白是人体软组织声衰减的主要因素，因此含胶原蛋白多的组织声衰减大，而不含蛋白质的水、尿液、胆汁等几乎无衰减。与一般软组织相比骨骼和含钙组织的声衰减更大。

（2）时间/距离增益补偿（TCG/DCG）技术：临床上超声通过正常组织如肝、脾、肾等会发生显著的声衰减，以致严重妨碍这些脏器深部超声图像的显示，甚至无法显示。为了使这些正常脏器能全面显示并呈现"均匀回声图像"，超声诊断仪器都采用了时间/距离增益补偿（TCG/DCG），也称为灵敏度时间控制（STC）技术。按照随深度补偿的规律对声衰减加以补偿，即去除声衰减的影响，使肝、脾、肾等实质回声变得前后"均匀一致"；与此相反，组织中原本少衰减或无衰减的囊肿、膀胱、胆囊等含液器官因得到"额外补偿"而呈现"后方回声增强"伪像（图 1-3），并具有诊断意义。

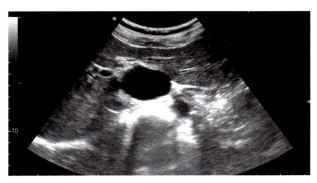

图 1-3　肝囊肿后方回声增强

（3）超声衰减与强反射、全反射的临床意义：临床上可利用声衰减区分组织和病变的物理性质，从而推断病变组织的病理特性，如囊实性成分，又如乳腺肿块后方衰减或增强，可作为区分恶性或良性的一个依据（图1-4）。借助于声影，可以识别含钙成分，如结石、钙化灶、骨骼和含气器官（如肺、胃肠道等）。

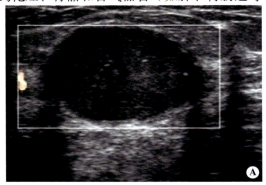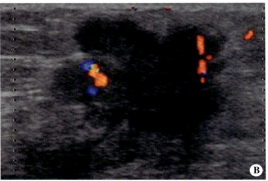

图1-4　乳腺纤维瘤肿块后方回声增强（A）；乳腺癌肿块后方回声衰减（B）

（四）超声波的产生、发射和接收

1. 压电材料和超声换能器　在超声频率范围内，能将电能转换为声能和（或）将声能转换为电能的部件称为超声换能器，而超声换能器的核心部分是压电材料，所谓"压电"特性是指当压电材料受到压力时，其相应的表面上会产生电荷，称为"正压电效应"，而当向压电材料施加以电场时，会在其相应的方向上产生疏-密应变，称为"逆压电效应"。根据临床需要如将这种材料加工成适当形状、尺寸并在规定表面上覆有电极的器件，当它受到交变电场作用时，就会引起一定方向上的疏-密应变而产生振动，形成超声波，并向所在的媒质中辐射、传播。反之，当它受动态力或声波（如回声）的作用时，就会在其表面产生电荷并在与电极相接的导线中产生电流，这种元件也称为压电元件。目前医用超声换能器所用压电元件绝大部分是用压电陶瓷制作的，其中最常用的压电陶瓷材料是属于多晶体的锆钛酸铅，由于其制作工艺与传统陶瓷相似，所以称为"陶瓷"。

为获得尽可能宽的频率响应以提高临床影像诊断系统的轴向分辨率，如谐波成像技术的要求，近年来多采用基于压电陶瓷和环氧树脂类高分子材料的压电复合材料。

2. 超声探头与超声换能器　二维灰阶超声成像和彩色多普勒血流成像系统中所配阵列探头除超声换能器外还有前置放大电路部分以备电子扫描。

在临床超声检查中，为了提高发射-接收灵敏度（增加探测深度）、减小脉冲宽度（改善轴向分辨率）、控制声束形状（改善侧向或横向分辨率）及结构需要，除压电元件外，医用超声换能器中几乎都装有背衬层、声阻抗匹配层和声透镜等结构。

（五）超声场、超声分辨率与超声聚焦技术

1. 定义　超声波在媒质中传播时其声能所达到的空间区域称为声场，由于声波传播呈束射状，故也称为声束。

2. 声场或声束的影响因素　声束的影响因素较多，主要有以下3个方面。

（1）超声仪器，如探头形状、阵元数、频率及聚焦等。

（2）超声波在人体中传播与人体间相互作用，如吸收、衰减、反射、折射及散射等。

（3）人体组织内声束复杂多变。

3. 声束的组成　声束是由一个大的主瓣和一些小的旁瓣组成，超声成像主要依靠指向性好的主瓣接收回声，旁瓣的指向性差，其存在可能产生"一物多像"的旁瓣伪像，从而使图像失真。

4. 声场的近场与远场　声场分近场与远场，其特性如下：

（1）近场声束集中，呈圆柱形，直径稍粗于探头直径，近场的长度取决于探头直径与频率：

$$L=(r^2f)/c$$（L 为近场长度，r 为探头半径，f 为探头频率，c 为声速）

近场虽呈规则的圆柱状，但由于旁瓣、相干等作用使近场声束复杂，能量分布不均，影响超声诊断。

（2）远场声束扩散，使图像模糊。声束向两侧扩散的角称为扩散角，扩散角越小声束的指向性越好，声束向一侧扩散的角呈半扩散角（图1-5）。

（3）改善声束指向性的方法

1）根据近场长度 $[L=(r^2f)/c]$ 可知频率越高，波长越短，则近场越长，扩散角越小，声束指向性越好。

2）增加探头孔径可改善声束指向性，但会降低横向与侧向分辨率，可用聚焦探头减少远场扩散。

5. 超声波的分辨率　按声束方向不同分为纵向分辨率、横向分辨率和侧向分辨率，三者即空间分辨率。

（1）纵向分辨率：又称轴向分辨率或深度分辨率，是分辨位于声束前后两点的最小距离；与超声波的频率成正比。连续波超声其波长（λ）为纵向分辨率的最大理论值；但脉冲反射型超声，其纵向分辨率理论值不大于 $1/2\lambda$，因人体组织内媒质特性声阻抗差异，实际上达不到理论分辨率的数值，只有 $2\sim3$ 个波长，如3MHz的超声波在人体软组织中的波长为0.5mm，则最大理论分辨率为0.25mm，但由于显示器分辨率限制，实际上纵向分辨率仅为 $1.0\sim1.5$mm，是理论分辨率的 $1/8\sim1/5$。因此，在脉冲反射型超声中，纵向分辨率由脉冲长度（称脉宽）决定，脉冲长度越小，纵向分辨率越大（图1-6），同等波数时频率越高，分辨率越高。

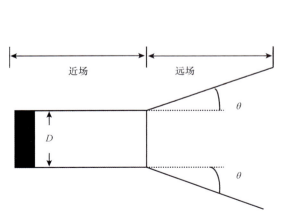

图1-5　声场的近场与远场示意图

θ 为半扩散角；D 为换能器直径

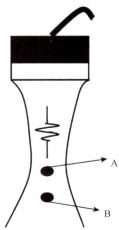

图1-6　脉冲长度与纵向分辨率之间的关系

（2）横向分辨率：又称水平分辨率、方位分辨率，指分辨与声束平面垂直的直线或平面上两点的最小距离。与声束的直径有关。

超声医学诊断仪的图像质量主要取决于横向分辨率，从总体上看横向分辨率不如纵向分辨率，如横向分辨率好，超声所显示的微小结构清晰；如横向分辨率差，回声点是横向线条状，使得单层结构显示成多层结构；当声束直径小于目标间距时，则两点可以分辨；当声束直径大于目标间距时，则两点显示为一点（图1-7）。

横向分辨率受晶片形状、超声发射频率、声束聚焦及目标与探头距离等因素影响，目前临床上所用超声仪其横向分辨率大多可达2mm以下。通过细化声束、聚焦技术可提高横向分辨率。

（3）侧向分辨率：指垂直于二维扫查切面的相邻两点的分辨能力；超声扫查切面具有一定的厚度，这个厚度范围内的所有信息（相当于多个二维切面信息）都会显示在一个二维平面上，这样导致厚度伪像，称为容积伪像（图1-8）。

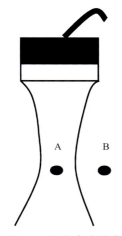

图1-7　超声束宽度与横向分辨率的关系

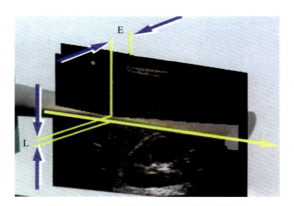

图1-8　声束宽窄与侧向分辨率的关系

侧向分辨率取决于探头频率、探头晶片大小及扩散角θ的大小，可用聚焦技术和提高探头发射频率以提高侧向分辨率，如1.5维阵探头实现横向电子聚焦与侧向物理聚焦。

总之，二维超声图像分辨率中的空间分辨率包括纵向分辨率、横向分辨率和侧向分辨率，受图像像素数目、声束特性、频率和脉冲长度等影响。

此外，超声图像的分辨率还包括对比分辨率、时间分辨率、细微分辨率和图像均匀分辨率等。

（1）对比分辨率：即对比分辨声阻抗差的能力，取决于图像的灰阶级数与放大器的动态范围。

（2）时间分辨率：单位时间成像速度（帧速度）越高，时间分辨率越好。

（3）细微分辨率与图像均匀分辨率：与图像的细腻性、均匀性有关，取决于探头阵元数、放大器通道数，还与发射聚焦和接收聚焦等有关。

6. 超声聚焦技术　为了改善横向分辨率与侧向分辨率，提高超声图像质量，细化声束，常采用聚焦技术使扫描声束变细，同时采用多种技术以尽可能减少旁瓣，常用的技术如下：

（1）声透镜聚焦技术：在 A 型超声、经颅多普勒（TCD）超声和机械扇形扫描超声探头中常用透镜聚焦，线阵探头在切片厚度方向也普遍应用声透镜聚焦技术。由于声透镜只有一个固定的焦点，因此只能在聚焦区前后有限的范围内改善侧向分辨率，而其后方的分辨率甚至比不聚焦时还要差。

（2）电子聚焦技术：电子聚焦，即采用时控技术对阵列式探头中参与声束形成的阵元加延迟量不同的延迟线，其正中间的阵元延迟量最大，逐渐向两旁减少形成弧形的延迟线，这样由各阵元所发的声波叠加后就形成一个聚焦声束。使声束变为细窄，提高了横向分辨率。在模拟式探头中，一组延迟线产生一个焦点，组数越多则焦点数越多，但由于远程时间的限制，过多聚焦组会使帧频下降，因此只能采用几组延迟线，也就是多段聚焦技术。全数字超声仪中的延迟线由模拟式改为数字式，则不仅延迟时间的精度明显提高，而且远程速度显著加快。这样焦点数可大大增加，甚至实现全程连续动态聚焦，而且能同时为变孔径、变迹和声束方向控制提供技术支持。

（3）变孔径技术：超声探头的孔径是指压电器件的横向宽度，对于单晶片式探头，孔径就是压电晶片的直径；对于阵列式探头，孔径则为阵元排列方向的尺寸。按照超声聚焦的基本规律，探头的孔径越大，声场的指向性越好，即所发生超声波的束射性越好，因此在远场声束形成时应让所有阵元（晶片）全部参与，但在近场尤其是紧靠晶片的区域内，孔径越大就会使"焦深"过短，不利于图像质量的改善。为此，在近区聚焦时应限制参与声束形成的晶片数目，即将探头的孔径变小；相反，远区聚焦时应增加参与声束形成的晶片数目，即将探头孔径变大，这种通过控制参与声束形成的阵元数以达到探头孔径随成像深度变化而改善聚焦的技术称为变孔径技术。在数字式超声仪器中常与动态变迹技术联合应用，改善图像质量，减小旁瓣干扰。

（4）动态实时跟踪和面阵聚焦：随着计算机技术的发展，极速成像技术使超声波的发射和接收均可实现全程动态实时跟踪聚焦，同时可实现面阵聚焦，即矩阵聚焦技术，大大改善了二维或三维超声图像。

二、超声多普勒效应及其临床应用

（一）多普勒效应

1. 定义　声源与接收器之间的相对运动，使接收到声信号频率较原来频率发生变化的现象称为多普勒效应。如声源与接收器相向运动使接收器接收的脉冲信号周期变短、频率升高；相反，如声源与接收器相背运动，则使接收器接收的脉冲信号周期变长，频率下降。这种频率上升与下降称为多普勒频移。频率上升称为正频移，频率下降称为负频移。

2. 多普勒超声诊断原理　当超声波声束遇到心、血管腔内运动的红细胞时，此时探头发射频率为声源，血液中的红细胞作为接收器，则红细胞背向散射的回波频率发生频率变化，即朝向探头运动的红细胞引起频率升高，背离探头的频率下降。这就是多普勒超声基本原理（图 1-9）。

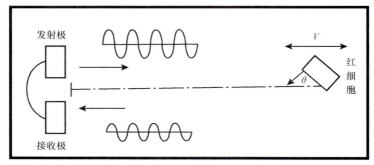

图 1-9　多普勒仪的发射与接收示意图

这种利用运动红细胞对入射超声产生的频移或差频可进行血液信号的检测，目前主要有两种方法，即多普勒频移图和彩色多普勒血流图。

多普勒频移的公式为

$$f_d=f'-f_0=2V\cos\theta f_0/c$$
$$V=cf_d/2f_0\cos\theta$$

其中，V 为血流速度；f_d 为被测物体（血液）发射回声的频移；f_0 为超声波的发射频率；θ 为超声声束与运动物体间的夹角；c 为声速。

（二）频谱多普勒超声类型

多普勒流速曲线图又分有脉冲多普勒（PW）、连续波多普勒（CW）与高脉冲重复频率多普勒（HPRF）。

1. 脉冲多普勒（PW）　发射与接收信号由同一个振子在同一方向间歇性发射与接收，由探头发出短脉冲后，在间歇期接收回声（图 1-10），可在间歇期选择性接收所需检测部位的信号。其主要特点是具有距离选通能力，即距离分辨能力。在临床上能检查心内或血管中某特定位置的血流变化情况。其是通过时控或相控法实现距离选通的。通过选择性时间延迟，选择性接受所需点的血流回声信号进行分析，而将其他部位不需要的回声信号去除。其缺点是不能准确测量高速血流，因此检测心血管中某点频移（f_d）的大小受到发射超声的脉冲重复频率（PRF）的限制，即 f_d=PRF/2，所谓 PRF 即探头在每秒时间发射超声脉冲群的次数。要增大脉冲多普勒检测高速血流的能力，需要增大 PRF。PRF 的半值被称为 Nyquist 极限频率，如果多普勒频移超过这一极限，在显示时可出现大小与方向伪差（伪像），即频谱混叠。

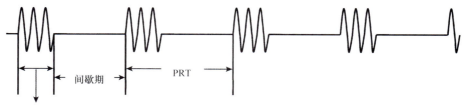

图 1-10　脉冲式超声相关参数示意图，PRT 为脉冲重复时间，每秒内发出的脉冲数为脉冲重复频率；脉冲持续时间即为脉冲期，所取的宽度为脉宽

2. 连续波多普勒（CW）　采用多通道技术，发射信号和接收信号由不同振子进行，即一通道发射超声，另一通道接收回声信号，发射与接收同时进行，此时工作频率与探头频率相等，其特点是可检测血流方向，可分辨层流或湍流等血流性质，适合于测量高速血流，如心内分流、反流及血管狭窄等；低速血流如静脉血流不用连续波。其缺点是无距离选通能力（不能定点监测），不能与 B 型超声（二维）同步实时显示。因此，脉冲多普勒和连续波多普勒技术可互相补充，两者结合即可检测高速血流又可定位。

3. 高脉冲重复频率多普勒（HPRF）　可增大脉冲多普勒超声检测高速血流的能力，其特点是在多普勒超声取样线上可显示两个或两个以上的取样部位，探头在发射一组超声脉冲波之后，不等取样部位的回声信号返回探头又发射出新的脉冲群，多普勒信号在第二次信号发射后才接收第一次返回的频移信号，因此 HPRF 的血流速度可测值的扩展范围一般可达 2 ～ 3 倍（图 1-11）。

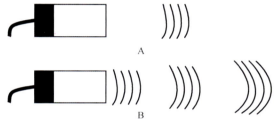

图 1-11　脉冲多普勒示意图（A）；高脉冲重复频率多普勒示意图（B）

（三）脉冲多普勒血流频谱分析内容

1. 多普勒频移信号　经快速傅里叶变换（fast Fourier transform，FFT）后，可通过音频显示和频谱显示。音频多普勒显示，即将频移信号输入扬声器成为音频信号，可反映血流的性质，其频率代表频移程度，音量代表信号的强度，层流血流呈清澈和谐的乐声状，湍流则呈粗糙杂乱的噪声状，正确听取并理解音频信号，有助于判断血流的性质和方向。

2. 频谱图　任何运动目标对于入射超声都会产生频率、相位和时距上的改变。目前主要应用快速傅里叶变换法，将复杂的多普勒频移信号分解为单个频率元素，形成频谱图，再经角度校正后成为多普勒流速曲线图。为正确测速，必须使 θ 角小于 60°（图 1-12）。

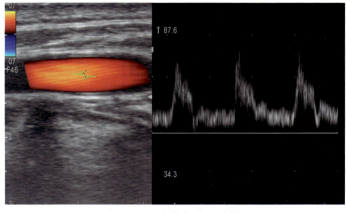

图 1-12　多普勒流速曲线

3. 脉冲多普勒血流频谱　在频谱图上，X轴（横坐标）代表血流时间（s），Y轴（纵坐标）代表频移大小即血流速度（cm/s），Z轴（灰阶）代表振幅。分析内容如下：

（1）频谱方向：频谱图基线又称零线。朝向探头的血流其频谱均显示在基线上方，背离探头的血流其频谱均显示在基线下方。

（2）频谱时相：通常与心电图（ECG）同步显示，分析频谱是出现在收缩期、舒张期或全心动周期。

（3）频谱速度：纵坐标数值代表血流速度，常用的血管多普勒血流参数包括最大收缩期血流速度（A）即收缩期峰值流速（V_s或V_{max}）、舒张末期血流速度（B）（V_d或EDV）、平均血流速度（V_{mean}）、阻力指数 RI=（$A-B$）/A 或（V_s-V_d）/V_s、搏动指数 PI=（$A-B$）/V_{mean} 等，还可以反映血流的加速度和加速度时间。

（4）频谱形态：多普勒的频谱形态多样，不同血管、不同部位与不同血流动力学状况其频谱形态不同。例如，动脉的频谱呈单峰、双峰和三峰或三相波等，单峰曲线为高大弧形的收缩期曲线，重度动脉硬化可见收缩期高大圆钝，舒张期低平的单峰曲线（图 1-13），"小慢波"也是单峰曲线；双峰曲线是一个心动周期出现两个峰，第一峰为左心室收缩产生，第二峰为舒张早期血管弹性回缩产生，见于上肢、腹部、盆部内脏动脉分支（图 1-14）；三峰、多峰曲线正常见于颈动脉、椎动脉（图 1-15），不同

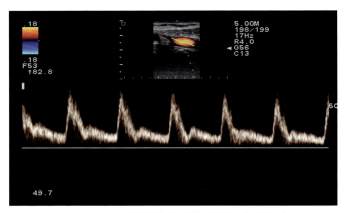

图 1-13　颈动脉硬化呈单峰收缩期流速曲线

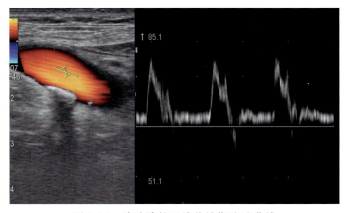

图 1-14　肱动脉的双峰收缩期流速曲线

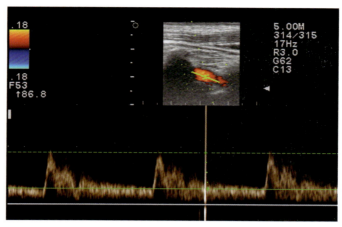

图 1-15　椎动脉的多峰收缩期流速曲线

于腹部和四肢动脉，病理多见于动脉硬化、主动脉关闭不全时。多峰曲线中如第二或第三峰高于第一峰时，则以最高峰计算峰值速度与阻力指数。

（5）频谱的"窗"：层流频谱由于频带较窄，频谱中空"有窗"（图 1-16），说明声束取样门内红细胞速度分布范围小；而湍流即不规则血流，频带极宽，频谱充填，频谱"无窗"（图 1-17），说明声束取样门内红细胞速度差别大，分布范围大。对于连续波多普勒，由于接收的是整个取样线上红细胞的运动信息，其速度分布范围大，频谱"无窗"（图 1-18）。

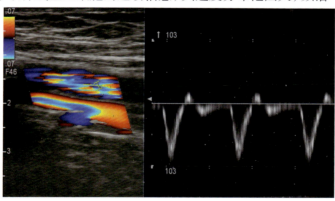

图 1-16　脉冲多普勒层流频谱"有窗"

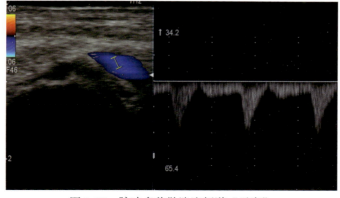

图 1-17　脉冲多普勒湍流频谱"无窗"

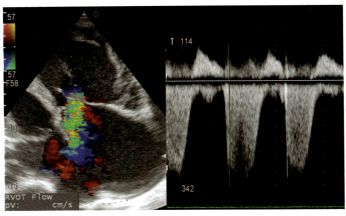

图 1-18　二尖瓣反流连续波多普勒频谱 "无窗"

（6）频谱灰度：表示某一时间内取样门中红细胞数量的多少，以频谱的灰度表示，速度与方向相同的红细胞量越多，频谱灰度越高即频谱越亮，当然频谱灰度明显受到取样门的宽度、取样门是否偏离血流、检测部位与血管深度及多普勒增益等许多因素影响（图 1-19）。

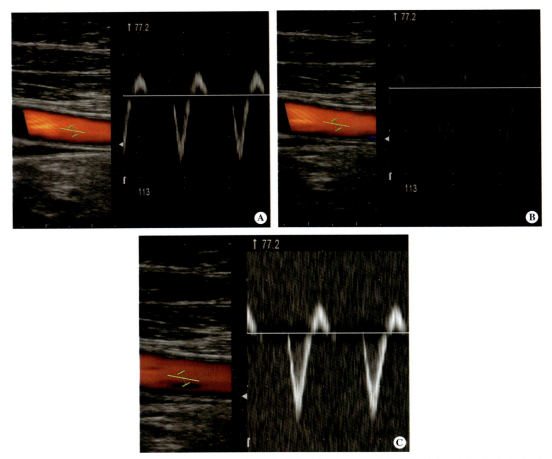

图 1-19　多普勒增益适中（A）；多普勒增益低，频谱灰度低（B）；多普勒增益高，频谱灰度高（C）

（7）多普勒取样门：多普勒超声束中，能够使多普勒仪器产生多普勒信号的运动散射体和反射体所在的区域，称为取样门。由于目前多普勒超声的工程和临床实践仅限于一维空间，不涉及三维的"容积"概念，因此其概念是如所述的"取样门"（sample gate）。在临床应用中通常采用 1 ～ 2mm 的取样门宽度并置于所测血管中间（图 1-20）。

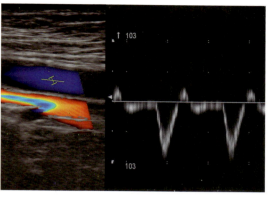

图 1-20　多普勒取样门置于血管中间

（四）彩色多普勒血流成像（CDFI）

1. 彩色多普勒血流成像原理　其基本原理同脉冲多普勒，利用双通道技术，将同一探头二维彩色多普勒血流信息叠加到同一显示器上二维灰阶图像的相应部位组合而成。首先利用运动目标显示器（MTI）跟踪接收血流中红细胞背散射的回波信号，经自相关技术和彩色编码技术将多普勒信号转变为色彩，以红、绿、蓝三基色与二次色原理混合成不同颜色和不同亮度的血流信号以表示血流方向和性质等的血流图，并将其叠加于另一通道接收并经处理后形成的二维图像上，形成彩色多普勒血流图像（图 1-21）。

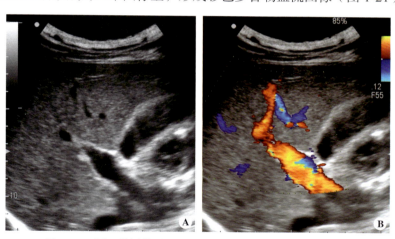

图 1-21　肝二维图像（A）；肝彩色多普勒血流图像（B）

2. 彩色多普勒血流图像显示方式　彩色多普勒血流图像临床上有幅度显示和能量显示两种方式，其中幅度显示方式更为常用和重要，又分为速度显示和方差显示等方式。

3. 彩色多普勒血流图分析的内容

（1）血流方向：临床上通常将朝向探头的血流显示为红色（图 1-22），背离探头的血流显示为蓝色（图 1-23）。

（2）血流速度：彩色多普勒血流速度表达可分为三类，即速度表达、方差表达和能量表达。

1）能量表达：即同一种颜色表示有血流信号但无方向表达（图 1-24）。

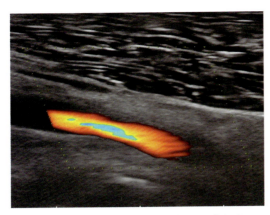

图1-22   血流朝向探头，图中显示为红色

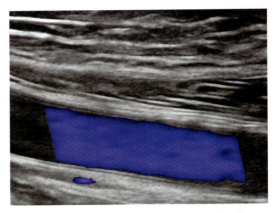

图1-23   血流背离探头，图中显示为蓝色

2）速度表达：即用两种颜色，朝向探头用红色，背离探头用蓝色，并采用颜色的辉度（明暗）表示速度的大小，速度越快，颜色越明亮；反之，速度越慢，颜色越灰暗。速度表达方式多用于腹部、盆部超声检查（图1-25）。

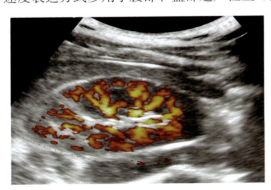

图1-24   能量表达血流图，只有一种颜色

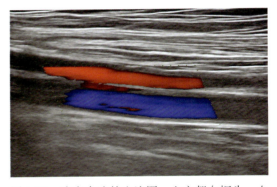

图1-25   速度表达的血流图，上方朝向探头，血流为红色，下方背离探头，血流为蓝色

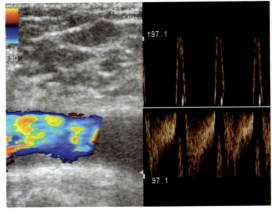

图1-26   方差表达的血流图，股动脉狭窄，朝向探头高速血流呈黄颜色并夹杂绿色点

3）方差表达：用三种颜色即在红、蓝色中加入绿色，朝向探头高速血流除了红色外加入绿色，则速度高时呈黄色（红＋绿的二次色），另有绿点色表示高速、湍流状态（图1-26）。背离探头的高速血流除了蓝色外加上绿色，呈深青色并夹杂绿点状颜色（图1-27）。方差表达多用于心血管系统中检测高速血流时的应用。

（3）血流时相：通常结合同步心电图（ECG）描记，判断血流所处的时相，即血流的收缩期、舒张期和全心动周期。

（4）血流性质：正常血流如静脉血流

多为层流，则色彩单一，呈纯红色或纯蓝色；如血流紊乱或湍流，则色彩变浅、明亮甚至紊乱；如遇高速血流或狭窄及狭窄后管腔内的血流急速而紊乱，则出现彩色混迭伪像（aliasing artifact），呈五彩镶嵌现象（图 1-28 ～图 1-30）。

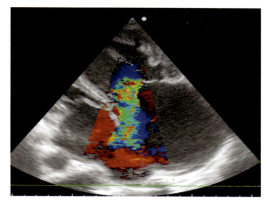

图 1-27　方差表达的血流图，二尖瓣反流，背离探头的高速血流呈深青色并夹杂绿点色

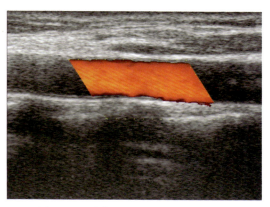

图 1-28　图中示层流血流呈单一色彩

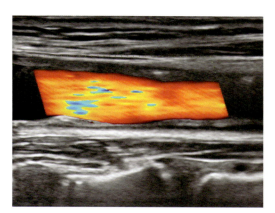

图 1-29　图中示高速血流色彩明亮

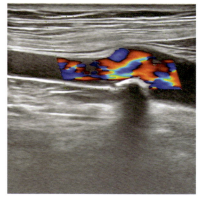

图 1-30　图中示血管狭窄血流呈五彩镶嵌

（5）血流的分布范围：可显示血流的起始、走行、终止、面积范围等，临床上可借助于此判断分流、反流及判断分流、反流程度（图 1-31、图 1-32）。

（五）彩色多普勒能量图

彩色多普勒能量图（CDE）也称多普勒功率图或多普勒能量成像，这种技术也是利用多普勒原理对血流成像，只显示是否有血流存在，并不反映血流的方向和有无湍流。其主要特点：①对血流信息的显示与血流的方向和速度无关，不产

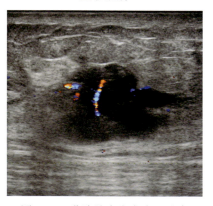

图 1-31　乳腺肿瘤内穿支血流束

生混叠现象；②较彩色多普勒血流图的灵敏度高；③受角度的影响少。

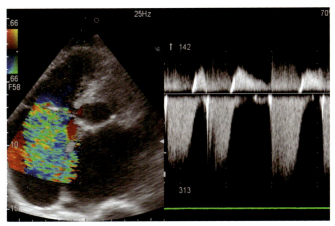

图 1-32　三尖瓣重度反流

（六）组织多普勒成像

心肌组织的收缩与舒张运动，其背散射也会相应产生较低的多普勒频移，同彩色多普勒血流图同样原理，在二维超声图上，采用低通滤波及彩色编码技术显示心肌运动的方向和相对的运动速度，形成彩色多普勒组织成像（TDI），临床上主要用于观察心肌收缩运动，对了解心脏左室舒张功能和冠心病诊断有较大的应用价值（图 1-33、图 1-34）。

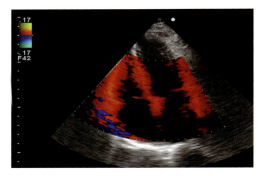

图 1-33　彩色多普勒组织成像

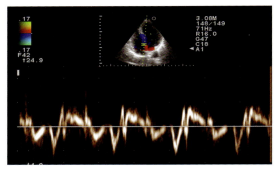

图 1-34　应用 TDI 技术评价左室舒张功能，$a'/e' > 1$ 示舒张功能下降

三、临床常用的超声诊断类型

（一）A 型超声

A 型超声为早年应用的超声诊断仪。我国从 1958 年即开始应用 A 型超声仪诊断肝脓肿、肾脓肿等多种疾病，也是 20 世纪 60 ～ 70 年代广泛应用于临床的超声诊断技术。A 型超声为一维超声，将探头置于人体表面以定点方式，沿固定方向发射超声波，并接受沿

声束轴线方向的回声信号，以幅度的方式显示于屏幕上，以纵坐标表示回声信号的幅度，以横坐标表示回波目标所在深度，所显示的是来自人体表面某探测点至体内各层次界面反射的系列回声信号，以波的幅度高低表达，即调幅回波图。20 世纪 70 年代后逐步被 B 型超声所取代，目前 A 型超声用于眼科专用超声仪（图 1-35）。

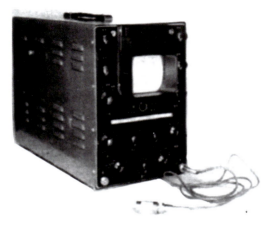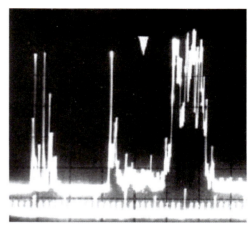

图 1-35　A 型超声诊断仪

（二）B 型超声

　　B 型超声以机械扇形扫描或电子扫描方式向人体发射超声波，并接收扫描范围内的回波信号，经滤波、放大和处理后，以辉度方式即二维灰阶（黑白对比）显示于显示屏上，所显示的是超声断层图像，是超声诊断技术的重大进展，即从 A 型超声的一维超声进入 B 型的二维超声。B 型超声能显示体内脏器的轮廓、形状及由无数背向散射回声组成的脏器内部结构。图像上纵向表示回声目标所在的深度位置，横向表示回声目标所在扫描平面的横向位置，回声点的亮度表示回声信号的强度且与声阻抗差有关（图 1-36）。

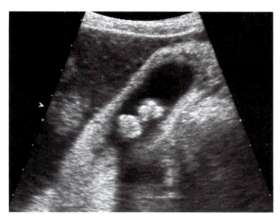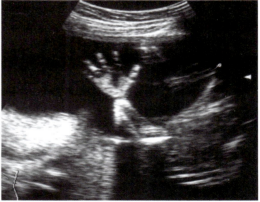

图 1-36　B 型（二维灰阶）超声图

（三）M 型超声

M 型超声主要应用于心脏运动曲线描记，称为 M 型超声心动图，目前均与二维超声心动图联合应用。其主要原理是通过一维声束（取样线）选择接收沿声束轴线的回声信号，显示于屏幕上。其纵坐标表示回声目标的深度，横坐标表示扫描时间，随着心动周期可显示心内各层，包括心瓣膜、房室间隔与心壁心包等结构回声的周期性变化，并测量相应的距离与时间，计算心功能（图 1-37）。

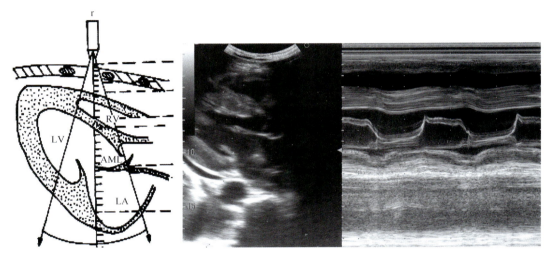

图 1-37　M 型超声心动图

（四）多普勒超声

根据多普勒效应原理，目前临床上已应用的多普勒超声技术有频谱多普勒，其又分为脉冲波多普勒（PD）与连续波多普勒（CD），可用于研究血流速度、方向和性质等。多普勒超声成像包括彩色多普勒血流成像（CDFI）、彩色多普勒能量成像（PDI）及用于反映心肌运动的彩色多普勒组织成像（TDI）等（图 1-38 ～图 1-41）。

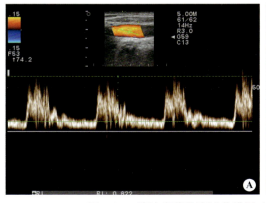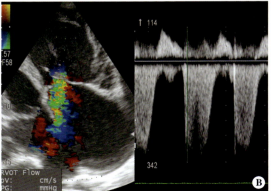

图 1-38　脉冲多普勒流速曲线图（A）；连续多普勒流速曲线图（B）

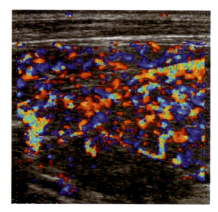

图 1-39　彩色多普勒血流图像

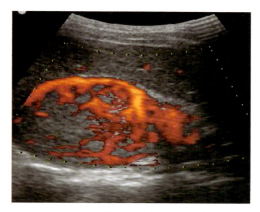

图 1-40　彩色多普勒能量图像

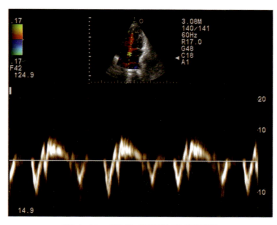

图 1-41　彩色多普勒组织图像

（五）实时超声及其常用的描述方式

为了实时地显示人体器官的活动情况，如心脏运动的图像、肝脏随呼吸上下移动的图像、肠蠕动的图像及血流在血管内流动的图像等，需要利用快速扫描声束来获得动态图像，就是实时超声（real-time ultrasound）成像技术。实时超声在临床上已广泛应用，如心脏、腹部、产科、浅表器官及外周血管与肌骨关节、神经等检查。

实时超声目前常见的扫描方式：①机械扇形扫描，又包括单元探头机械扇形扫描、环阵探头机械扇形扫描；②电子线阵扫描；③电子凸阵扫描；④电子相控阵扫描；⑤机械 - 电子双扫描（图 1-42 ～图 1-44）。

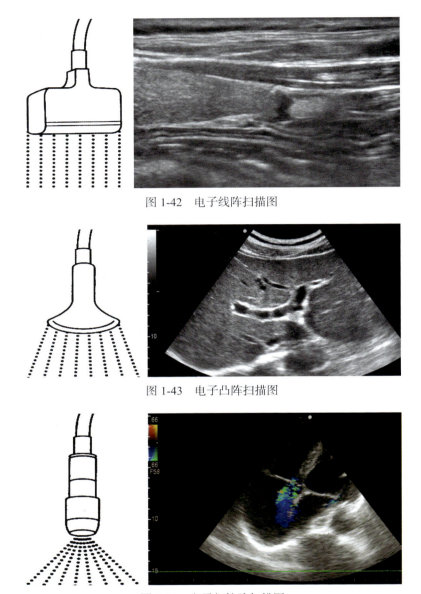

图 1-42　电子线阵扫描图

图 1-43　电子凸阵扫描图

图 1-44　电子相控阵扫描图

四、临床常用超声诊断仪的使用与调节

（一）实时灰阶超声诊断仪

1. 探头类型与频率的选择　探头类型与发射频率按检查部位、脏器和患者情况而定。检查腹部时一般选用凸阵探头，频率为 3 ～ 3.5MHz，如肥胖者则选用频率为 2 ～ 2.5MHz 的探头；检查小器官时，多选择线阵高频探头，频率为 7.5 ～ 14MHz 的探头，适用于甲状腺、乳腺、睾丸和眼等检查；检查心脏则选用相控阵（扇形）或机械扇形探头，频率

为 3 ～ 3.5MHz，小儿可选用频率为 5MHz 的探头。

2. 总增益调节　适度调节总增益，以图像适当显示。如增益过低则造成图像回声过低和对比度差的病灶漏诊，增益过高可能使小病灶难以辨认。

3. 深度增益补偿（DCG）调节　根据不同探头与频率调节，不同脏器与不同部位也不尽相同，如观察肝和前列腺、精囊腺及子宫的 DCG 完全不同，如果不经适当调节则明显影响图像清晰度与诊断。

4. 二维图像深度调节　按探头"DEPTH"控制键可增加或减少二维图像显示的深度，二维图像深度标尺、深度指示和帧频将随二维图像深度的变化而变化。

5. 聚焦调节　可选一点聚焦或根据观察深度的不同随时调节，也可选择两点或多点聚焦，但多点聚焦或向深部移动焦点会降低帧频。当扫查高速运动的组织如心内瓣膜时，焦点数目越少，帧频越高，时间分辨率越高，实时性越好，因此扫查心脏时，聚焦点数目为一点最佳。

6. 二维图像局部放大调节　转动轨迹球可纵览与观察感兴趣区，按"ZOOM"控制键可放大图像或使放大的图像按比例缩小，以便清晰显示局部细小目标或病灶。

7. 二维图像灰阶调节　按"MAPS"键可获得不同灰阶图形，选择仪器的扫描选项预设不同的灰阶显示，有利于优化二维图像。

8. 二维图像扇扫宽度调节　按"SECWIDTH"键，扩大扇扫宽度和缩小宽度，帧频随之改变。

9. 其他调节　根据需要，进行组织谐波成像、变频键及改变线密度等调节。

（二）多普勒超声诊断仪

1. 多普勒频谱调节

（1）按多普勒频谱（PW）键。

（2）调整多普勒取样线：使取样门位于心脏腔内或血管特定待查部位。

（3）调整取样门大小：取样门越小，所测的速度越准确，一般为 1 ～ 2mm，并使其位于血管中间或心内流道适当位置（图 1-45）。

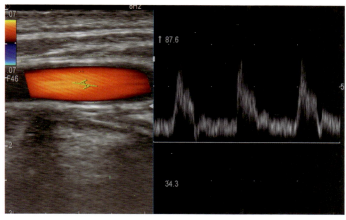

图 1-45　颈总动脉脉冲多普勒检查，取样门置于血管中间

（4）调节取样线与血流角度：使校正之后的角度＜60°、＜30°或接近于0°，与血流方向一致更为理想（图1-46）。

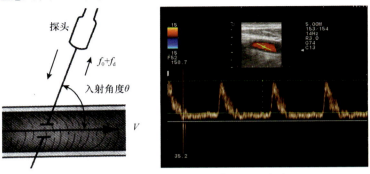

图1-46　调节取样线血流角度，使校正后角度＜60°

（5）调节DOPPLER增益：如增益过高出现噪声，难以显示清晰的流速曲线图和曲线的"窗"；如增益过低时，则流速曲线显示不清（图1-47、图1-48）。

（6）调节基线：可适当调低，使正向频谱均朝上，反之亦然。当出现部分频谱反向时，可调节基线使其完全朝上或朝下。

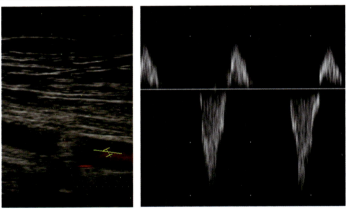

图1-47　多普勒增益过高，"窗"消失

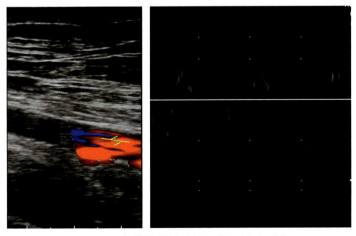

图1-48　多普勒增益过低，曲线显示不清

（7）调节速度标尺或 PRF（Scale/PRF）：当血流速度较高出现混叠现象时，应适当提高血流速度标尺；如测低速血流时，则适当降低血流速度标尺，使频谱清晰便于测量相关参数（图1-49、图1-50）。

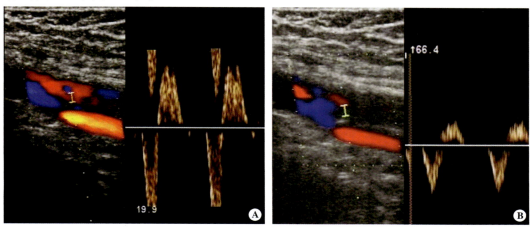

图1-49　血流速度过高出现混叠（A）；提高速度标尺后曲线显示正常（B）

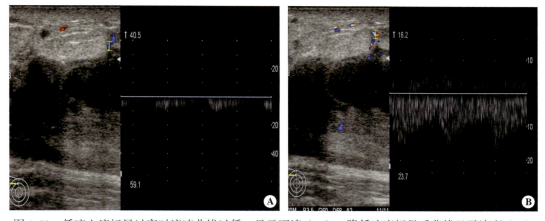

图1-50　低速血流标尺过高时流速曲线过低，显示不清（A）；降低速度标尺后曲线显示清晰（B）

（8）调节壁滤波：适当调节壁滤波，滤去血管壁或心脏壁运动产生的高幅度低频噪声，分低、中、高三个档次，可提高信噪比。小血管低速血流用低通滤波，设置为125Hz，大血管流速较高可设置250Hz，测心脏高速血流则设置高通滤波，可用500～1000Hz。

2. 彩色多普勒超声调节

（1）首先进行二维超声的调节（见上述）与图像观察，选择观察目标，尤其注意相关脏器或病灶内的血管。

（2）按彩色多普勒键，显示彩色取样框。

（3）将取样框至于目标（感兴趣区），调整聚焦点，将取样框调至适当大小，注意不可过大（图1-51）。

（4）设定彩标色谱指示的血流方向: 通常设定血流朝向探头为红色, 背离探头为蓝色。

（5）调节彩色速度标尺（Scale/PRF）：调节彩色速度标尺使流速指示值接近所测的

实际血流速度水平，流速指示过低时易出现彩色混叠现象，过高时则出现彩色充填不足，甚至出现无血流的伪像（图1-52、图1-53）。

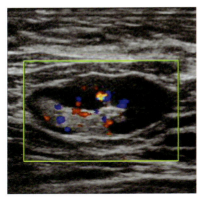

图1-51　腋窝淋巴结彩色多普勒取样框略大于淋巴结区域

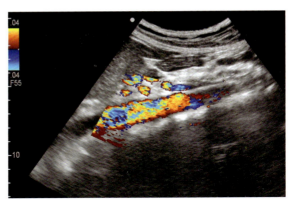

图1-52　速度标尺过低出现彩色混叠，呈五彩镶嵌

（6）调节彩色增益：调节彩色增益使血管内的血流信号显示适当，如检查深部组织内血管而彩色血流信号显示不清时，可调节彩色多普勒增益。

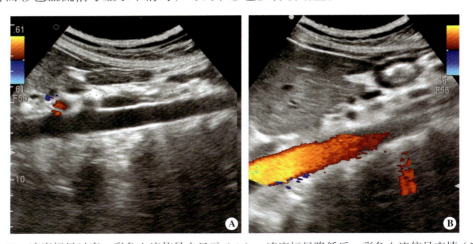

图1-53　速度标尺过高，彩色血流信号未显示（A）；速度标尺降低后，彩色血流信号充填（B）

（7）调节滤波器：按"Filter"键，增加或减少壁滤波，测高速血流用高通滤波，测低速血流则用低通滤波。

（8）选择工作频率：低频超声可获得更好的多普勒和彩色充盈度，减少彩色多普勒伪像，能检测更高速的血流。

（9）调节二维超声角度：减少二维扫查角度，可明显增强彩色信息，增加彩色帧频，增加彩色血流的敏感性与清晰度（图1-54）。

（10）调节二维超声增益：降低二维超声增益可明显增加彩色帧频，提高彩色血流信号的显示率（图1-55）。

（11）其他调节：许多高档次彩色超声尚有彩色优先域值调节，即二维与彩色多普勒图像均衡方案的调节，增加彩色优先，彩色信息增多，二维信息减少；减少彩色优先，则相反。因此，在彩色不够充盈时，可增加彩色优先。此外，尚有二维彩色的线密度调节，利用彩色中的线密度，可调节二维/彩色线密度比值，选择线密度设置时综合考虑彩色叠加范围、二维扇扫密度及帧频率等。

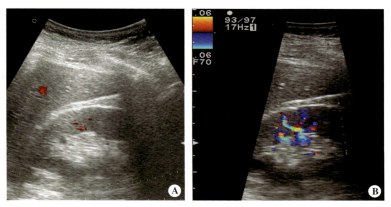

图 1-54　右侧肾彩色多普勒图，彩色血流欠清晰（A）；缩小二维扫查角度后彩色血流显示清晰（B）

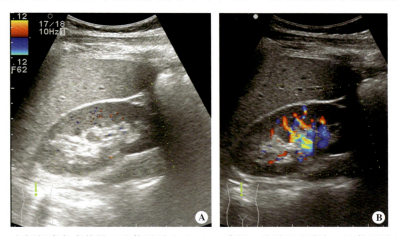

图 1-55　右侧肾彩色多普勒血流信号稀少（A）；降低二维增益后彩色血流信号增多（B）

（12）二维彩色灵敏度调节，即提高彩色多普勒对低速血流的显示能力，方法如下：

1）降低彩色速度范围（PRF，1500Hz 或更少）。

2）降低彩色壁滤波（50Hz 或更少）。

3）提高彩色灵敏度（线密度、降低二维增益、缩小二维扫查角度）。

4）提高彩色优先。

五、超声的生物效应与临床超声诊断的安全性

（一）超声的生物效应

超声波作为机械振动能量的一种传播形式，当其在生物媒质中某指定点的剂量超过某一阈值时，就会对该处的生物媒质包括细胞、组织和器官产生功能和（或）结构上的影响，

此即为超声波的生物学效应，主要包括机械生物效应、热生物效应和应力效应等三种。

1. 机械生物效应与"空化"现象　机械效应包括超声作为动态机械力的直接作用，也包括辐射力、声冲流、声扭等，其中大振幅振动的破坏力是很主要的。机械效应由超声声束穿过或擦过组织引起组织膨胀或收缩造成。绝大部分是空化作用，其牵涉组织内微气泡的形成、扩大、振动和萎缩，甚至会将流体内所含的气核激发成泡并致破裂，而在气泡破裂瞬间产生的高温、高压对人体组织有极大损伤作用，但在医学超声诊断条件下，人体组织中并不含气泡或气核，很难发生空化作用。空化现象的发生取决于许多因素，如超声波的压力、频率、声场（聚焦或散焦、脉冲波或连续波），组织及界面的状态和性质。机械生物效应具有阈值现象，即当超声波输出超过一定值之后才可能发生，而组织不同，其阈值也随之不同，一般认为机械效应的潜在发生率随着超声波峰压增加而增加，随着超声频率增加而下降。在较大强度超声中，如 $1W/cm^2$ 以上剂量，生物组织会由于超声空化作用而产生不可恢复的破坏性形变，致使细胞、组织破坏坏死，如外科的非侵入性手术刀，在诊断中禁止使用。一般较小强度超声作用，虽可产生形变，但不引起破坏性形变。

2. 热生物效应　热生物效应的机制是因组织分子的黏滞吸收使部分超声能量转换为热能，导致局部温度升高。其温度升高的程度取决于超声声能、与组织的接触面积、组织的导热性及超声照射时间，即取决于空间峰值时间平均声强，在临床各种超声工作模式中，以脉冲多普勒的声强最高。在人体组织中，吸收衰减系数高的骨骼，尤其是胎儿骨骼更容易升温。许多研究表明，温度升高不超过 1.5℃ 是安全的。

3. 应力效应　指生物介质中存在某些非热效应和非空化作用时，出现的某些生物效应现象，此现象与声场中的机械应力有关，即辐射压、辐射力和超声波的流力等。目前其机制尚不十分清楚。

超声的上述三种生物效应的作用机制常同时存在，但其中必有一种为主导机制。在各种作用机制之间会产生相互影响，如空化作用会产生局部高温，而局部温度升高反过来又影响空化作用的强度。临床诊断用的超声，以空化作用最为重要，空化作用时可产生大量氧自由基，尤其在液态环境，如羊水和血液中。

（二）超声生物效应的影响

1. 对成年人体组织的影响　超声波的剂量对人体组织存在损伤，其程度与下列因素有关：①与超声频率及辐射的时间有关，如 1MHz 声脉冲持续期为 7.3s，强度为 $35W/cm^2$，一次即引起损伤，同样 1MHz 声脉冲持续时间为 10ms，辐射 120s，并未引起致伤作用。②与超声探头结构有关，如二维阵（矩阵）探头，此类探头内有数十个微波束形成器（芯片），通电时会产生热，使用时间过长可能会对人体组织产生损伤。目前临床上使用的三维超声，由矩阵探头组成，因此无适应证地对胎儿进行长时间的检查，可能对胎儿不利，应尽量避免使用。

2. 临床诊断用的超声对胚胎及胎儿的影响

（1）对胚胎绒毛形态结构的影响：有关研究发现，经腹超声检查可致孕妇妊娠囊收缩，绒毛呈细锯齿状变厚，回声增强。如辐照时间在 5min 内则病理组织学变化不明显；如时间超过 10min，绒毛上皮细胞出现不同程度损坏；如为经阴道超声检查，则上述变化更为明显。目前临床上广泛开展微泡超声造影，组织中如果存在微气泡，则产生空化效应的危险极大，因此超声造影在孕妇中尽量不用或慎用。

（2）胚胎组织化学等的影响：有研究报道，诊断级超声辐照孕囊 20min，过氧化氢细胞化学反应为阳性，丙二醇（MDA）值也随超声剂量增加而升高，而超氧化物歧化酶（SOD）等活性随超声辐照剂量增加而下降。此外研究资料还显示，诊断级超声对孕囊辐照 20min，可能引起细胞凋亡及引起绒毛细胞单、双链 DNA 裂解，经阴道检查 10min 以上就可引起细胞单、双链断裂等改变。

（三）临床超声诊断的安全性

1. 超声诊断设备的声输出标准　为防止因声输出的能量过大而损伤检查对象，对临床超声诊断设备的输出声强和声压均有严格限定。其标准是，诊断仪器设备的所有工作模式及主机包括探头组合都必须满足如下条件：

（1）负峰值声压 P_- < 1MPz。

（2）空间峰值时间平均声强 I_{spta} < 100mW/cm^2。

（3）输出声束声强 I_{ob} < 20mW/cm^2。

如不符合，必须在使用说明书及其他随机文件中说明，以便用户知情选择和慎重应用。

20 世纪 90 年代初彩色多普勒超声成像系统用于临床，为了实现仪器的多功能，声输出也较前显著增加，因此为确保临床安全，美国医学超声学会（AIUM）与美国电器制造商协会（NEMA）先后制定了《超声诊断设备声输出测量标准》和《超声诊断设备热和机械声输出指数实时显示标准》。据此标准，一方面，将除眼科专用之外所有超声诊断设备的空间峰值时间平均声强的体内折减值限制在 720mW/cm^2；另一方面，将由空间峰值时间平均声强折算成的热指数（TI）和由负峰值声压折算出的机械指数（MI）显示于屏幕，由临床医师掌握。这样，以往仅由制造商承担的声输出安全责任变成由制造商和临床医师共同承担。这样增加了临床的应用性，另外也增加了临床医师的责任性。

2. 热指数与机械指数的定义与安全要求

（1）热指数（TI）：为声源提供的时间平均声功率与目标组织温度升高 7℃所需的声功率之比。

1）当 TI < 0.4 时，不要求仪器有 TI 屏幕显示功能。

2）当 TI > 1 时，仪器必须有 TI 屏幕显示功能。

3）当 0.4 < TI < 1 时，需执行最低能量输出原则。

（2）机械指数（MI）：是按照 0.3dB/（cm·MHz）路途衰减折算后的声轴上某点处声压与工作频率的平方根之比；MI 值越高，潜在发生机械生物效应的可能性越大，并不是在某一特定的 MI 值时就会发生机械生物效应。

1）当 MI < 0.4 时，不要求仪器有 MI 屏幕显示功能。

2）当 MI > 1 时，仪器必须要有 MI 屏幕显示功能。

3）当仪器为多模式工作时，仪器仅需在 B 模式中显示 MI。

TI 和 MI 勿同时显示。

3. 诊断超声应用最低能量输出原则（ALARA）　是诊断用超声仪器设备使用的指导性原则。为了确保临床应用的安全性，美国 AIUM 提出了 ALARA 原则（as low as reasonable achievable），即在保证获得必要诊断信息的前提下，采用尽可能低的声输出，并在尽可能短的时间内完成超声检查。总之是控制总输出能量和控制暴露时间，并保证诊断和保证质量的需要。

临床应用中可通过下列三类型控制图像质量与限制超声强度。

（1）直接控制：即应用选择和"output power"控制直接影响超声强度，对于不同的检查部位，可有不同范围的允许使用超声强度和能量输出，如对外周血管检查时的超声强度不适用于胎儿。

（2）间接控制：即对超声强度产生间接影响的控制，如成像模式、脉冲重复频率、聚焦深度、脉冲波长度及探头频率的选择。

1）成像模式：二维超声、彩色多普勒与能量图等为扫描模式，其超声能量在扫描区内分散；M 型与脉冲多普勒等为非扫描式，则将超声能量聚焦，而且扫描式超声束聚焦在同一区域，时间也较非扫描式短。

2）脉冲重复频率（PRF）越高，单位时间发出能量脉冲则越多，此外尚与聚焦深度、取样门深度、速度标尺、聚焦数及扇面宽度等有关。

3）聚焦深度：聚焦影响图像分辨率，为了在不同的聚焦情况下维持或增加分辨率，就需改变聚焦带的输出，这种输出变化是系统优化的结果，不同检查部位，需不同的聚焦深度，设置适当的聚焦深度可提高分辨率。

4）脉冲长度：指超声波脉冲时间长度，脉冲越长，时间平均强度值越大，造成温度升高和空化效应的可能性也越大，多普勒的取样门宽度增加，也会使脉冲长度增加。

5）探头频率：探头工作频率越高，超声能量的衰减越大，如用较高频率对较深部位检查，则需更高输出强度扫描。因此，用相同输出强度扫描更深部位，需选用较低频率探头。

（3）接收器控制：即在增加输出之前，对增益进行优化，并调节时间增益补偿、动态范围和图像处理等。

总之，应用最低的有效辐射量，首先选择探头频率和应用类型，从低的输出能量等级开始，通过调节聚焦、接收器增益和其他成像控制，使图像优化，如尚未能达到图像质量技术要求，再考虑增大输出功率。

4. 超声能量输出的屏幕显示和超声医师的安全责任

（1）低输出设备：即输出能量低，如 TI 或 MI 均＜0.4 时，无须声输出指数显示。

（2）高输出设备：即按照放开声输出标准研制生产的超声诊断设备。特别是彩色多普勒超声仪器，对于这些仪器 TI 值应控制在 1.0 以下，对胎儿应调节至 0.4 以下，对眼球检查应调节至 0.2 以下。通常状态，MI 值应控制在 1.0 以下，对胎儿检查应调节至 0.3 以下，对眼球检查应调节至 0.1 以下。如行超声声学造影时，应尽可能采用低机械指数，以防微气泡破裂对患者相关脏器与组织造成损害。

（3）超声医师的安全责任：ALARA 既然为普遍适用的原则，医师在超声检查中都应自觉遵循，对眼部和胎儿进行超声检查时，尤其注意慎用脉冲多普勒超声或不用脉冲多普勒超声。

六、临床超声诊断与操作技术的基本知识

（一）超声检查适应证

1. 常规超声检查　内容十分广泛,包括腹部、盆部脏器疾病,浅表器官如眼睛、甲状腺、乳腺、唾液腺等疾病, 肌、骨、关节疾病, 心脏血管疾病, 妇科疾病及产科超声检查等。

2. 介入性超声　包括超声引导穿刺活检, 超声引导抽液、抽脓、置管, 超声引导肿瘤消融治疗、超声引导造瘘、超声造影等。

3. 术中超声　包括术中小病灶定位, 超声引导病灶精准切除、移植器官供体监视切除、超声引导支架或球囊扩张术及术后效果评价、功能评价等。

4. 腔内与管内超声　包括经阴道超声、经直肠超声、经食管超声、胃镜超声、腹腔镜超声、经输尿管超声及血管内超声等。

5. 器官功能评价　包括心功能评价、胆囊与胆道收缩功能评价、胃肠蠕动功能评价、肌肉收缩功能及残余尿检测评价等。

6. 血流灌注评价　通过超声造影的造影时间强度曲线评价。

7. 实质器官与组织病变硬度评价　通过超声弹性成像的应力成像或剪切波成像评估组织的硬度。

（二）超声检查方法

1. 超声检查前患者准备　根据检查的部位与目的,患者需进行适当的准备,如检查肝、胆道、胰与脾等消化系统脏器时,患者需于检查前 8h 禁食,并排空肠道粪便或适当饮水等,可减少胃肠道气体的干扰,使受检部位显示清晰。检查泌尿系统尤其经腹检查膀胱、前列腺、精囊等需适度充盈膀胱,当然也要避免过度充盈。如为经阴道超声检查,则需排空膀胱。

2. 仪器的选择与调节　首先是根据检查部位,选择相应的探头与频率。例如,检查成人的肝、胆等消化系统脏器,多选择凸阵探头,频率为 3 ~ 3.5MHz;如检查甲状腺、乳腺等浅表脏器,则选择 7.5MHz 或以上线阵探头。同时,根据检查范围与深度对仪器进行调节,如增益调节（TCG/DCG）及特殊功能与优化等调节。

3. 患者的体位　根据检查需要,可采用仰卧位、侧卧位、俯卧位、坐位、半坐位、站立位与胸膝卧位等。

4. 扫查途径　最多采用的是直接扫查。检查脏器的表浅位置时可采用间接扫查,即加水囊扫查。其他的包括腔内扫查、管内扫查及术中扫查等。

5. 扫查方法　扫查时应寻找最佳的透声窗,避开骨骼、气体等干扰,以获得腔内或病灶的空间解剖结构的清晰图像和内部回声特征,以便做出准确的诊断。熟练的扫查技巧可准确而快捷地显示所观察的脏器与病灶的结构。常用的扫查方法有如下六种。

（1）固定部位扫查:如上腹部正中扫查,腹主动脉上部,胸骨旁左缘2、3肋间心腔长轴扫查,耻骨上缘横切前列腺等。

（2）顺序滑行法扫查:如右肋间沿肋弓自上向下顺序滑行扫查肝与胆囊。

（3）扇形扫查法:探头扫查点固定,摆动或侧动探头形成扇形扫查。

（4）旋转扫查法：探头固定形成弧形或半圆形的旋转式扫查。

（5）追踪扫查法：多用于血管、胆管或肠管等病变的检查，可追踪病灶结构的范围、起源及与周围组织脏器的关系。

（6）加压扫查法：多用于腹部检查时加压以驱散气体，以清晰显示检查部位，或用于评估肿块的软硬度，或用于下肢静脉加压以评估是否存在血栓等。

（三）扫查模式

目前临床常用的超声检查有如下扫查模式：

1. M 型超声检查　目前多与心脏二维超声等联合应用，用于心内径线测量与心功能评价。

2. 二维灰阶超声扫查　是目前应用最广泛，也是最基础的扫查。

3. 多普勒超声检查　包括：①脉冲多普勒（PW）与连续波多普勒（CW）；②彩色多普勒成像（CDFI）；③能量多普勒（PDI）；④组织多普勒（TDI）。

4. 谐波成像　包括自然组织谐波成像、超声造影即造影谐波（对比增强）。

5. 弹性成像　分为静态弹性成像、动态弹性成像与剪切波弹性成像。临床上常用的弹性成像如下：

（1）静态型（应变型）弹性成像（图 1-56）。

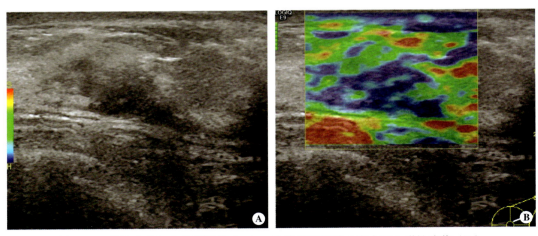

图 1-56　乳腺癌彩色多普勒图像（A）；乳腺癌静态型（应力型）弹性成像（B）

（2）瞬时剪切波成像（TE），又称一维弹性成像（VTI）。

（3）定量型声辐射力脉冲成像，又称单点式剪切波弹性成像（VTQ）。

（4）实时剪切波定量弹性成像技术（SWE），又称实时二维弹性成像（图 1-57～图 1-59）。

6. 三维超声成像　可了解病变的空间结构关系和形态，但图像的细微分辨率明显下降，目前在妇产科与心脏检查方面应用较多。

7. 其他技术应用　如全数字波束形成技术、芯片技术、宽频带技术、实时复合成像技术及宽视野（全景）成像技术等。

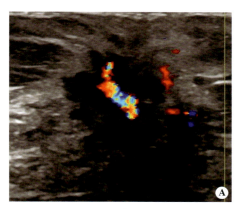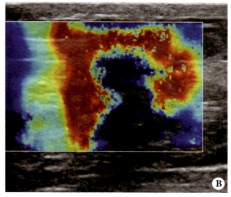

图 1-57　乳腺癌彩色多普勒图像（A）；实时剪切波定量弹性成像（B）

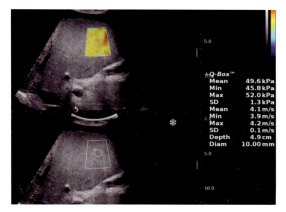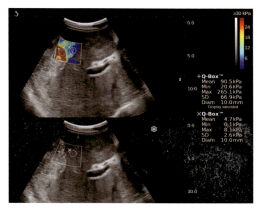

图 1-58　肝硬化实时剪切波定量弹性成像　　　图 1-59　直肠癌肝转移的实时剪切波定量弹性
　　　　　　　　　　　　　　　　　　　　　　　　　　　　成像

（四）超声扫查基本断面

1. 腹部与浅表器官的基本断面　包括横断面、矢断面、冠状断面（声束平面与人体矢断面垂直）和斜断面。

2. 心脏扫查的基本断面

（1）胸骨旁长轴面与短轴面等。

（2）心尖部长轴面、四腔面、五腔面、心尖二腔面等。

（3）剑突下四腔面、五腔面等。

（4）胸骨上窝长轴面、短轴面等。

（五）人体组织的回声表现

1. 人体组织回声强度分级　人体组织与体液回声强度一般分为强回声、高回声、等回声、低回声、无回声。在临床实际操作中，如介于高回声与等回声之间可称为偏高回声，将低回声与无回声之间又可分为偏低回声、极低回声等。

应该注意的是，人体回声即人体界面反射的回声强度是多变的，它受多个因素影响；如受入射声束的角度影响，可称为角度依赖性，垂直入射时界面反射呈强回声或高回声，稍有倾斜切面时即变成中、低回声或弱回声，甚至无回声；又如同一病灶、不同方向切面可存在不同强度回声，亦可称为切面方向依赖性，因不同方向受声路情况不同、距离不同影响；还如受操作中仪器灵敏度与调节对回声强度的影响，此可称为仪器与调节依赖性。

2. 人体组织回声强度的一般规律

（1）均质性液体，如胆汁、尿液、羊水等为无回声。

（2）非均质液体，如胆汁浓缩，尿液中混有细沉淀物或血液，囊肿合并感染或出血时，无回声中的液体内回声增加就成了有回声。又如软骨为均质性组织，若其纤维化、钙化即变成非均质性，其回声则由原来的无回声（或极低回声）变成有回声。

（3）均质性的液体（如血液、体腔漏出液）中混有许多微气泡、组织碎片，则引起回声显著增强，如超声造影中血管内大量造影剂微泡形成的强回声。

血液一般是无回声的，但新鲜的出血与血肿，其内可见含有微气泡的强回声。

（4）人体不同组织的回声强度表现

1）表现为强回声的组织与脏器，如骨骼、结石、胸膜 - 肺、肾窦、肺等（图 1-60）。

2）表现为中等回声的组织与脏器，如肝、脾、肾实质、甲状腺、乳腺、睾丸等（图 1-61）。

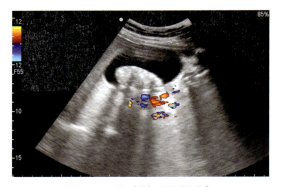

图 1-60　胆囊结石呈强回声

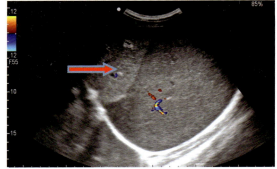

图 1-61　脾大呈中等回声，略低于左肝回声（箭头所示）

3）表现为低回声的组织，如肌肉、皮下脂肪、淋巴结等（图 1-62）。

4）表现为无回声的组织，如胆汁、尿液、羊水、玻璃体、脑脊液等（图 1-63、图 1-64）。人体组织按回声强度顺序排列的一般规律：肾中央区（肾窦）＞胰腺＞肝、脾实质＞肾皮质＞肾髓质＞血液＞胆汁和尿液。

通常情况下，正常肺（胸膜 - 肺）、软组织 - 骨骼界面的回声最强，透明软骨和小儿肾锥体回声很低甚至接近无回声。

3. 病理组织的回声表现

（1）单纯炎症性的组织，超声多表现为低回声，这是由炎症组织的水肿所致。

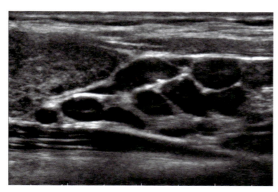

图 1-62　桥本甲状腺炎伴气管旁多发淋巴结肿大，呈低回声

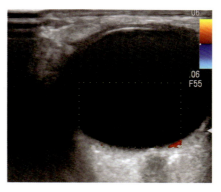

图 1-63　眼球玻璃体呈无回声

（2）纤维化组织或细胞与组织内脂肪浸润，则常引起回声增强，呈高回声。

（3）肝、肾或其他脏器的结石、钙化回声最强，纤维化次之，但若大块瘢痕组织，因其内较为均匀，则回声反而降低甚至呈低回声（图 1-65）。

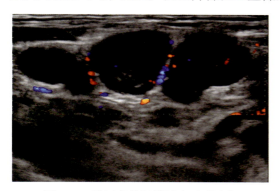

图 1-64　淋巴瘤呈极低回声至无回声

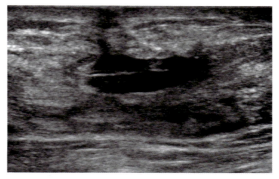

图 1-65　乳腺术后瘢痕组织呈低回声

（4）肝血管瘤、肾错构瘤多呈斑状的高回声（图 1-66、图 1-67）。

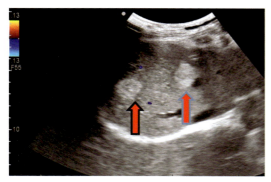

图 1-66　肝血管瘤（箭头所示）呈高回声

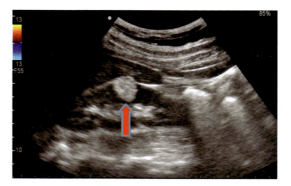

图 1-67　肾错构瘤（箭头所示）呈高回声

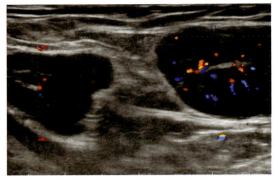

图 1-68　颈部淋巴瘤呈极低回声

（5）典型的淋巴瘤可呈低回声、极低回声甚至无回声（图 1-68）。

4. 组织的回声　强弱尚与声束的入射方向、声束经过的组织形态、声特性阻抗、界面特征有关；如子宫、前列腺回声由于前方充盈膀胱内尿液的低衰减特征而明显增强，又如高衰减的瘢痕组织或高反射界面后方组织回声明显减弱（图 1-69、图 1-70）。

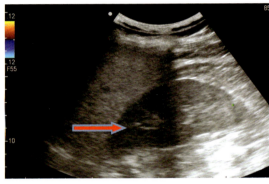

图 1-69　重度脂肪肝后方肾脏上部（箭头所示）
回声减弱

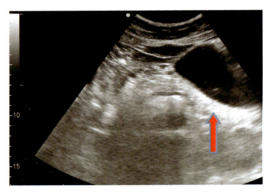

图 1-70　大量饮水后，胰腺体尾部（箭头所示）
回声增强

5. 组织衰减特征对回声强弱的影响

（1）前方组织含水分越多，声衰减越低，则其后方组织的回声相对较高。

（2）血液因其中血细胞对声束的散射和蛋白对声能的吸收，因此比尿液、胆汁、囊液的衰减程度相对较高。某些黏液性囊肿的后方不出现回声增强效应，如淋巴瘤内蛋白对声能的吸收，其后方未见增强，炎症反应的肿大淋巴结内蛋白含量少，其后方回声增强（图 1-71）。

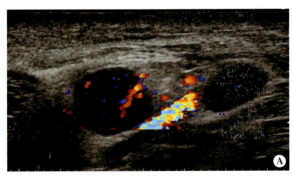
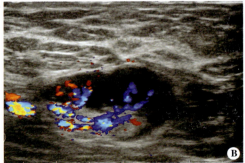

图 1-71　淋巴瘤，其后无明显增强（A）；乳腺脓肿淋巴结肿大，其后方回声增强（B）

（六）声像图的分析方法

1. 正常人体器官的回声特点　如腹部超声断层图像，可由浅入深地按解剖层次进行分析，腹部应包括皮肤、皮下组织、腹壁肌肉、腹膜腔及腹腔脏器和腹膜后结构。不同组织与器官的回声不同，其特点如下：

（1）皮肤：呈带状高回声，其厚度均匀。

（2）皮下组织：多为皮下脂肪，呈低回声，其厚度因人而异，其中的纤维分隔为高回声细带状。

（3）肌肉组织：肌肉的整体回声低于肌腱，或低于皮下组织或高于皮下组织（视其部位而异），肌束多呈低回声，肌束间呈网状、带状、点状高回声，肌束外周包绕的肌束膜、肌外膜、肌间隔与薄层纤维脂肪组织多呈较高的线状或条状高回声，纵断面的肌肉组织常呈羽状、带状或棱状，横断面略呈圆形、棱形或不规则形。

（4）肌腱韧带：其断面呈束带形高回声；有腱鞘的肌腱，腱鞘呈一薄层低回声，厚度为 1～2mm，肌腱与骨连接处为边界清楚的低回声，韧带内的胶原纤维呈交织分布，除膝交叉韧带外，韧带的纵断面呈束状或带状高回声。

（5）骨骼和软骨：骨膜（骨表面）与骨骼界面（骨密度）呈连续的线条状强回声，其后常伴明显声影。软骨一般位于骨骼端关节表面，如肋软骨，呈薄层低回声或无回声。

2. 实质器官的声像图特点　如肝，其声像图观察的内容包括外形和大小、包膜（边界）回声、实质内部回声、后方有无回声衰减或增强、肝内管道（血管、胆管）回声、肝与毗邻的关系、肝实质内有无弥漫性病变或局限性病变等。如肝内发现占位性病变，则应观察肿物回声特点，是否为囊性、实性、混合性等，以及与周围组织的关系等。

3. 腹腔内含液器官和含气器官的声像图特点

（1）单纯的含液器官如胆囊、膀胱等在充盈状态下检查，观察大小形态、壁厚度与回声、内部回声、后方回声，必要时行功能评估。

（2）含气的胃、肠道声像图：多采用大量饮水或充盈对比剂，正常的胃肠道张力低、壁柔软，加压扫查易变形，应注意胃窦部或乙状结肠在排空状态下壁较厚，可能被误认为肿瘤，充盈后恢复正常。当胃、肠腔内出现异常扩张和液体积聚伴蠕动异常（亢进或消失）常提示梗阻；剧烈腹痛伴腹腔内出现游离气体回声，提示穿孔或腹膜炎；肠壁局限性增厚呈"假肾征"，提示胃肠肿瘤。

（3）浅表器官、心脏、血管与血流等声像图特点在此从略。

七、超声伪像

（一）概念

超声伪像（伪差）指超声显示的声像图与其相应解剖断面图像之间的差异，表现为声像图中的信息特殊地增添、减少而造成图像失真。

识别超声伪像的重要性包括可避免因伪像引起的误诊与漏诊；也可利用特征性伪像来获取有用的信息，增强对某些结构或病变的识别能力，以提高临床超声诊断水平。

（二）超声伪像产生的主要原因

1. 人体组织声学界面的多变性   从超声的物理特性中已了解到，人体不同组织的声阻抗和衰减系数差别很大，而相同组织由于入射超声的角度、界面的规则与不规则及声束的偏移等因素，其回声强度也不同（图 1-72、图 1-73）。

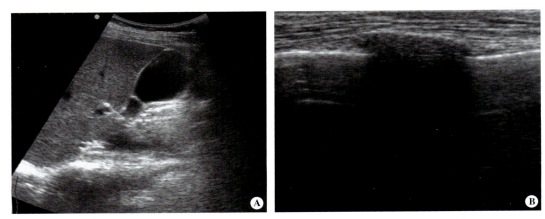

图 1-72   不同组织的回声强度不同，如肝脏回声强度（A）明显高于肋软骨回声（B）

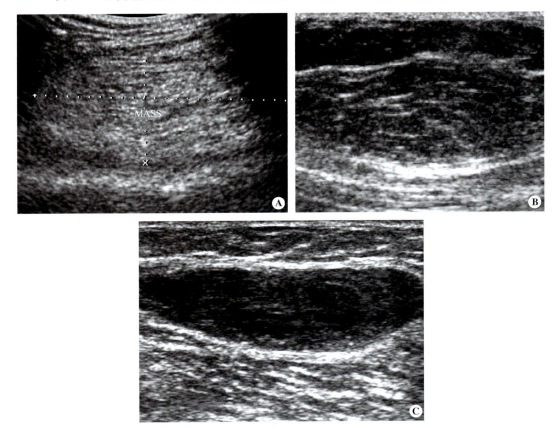

图 1-73   图中均为皮下脂肪瘤，但回声强度不同，分别表现为高回声（A）、等回声（B）、低回声（C）

2. 超声固有的物理性质　超声成像的基础是取决于超声波的物理特性，超声在人体内传播过程中受其物理特性（反射、折射、散射、衰减、扩散）等影响，如遇到较大的倾斜界面时，不仅其回声强度和方向发生改变，而且其继续传播的方向和强度也发生失真（图1-74、图1-75）。

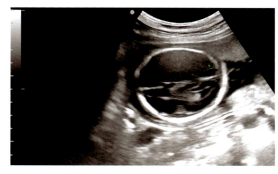 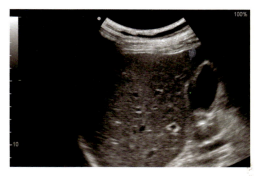

图1-74　胎儿颅骨环由于侧面的倾斜面致使颅骨环连续中断，偏离失真　　图1-75　胆囊的倾斜面致胆囊前壁连续性中断，偏离失真

3. 超声仪器的设计、识别、性能的差异性改变　而仪器自身无法对其识别和校正，则导致回声失真。

超声诊断仪的设计以三个物理假定为基础，具体如下：

（1）超声在介质中的声束以直线传播。

（2）超声在各种介质中声速均匀一致（1540m/s）。

（3）超声在各种介质中介质的吸收、衰减系数均匀一致，并一般按1dB/（cm·MHz）进行增益补偿，使正常图像浅层与深层强度显示均匀一致，但实际上人体的组织器官结构复杂，其声学界面也十分复杂多变，即超声在人体中声束不可能均直线传播，而且在各介质中的声速也并不均匀一致，同时超声在各介质中的吸收、衰减系数也不均匀一致，因此会造成各种失真。另外，超声仪的设计制作中各厂家也不尽相同，如对超声的反射、聚焦、接收、声束旁瓣的处理及声束厚度等都会造成声像图失真。

4. 超声检查操作者的技术因素　超声图像的许多伪差应与超声检查操作者的技术因素有关。例如，仪器的调节不当，包括仪器优化不合理，增益调节、TCG/DCG、聚焦及速度标尺、滤波等设置与调节不当；或扫查位置和方向选择不当，如未避开肋骨与胃肠道气体干扰而扫查肝和肾，则难获得理想的图像；或缺乏超声成像的基础理论，如扫查肝内病灶，声束应尽量垂直于病灶，避免过度倾斜造成图像失真，尤其介入性超声更是要垂直扫查病灶。

（三）常见超声伪像的超声表现、成因及临床意义

1. 灰阶超声伪像　包括多次反射（外混响、内混响）、镜面伪像、折射伪像、回声失落、声影、后方回声增强、声束厚度伪像、旁瓣伪像、声速造成伪像等。

（1）多次反射（外混响）：超声波垂直入射于平整的界面，如胸壁、腹壁，因此在探头和界面（胸壁、腹壁）之间超声波产生多次来回反射，每次往返的回声都会在这一

界面（胸壁、腹壁）远侧成像，其形态呈等距离多条回声并逐渐向远侧延伸，其回声强度依深度递减，可使腹部器官，如肝、肾、胆囊、膀胱等浅层部位出现云雾状伪像，甚至遮盖这些器官浅表部位的小病灶，造成漏诊。由于多次反射影响声束向深部传播，在混响后方可能形成声影（图1-76、图1-77）。

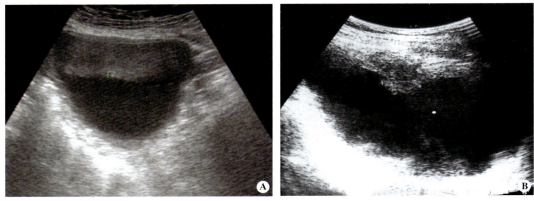

图1-76　膀胱前部出现云雾状似实体的多次反射（A）；膀胱前壁小肿瘤，极易被外混响掩盖（B）

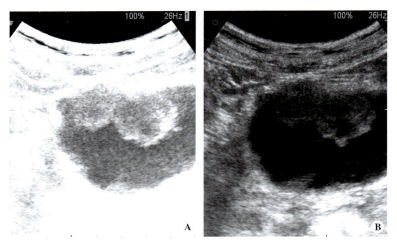

图1-77　外混响使膀胱前壁的肿瘤显示欠清晰（A）；降低增益后前壁肿瘤显示清晰（B）

可用下列方法识别与避免多次反射伪像（外混响）：

1）检查时适当侧动探头，避免声束垂直入射界面，混响即可减弱（图1-78）。

2）加压探头可使多次反射的距离缩小。

3）减压探头可使多次反射距离增大。

4）降低增益可使混响减弱或消失（图1-79）。

（2）多次内部混响（振铃效应）：超声束在器官组织的异物内或病变组织内多次反射，并产生特征性的"彗星尾"征，亦称为内混响。"彗星尾"征可见于胆囊腺肌增生症的壁内胆固醇结晶（图1-80）、宫内节育器（图1-81）或肝内胆管积气与肠道气体（图1-82、图1-83）。目前认为该现象的产生是由于器官组织内的强回声界面受到脉冲声波的激励而产生震荡，这些很强的震荡紧随被激励的反射体返回探头，在声像图上形成反射体之后的强回声带，并逐渐减弱直至消失，但振铃伪像不发生于结石或钙化，也并不是所有的气体都产生这种现象，也有可能是当微小气泡聚集成"泡沫体"时才会被脉冲声波激励而产生振铃伪像。

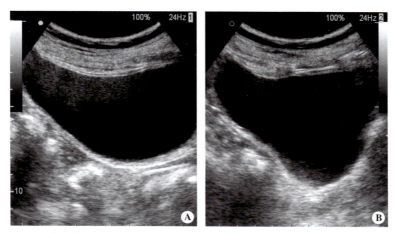

图 1-78　探头垂直于腹壁，膀胱前部混响明显（A）；侧动探头后混响减弱（B）

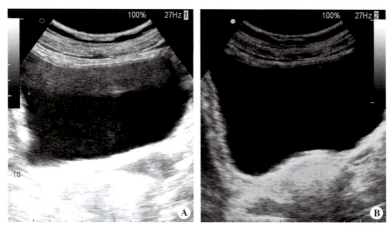

图 1-79　膀胱前部混响明显（A）；降低增益后，混响消失（B）

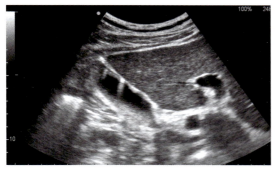

图 1-80　胆囊腺肌增生症，壁内结晶体后方的"彗星尾"征

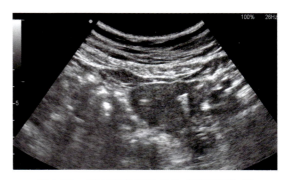

图 1-81　宫内节育器后方的"彗星尾"征

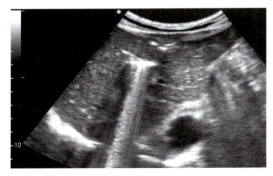 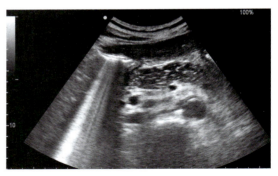

图 1-82　肝内胆管积气后方的"彗星尾"征　　　　图 1-83　肠道气体后方的"彗星尾"征

　　临床常用饮水或口服消气剂，或改变体位，适当充盈膀胱等方法消除气体干扰，也可采用凸阵探头和适当加压扫查方向等减轻气体干扰。但振铃伪像有时也有助于诊断，如可用其识别肝内胆气、胃肠道气体、宫内节育器、胆囊腺肌增生症等。

　　内部混响的声像图有高度特异性，可利用内部混响提示产气杆菌感染，如产气杆菌感染性肝脓肿、膈下脓肿及宫内感染等（图 1-84）。

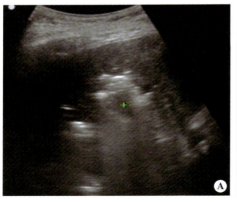 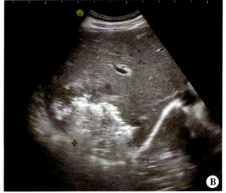

图 1-84　在产气杆菌产生的肝脓肿中，气体后方的"彗星尾"征（A、B）

　　（3）镜面反射伪像：超声波遇到声阻抗差很大的界面，如在右肋下扫查右肝和横膈时声束斜入射至膈胸膜 - 肺界面，产生极强反射，从而引起镜面伪像，也称多途径反射伪像。在声像图上，膈下为肝实质回声（实像），而膈上出现对称性均匀的肝实质回声（虚像）即为镜面伪像（图 1-85）；当膈下的肝内有实质性肿瘤、囊肿或其他结构的回声（实像）时，则膈上对称部位也会出现相应的肿瘤、囊肿或其他结构的回声（虚像）（图 1-86、图 1-87），声像图上虚像（伪像）总是位于实像的深部，由多途径反射造成。

　　镜面伪像成像基础：当入射超声遇到强反射界面，如膈胸膜 - 肺界面，声波在该界面的强反射回声又在人体内界面（如肝实质、肿瘤、囊肿等）产生反射，并返回到原同一反射界面，该高反射界面将携带的信息沿原路返回到探头，被探头接收，形成图像，因结构（如肿瘤）的第二次回声是结构第一次回声时间的 2 倍，因此声像图形成以该界面为对称轴的图像（虚像），如光滑的大界面膈下、高度充盈的膀胱均可形成镜面伪像。

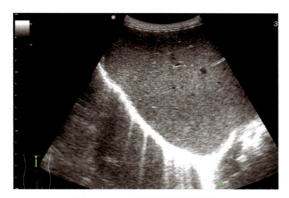

图 1-85 正常肝的镜面伪像

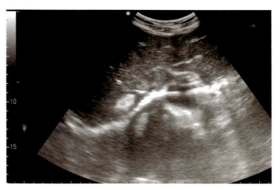

图 1-86 肝内近膈面的血管瘤，产生镜面伪像，膈上见血管瘤虚像

镜面反射其成因类似于多次反射伪像，但前者是额外的回声（伪像）来自人体自身内部，即内部的反射体在光滑大界面的另一侧成像，其原理与光学中的镜面成像原理相同。而多次反射伪像由声脉冲在探头与体壁之间多次往复反射所致。

在临床超声检查中，镜面伪像无助于诊断且可对正常成像造成干扰而误诊，应避免与识别（图 1-88）。

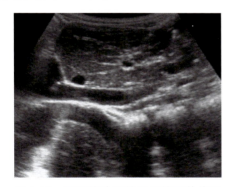

图 1-87 下腔静脉起始段的镜面伪像形成"两条"下腔静脉

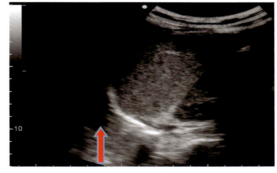

图 1-88 脾的镜面伪像回声极低易误认为腹腔少量积液（箭头所示）

（4）棱镜伪像：超声检查中当探头沿肋间扫查胆囊时，有时发现胆囊前壁中段或呈双线，切勿认为胆囊病变，改变探头方向，上述"中段"或"双边"伪像消失。又如，在下腹部横断扫查早孕子宫时，宫内的单胎囊可能出现重复胎囊伪像，也误认为"双胎妊娠"，将探头方向改为矢状断面，上述"双胎囊"伪像也即消失。

棱镜伪像产生的原因是声束遇到两种相邻声速不同的组织所构成倾斜界面时，折射使透射的声束发生方向改变，造成界面回声在声像图上位置偏移，因此棱镜伪像是折射造成的伪像。除了位置偏移外，还可能使透射声能减少，导致后方的实质脏器回声减低，如肝横切面扫查肝尾叶时肝尾叶常呈低回声，易误认为是肿瘤，应多切面显示以排除伪像（图 1-89、图 1-90）。

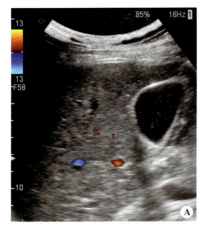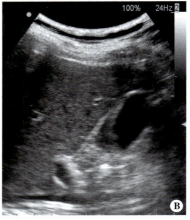

图 1-89　正常胆囊（A）；棱镜伪像的胆囊壁"双边"影像（B）

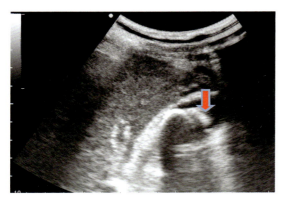

图 1-90　超声检查示胆囊内有较大结石时，出现"双结石"的棱镜伪像（箭头所示）

（5）回声失落：回声失落与折射有关，当入射声束与界面夹角达到足够大时（如为20°～25°），因折射而偏移的声束所产生的回声不能返回探头引起回声失落（图 1-91）。如声束通过囊肿边缘或肾上极边缘时，可由于入射角超过临界角而产生侧边"回声失落"，又如超声束通过细小血管或胰管的横断面时，呈小等号"="而非小圆形（图 1-92），应指出的是当超声引导穿刺时，时常遇到穿刺针显示困难，或胎儿扫查心脏时将回声失落误以为室间隔缺损等，均因声束未能垂直入射界面引起。以上现象十分多见，鉴别或改善方法为移动或改变探头方向（图 1-93）。

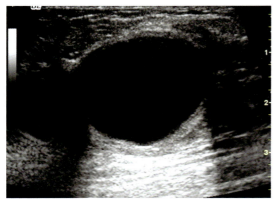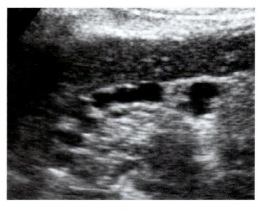

图 1-91　乳腺囊肿侧壁回声失落　　　　图 1-92　胃底静脉曲张，小血管侧壁回声失落呈非小圆形回声

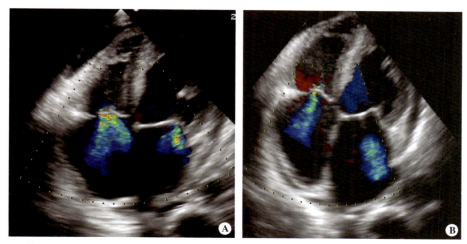

图 1-93　心前区四腔心切面图显示"房间隔缺损"伪像（A）；改变探测方向后"房间隔缺损"消失（B）

（6）声影：指超声图像后方回声显著减少或消失的声像图表现，其成因主要有如下三方面。

1）具有显著声衰减组织，如结石、瘢痕、软骨等衰减很大的介质（图 1-94）。

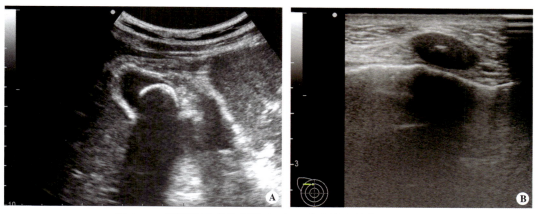

图 1-94　胆囊结石后的声影（A）；肋软骨后的声影（B）

2）声阻抗差很大的界面后方，如气体与软组织界面，由于气体的反射系数很大，声能大部分被反射，其后为声影（图 1-95）。

3）入射超声的声束与界面的夹角过大（超过临界角），造成全反射，如囊性结节的侧后声影（图 1-96）。

声影的临床意义有两方面：一方面是有助于临床超声诊断，辨认组织或病变的特征，发现结石，识别肿瘤的性质，有包膜的囊性或实性肿物常伴有侧后声影，无包膜的肿物多无侧后声影，某些非均质性的肿瘤如乳腺导管内瘤、畸胎瘤内的毛发球、骨骼等常伴有明显声影；另一方面是对诊断有不利的影响，如较宽的声影遮挡了后方组织造成漏诊，或大量的胆囊结石声影遮盖了胆囊癌的诊断（图 1-97）。

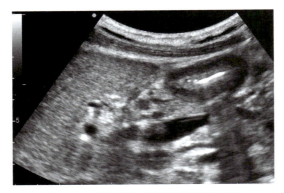

图 1-95　胃肠道气体强反射后的声影

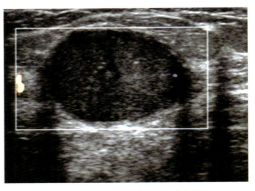

图 1-96　乳腺纤维瘤侧后声影

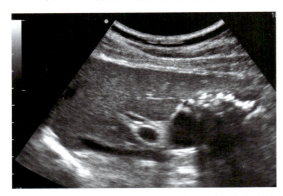

图 1-97　胆囊大量结石的声影致后壁的肿瘤病灶
显示不清

（7）后方回声增强：由于超声波仪器距离 / 时间增益补偿（DCG/TCG）的作用使几乎无衰减或衰减很少的介质后方出现回声增强，如囊肿后壁及后方组织回声增强，或声束通过胆囊、充盈的膀胱、胸腔积液、腹水等衰减甚少的器官或病变时，均可引起其后方组织回声增强（图 1-98）。通过后方回声增强的程度，可用于鉴别液性或实性病变或病变性质。例如，乳腺纤维瘤后方多增强（图 1-99），而乳腺癌的后方多衰减（图 1-100）。

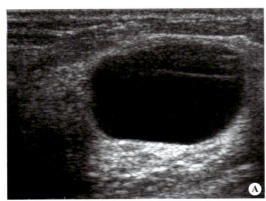

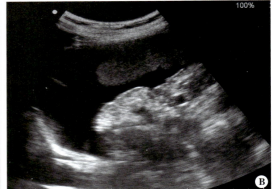

图 1-98　乳腺囊肿后方回声增强（A）；腹水后方回声增强（B）

（8）声束厚度伪像（断层厚度伪像）：又称为部分容积效应伪像，其产生的原因是超声波发射的声束尽管通过聚焦的扫描技术，使超声束在聚焦区范围内变得较细，但是仍有一定的厚度，非聚焦区更加明显，因此声像图是一定厚度体层内组织回声信息在厚度方向上的叠加，扫描时声束越厚，回声叠加的侧向信息越多，侧向分辨率越低。例如，肝内囊肿声像图内出现细小点状回声，主要集中于囊壁周围，此为囊肿旁的部分肝实质

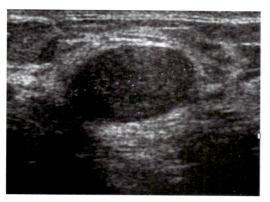

图 1-99　乳腺纤维瘤后方回声增强

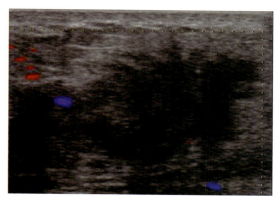

图 1-100　乳腺癌后方回声衰减

回声因超声切面厚度（声束厚度）所致（图 1-101）。同样由于一定厚度声束同时通过胆囊及其周围的实质组织，常被误认为胆囊壁炎症或水肿（图 1-102）。有时甚至呈片状的厚度伪像，如膀胱内的大片细点状回声为肠腔组织所致的厚度伪像，而非膀胱内的沉积物（图 1-103）。此外，必须注意的是，超声引导对小病灶穿刺时，针尖位于病灶旁（不在病灶内），但由于小病灶与针尖同时在同一声束厚度内，两者在声像图上重叠，错误显示针尖在病灶内，造成穿刺误导，最后导致活检或治疗失败。

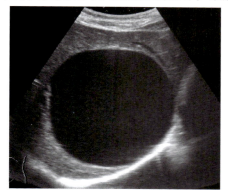

图 1-101　肝巨大囊肿后部见细点状回声的厚度伪像

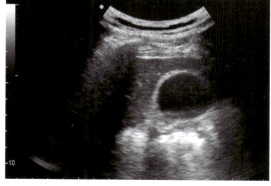

图 1-102　正常胆囊，其后方可见细点状回声的厚度伪像

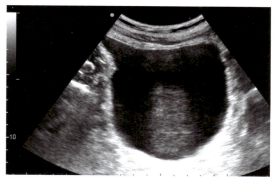

图 1-103　正常膀胱，其内见片状高回声区为肠腔组织形成的厚度伪像

（9）旁瓣伪像：旁瓣伪像形成的原因是探头发射超声束除了沿声轴方向的主瓣外，其周围还有旁瓣（图1-104），超声扫查在主瓣回声成像的同时，旁瓣也会产生回声，并叠加于主瓣回声上。通常旁瓣回声很弱，对主瓣干扰较少，但如果旁瓣遇到强回声界面时，其回声将被接收，叠加于主瓣回声内。由于旁瓣距声轴较远，其回声往往是距离主瓣断面外的强回声结构，声像图表现为同一扫描深度内的"披纱样"模糊回声，如较大的膀胱结石、异物或肠道气体等强回声组织回声团两侧出现"披纱"征或"狗耳"征（图1-105）。又如，旁瓣伪像可使胆囊底部或膀胱三角区出现"沉积物"，似胆泥回声图或膀胱沉渣图形（图1-106）。

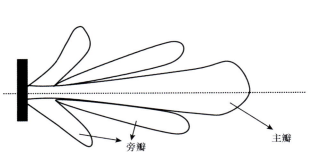

图 1-104　声束的主瓣与旁瓣的示意图

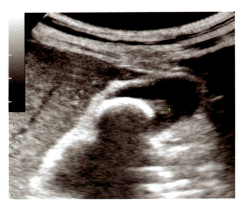

图 1-105　胆囊结石的旁瓣伪像，呈"狗耳"征

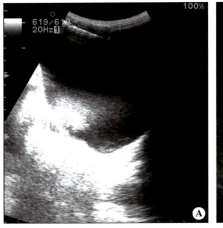
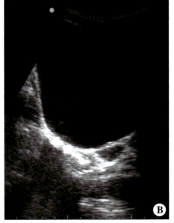

图 1-106　膀胱三角区片状高回声带为旁瓣伪像（A）；改变方向后旁瓣伪像明显减弱（B）

克服旁瓣伪像的方法：改变探头位置与扫查方向，调节聚焦位置，采用组织谐波技术及动态变迹技术与变孔径技术等。

（10）声速伪像：超声成像和测量都是按人体软组织的平均声速1540m/s来设置的，通常对于肝、脾、肾、子宫等进行测量不会产生明显的误差，但对于声速过快或过慢的组织可造成较明显的影响。如对于巨大的脂肪瘤、腹水等其声速小于1540m/s，其测值较真实值偏大；相反，如骨骼、晶体等其声速大于1540m/s，其测值较真实值偏小。

同样在组织中插入低声速物体，则使被测脏器和结构后缘超声图像呈假性隆突，造成测距过大的伪差（图 1-107）；如插入高声速物体，则使被测脏器和结构后缘呈假性凹陷，造成测距过小的伪差（图 1-108）。

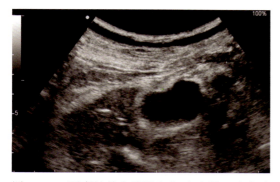

图 1-107　肝囊肿前方脂肪组织声速慢，致囊肿前壁后凹

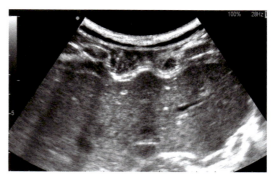

图 1-108　肝前方肋软骨声速快，致肝表面前凸

声速伪像的临床意义：

（1）对于肝内或腹膜后少见的巨大脂肪瘤，可导致测值过大。

（2）大量腹水时，肝体积变小，此时应注意区分是肝自身病变引起的肝实质缩小，还是由声速伪差引起的肝"缩小"（图 1-109）。

（3）胎儿长骨测量时，声束应与长骨尽可能垂直，避免测值过短误差。

（4）肝表面突起要注意肝前面是否为软骨，如有应改变方向扫查，以区别软骨造成的声速伪像与真正的肝表面结节（图 1-110）。

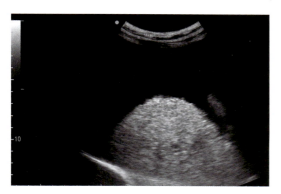

图 1-109　大量腹水，由声速伪差引起的肝"缩小"

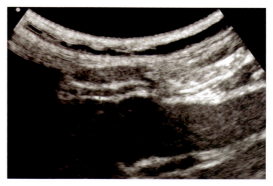

图 1-110　肝前方肋软骨的声速较快，造成肝表面"假"结节伪像

2. 多普勒超声伪像　目前临床上常用的多普勒超声有脉冲多普勒（PD）、彩色多普勒（CDFI）、能量多普勒（CDE）、组织多普勒（TDI）。

（1）脉冲多普勒伪像

1）脉冲多普勒混叠伪像：指脉冲重复频率（PRF）小于 2 倍多普勒频移时产生多普勒频谱折返现象称为混叠伪像（图 1-111）。

消除混迭的方法：①使用低频超声检查；②提高 PRF 即增加检测速度范围（图 1-112）；

③适当增加声束与被检测血管的夹角；④调节基线位置（图1-113）。

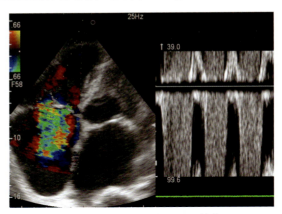

图1-111　脉冲多普勒混叠伪像

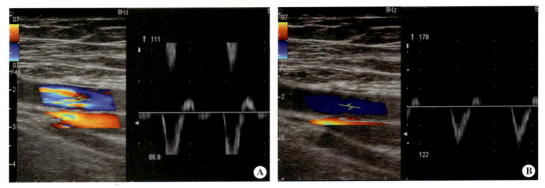

图1-112　多普勒混叠伪像（A）；提高PRF后混叠消失（B）

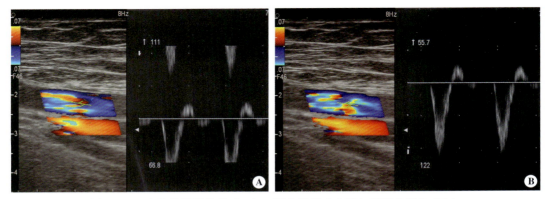

图1-113　多普勒混叠伪像（A）；调节基线（上移）后混叠消失（B）

2）频谱曲线缺失：即所测部位或血管有血流但无血流频移显示。

其原因主要包括：①操作中声束与血管血流的夹角过大，至少要调节夹角小于60°，一般保持小于30°时误差较小；②血流速度过慢，滤波设置过高；③多普勒增益设置过低；④检测速度范围过大（图1-114）。

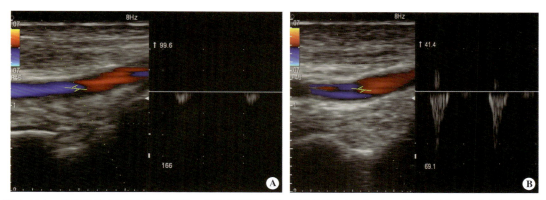

图 1-114　多普勒速度标尺设置过高，多普勒频移曲线过低显示欠清（A）；降低标尺后，多普勒频移曲线显示清晰（B）

3）基线对称的频谱（多普勒镜面伪像）：其产生原因如下，①当声束与血管的夹角过大，其宽度或旁瓣将同时接收到朝向声束的血流和背向声束的血流，致使基线两侧同时显示两方向的对称血流流速曲线；②声束与血管的夹角足够大时，多普勒在光滑的血管壁产生反射，形成以基线为对称轴的镜面伪像（图 1-115），减少声束与血管的夹角，伪像即消失（图 1-116）。

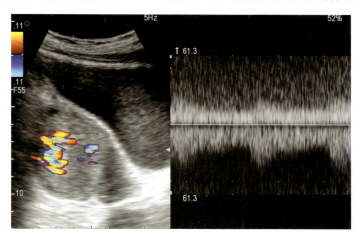

图 1-115　药物流产不全患者子宫的动静脉瘘多普勒流速曲线镜面伪像

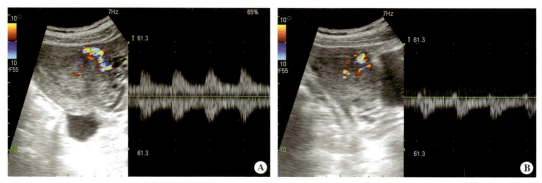

图 1-116　多普勒流速曲线镜面伪像（A）；改变角度后多普勒流速曲线镜面伪像消失（B）

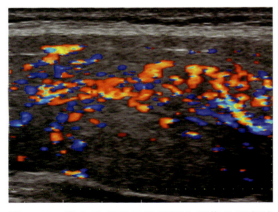

图 1-117　甲亢患者甲状腺深部血流信号因衰减
而减少

（2）彩色多普勒伪像：表现较复杂，原因较多，有超声特性固有的限制因素，又有仪器使用调节设置不当等操作技术因素。

伪像分类与产生原因：

1）有血流但彩色信号过少或缺失：常见伪像与原因如下：

A. 多普勒超声（频移）衰减伪像，彩色信号分布不均，出现检测组织的浅部彩色信号多，深部彩色信号少或缺失，如甲状腺功能亢进（简称甲亢）患者声像图出现浅层血供多、深层血供少的现象（图 1-117）。

B. 调节技术因素

a. 滤波设置过高。

b. 彩色多普勒增益设置过低。

c. 聚焦不当。

d. 彩色取样框过大。

e. 速度标尺（PRF）设置过高（图 1-118）。

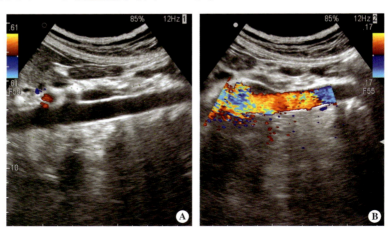

图 1-118　彩色速度标尺设置过高，腹主动脉无血流信号显示（A）；降低彩色速度标尺后，腹主动脉血
流信号显示清晰（B）

f. 声束与血流方向夹角过大。

g. 探头频率选择不当，如测浅表组织低速血流时，不适当地选择低频率探头，而测较深部组织高速血流时，选择高频率探头（图 1-119）。

2）有血流但彩色信号过多：表现为彩色信号外溢伪像，常见原因如下：

A. 多普勒增益设置过高，彩色速度标尺（PRF）设置过低或滤波设置过低（图 1-120）。

B. 仪器厂商设置"彩色优先"引起彩色"外溢"伪像，彩色"外溢"可使彩色血流信号超越管腔"外溢"，有时伴动静脉混为一体。

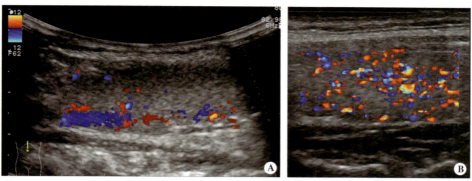

图 1-119　使用低频探头探测甲状腺，血流信号显示不清（A）；使用高频探头探测甲状腺，血流信号显示清晰（B）

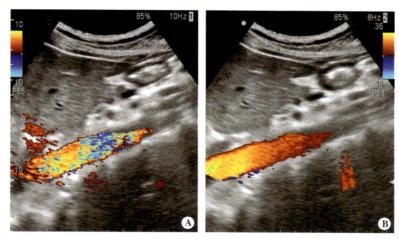

图 1-120　彩色速度标尺设置过低，造成彩色"外溢"伪像（A）；提高彩色速度标尺后，彩色"外溢"伪像消失（B）

3）无血流出现彩色信号：此类伪像可有以下 5 个方面的表现。

A. 闪烁伪像：由心脏搏动、大血管搏动、呼吸运动、肠胃蠕动及患者咳嗽说话等引起周围组织振动，其频率刚好在多普勒频移的范围内，且强度较大，即可产生与血流无关的彩色血流信号（图 1-121）。如为能量多普勒则更为敏感，与其对弱信号更为敏感有关。

由于人体的生理活动产生的振动无处不在，消除较为困难，如肝左叶靠近心脏，因此产生闪烁伪像更为明显，几乎无法消除（图 1-122）。利用超声造影谐波成像有助于消除闪烁伪像，由于造影提取非线性谐波信号的频率远高于组织运动产生的多普勒频移的频率。

B. 彩色多普勒镜面反射伪像：其产生的机制与二维脉冲多普勒镜面反射伪像相同，多发生于声束垂直于强反射界面，在界面深方出现倒影般彩色血流信号（图 1-123）。其临床意义是产生的镜面反射伪像可能对深处的血流显示造成遮挡或误认为该处有血流。适当减少声束与血管的夹角可能有助于减弱彩色多普勒镜面伪像。

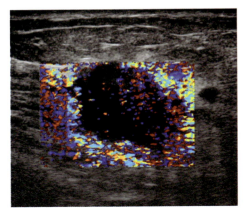

图 1-121　乳腺超声检查时，患者说话引起的"闪烁"伪像

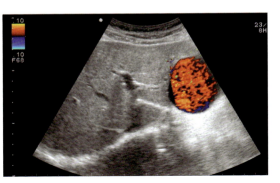

图 1-122　由于心脏搏动,肝左外叶囊肿产生"闪烁"伪像，易误认为血流信号

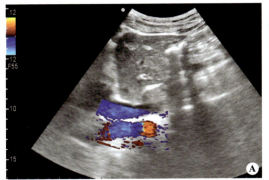

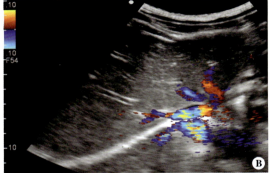

图 1-123　下腔静脉的镜面伪像，纵切面（A）；横切面（B）

　　C. 快闪伪像：多见于泌尿系统中肾盏、肾盂、输尿管或膀胱内的结石，其表面不光滑，其后方声影中可见彩色信号。其原因可能是声束遇到表面粗糙的尿路结石，其反射波发生相位改变，并在粗糙的小界面间多次往返，由于相位的差频在多普勒频移的频率范围内，因此在结石表面显示为很高频率的彩色噪声并沿声束入射方向延伸，形成快闪伪像。其临床意义是对发现与确认尿路中不典型的结石有帮助，但在胆道结石中较为少见，原因尚不明。此外，在宫内节育器后方及胆囊腺肌症中胆固醇结晶后方也常见彩色快闪伪像（图 1-124～图 1-127）。

　　D. 彩色多普勒混叠伪像：其原因与脉冲多普勒混叠相同，其主要原因与仪器设置调节不当有关，如 PRF 设置过低和滤波较低（图 1-128）、彩色频率过高或测高速血流时选用较高频率探头等。在设置正确的情况下，混叠处的血流速度最快，提示该处存在血管狭窄（图 1-129）。彩色混叠还应与血管走行弯曲进行鉴别。

　　E. 声束角度不当造成伪像：其成因与脉冲多普勒一样，彩色多普勒血流成像提取的也是血流在声束方向上的速度分量，因此也取决于声束(取样框)与血流方向的角度。例如，夹角过大，则无彩色血流信号，调整角度小于 60°，则出现彩色血流信号（图 1-130）。

常规的彩色多普勒显示对角度依赖性大，易产生血管内"无血流"的伪像，采用多普勒能量图（CDE）可改善血流检测的敏感性。

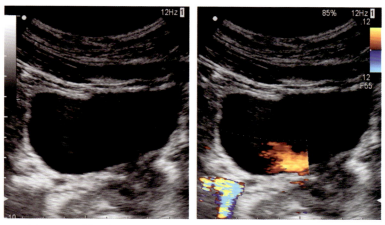

图 1-124 输尿管下段结石后方出现快闪伪像，增加了诊断信息

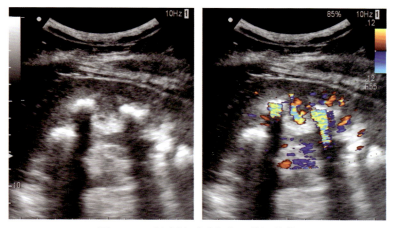

图 1-125 肾痛风石后方出现快闪伪像

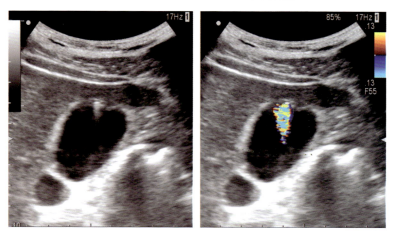

图 1-126 胆囊腺肌症出现的快闪伪像

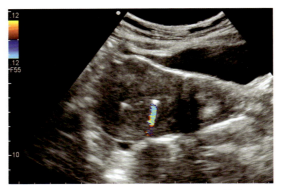

图 1-127 宫内节育器后方出现快闪伪像

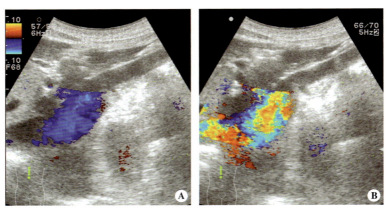

图 1-128 下腔静脉彩色血流信号（A）；PRF 设置过低，下腔静脉产生彩色混叠（B）

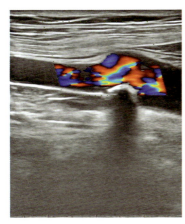

图 1-129 血管狭窄处出现"五彩镶嵌"的混叠伪像

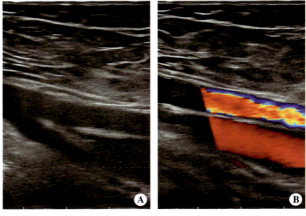

图 1-130 夹角过大，无彩色血流信号（A）；调整角度后，出现彩色血流信号（B）

八、超声新技术在腹部超声诊断中的应用

（一）全数字化彩色超声的临床应用

1. 模拟声束聚焦　以往的超声声束形成技术是采用阵列式换能器，并应用电子聚焦技术，采用较多的模拟延迟线路和模拟开关。以此改变聚焦点数和变迹函数，达到提高图像质量的目的。主要缺点是信噪比差、精确度差。

2. 全数字化的彩色超声　彩色血流成像仪中采用了数字声束形成技术，也称为全数字化彩色超声。其主要技术是以数字方式实现延迟与变迹函数，因此可大大提高图像的质量，其特点：①数字式超声发射聚焦、数字式接收聚焦，延迟线发射时达 8 个焦点以上，可连续地将超声束聚焦在一个很小的范围内，接收时每个像素即为焦点——全程连续动态聚焦使聚焦精度比常规方式提高 10 倍以上，因而提高了图像的对比与横向分辨率，提高信噪比，达到提高图像精度的目的。②改变模拟延迟叠加聚焦为时间型叠加聚焦，准确性高，不随距离失真，并减弱旁瓣效应。③数字式延时，采样—延时—求和—检测等全程由软件控制，延迟量可分级变换，增加通道数达到快速、准确、大量的效果。④数字式动态变迹，改善声束主瓣与旁瓣的相对大小，达到抑制旁瓣，减少或消除旁瓣伪像的目的。

全数字化超声可采用四倍信号处理技术，提高速率，提高帧速度，从而提高时间分辨率，并通过采用多参数高速同步处理技术，达到高速接收信号、高速运算处理，提取多普勒频谱参数及二维图像的全部重要参数。

（二）三维超声的临床应用

三维超声成像是三度空间成像，三维超声技术可分为三种，即静态三维超声成像、动态三维超声成像与实时三维超声成像。动态三维超声成像目前主要是应用电脑软件实现三维成像后，再以较高的帧频速度回放，显示似实时的图像，但实际上不是真正的实时三维超声成像。实时三维超声成像技术是采用特别的超声换能器和电脑技术，实现直接的三维成像，而不需要经过二维超声断面图像的采集与三维图像重建步骤，这才是真正的四维超声成像或实时三维超声成像。

目前的动态三维超声主要用于心脏检查，可观察心脏立体形态与活动情况，检测心脏容量和射血分数，显示心室形态异常与节段性运动异常。静态三维超声图像主要用于观察腹部、妇产科等结构与形态特征，尤其对含液脏器如胆囊、膀胱观察更有优势；另外，用于肿瘤检查，观察其与周围血管关系、内部穿支血管（如乳腺肿瘤）及介入性治疗前后肿瘤体积与内部血流信号等，在条件允许的情况下，对观察胎儿的先天性畸形如唇裂较为直观。

（三）二次谐波

二次谐波成像分为自然组织谐波成像与造影剂谐波成像。

1. 自然组织谐波成像　是超声波与体内组织（介质）作用的结果，当超声波在组织

传播时，发射超声波的中心频率为f_0，其能量比较高，在弹性介质中传播产生波畸变的非线性传播时，不仅含有f_0的基波，而且有$2f_0$的谐波。

2. 造影剂谐波成像　是将超声造影剂用导管技术注入心脏内、主动脉内、冠状动脉内或经末梢静脉注入，在超声检测时超声造影剂产生强烈的反射（背散射），同时超声造影剂微泡在超声波作用下，微泡可能以2倍或更高倍数的声波频率振动，作为新声源而发射$2f_0$的谐波返回探头。接收造影剂的这种二次谐波就能很快地显示造影剂的回声信号。

这种非线性现象的主要表现有三个方面。

（1）声波速度的非线性改变——谐波产生。

（2）谐波能量的非线性改变。

（3）基波能量与谐波能量的非线性改变。

3. 二次谐波和基波相分离　在临床实际的谐波接收过程中，采取多种技术措施使二次谐波和基波相分离，提取纯净的谐波成分，可明显改善超声图像质量，其原理主要包括：①谐波成像通过消除近场伪像干扰，消除表层腹壁或接近腹壁的反射和散射时产生的超声伪像，并可消除基波声束旁瓣产生的旁瓣伪像；②消除近场混响，二次谐波成像可使近场模糊、紊乱的影像被消除，获得清晰的图像。

自然组织谐波成像不需要注入造影剂，而需要高灵敏度的接收系统，包括探头的灵敏度和大的动态范围及信号处理技术。在临床上通过二次谐波成像，改善了组织对比分辨率、空间分辨率及消除近场伪像，达到提高图像的清晰度，主要用于心血管和腹部方面的疾病诊断，除了清晰显示心肌与心内膜及深部血管病变边界、血栓瘤栓轮廓外，在显示腹部肝、肾、胰、脾等实质器官的占位性病变与显示腹部含液性脏器内病变及囊性病变的内部细小回声方面发挥着重要作用，有很高的临床应用价值。

（四）超声造影

超声造影是新近超声诊断应用方面的重要新技术，包括心血管造影技术、经末梢静脉注入造影剂的腹部脏器与浅表器官造影技术，第二代的微泡造影剂声诺维（六氟化硫微泡）的问世，使腹部脏器的实时超声造影进入新时代，尤其是对肝脏占位性病变的诊断与鉴别诊断起重要作用。其主要原理：①造影剂微泡是超声波的强散射体，可以使背散射信号明显增强，从而提高灰阶超声和多普勒超声对富含微泡组织或病灶的显示率；②造影剂微气泡在声场交变声压作用下非线性运动产生谐波信号，并以谐波散射回声成像，能明显提高声束的轴向分辨率及回声的信噪比，改善图像质量。在临床上还采取了许多增强超声造影回声强度的技术，主要有以下六种技术：①二次谐波成像；②间歇式超声成像；③能量多普勒谐波成像；④反向脉冲谐波成像；⑤受激声波发射成像；⑥低机械指数造影。

正常肝超声造影的时相：造影剂经末梢静脉注入后，经右心、肺循环、左心、主动脉，而后由二个途径进入肝，一是由腹腔动脉至肝动脉；二是经门静脉进入肝血窦。采用实时成像技术可以观察肝组织增强的动态过程，其大致可分为三个时相：①动脉相，约在造影剂注入15s，表现为肝实质内动脉迅速显影，呈线状强回声，血管分支形态规则，似枯树状，随着造影剂进入微小血管和肝血窦，肝实质回声逐渐增强；②门静脉相，约在造影剂注入30s，表现为门静脉主干及其一、二级分支内充盈造影剂，血管呈条带状较强回声，由于门静脉血流量占肝血供的2/3，此时肝实质增强较显著；③延迟相，表现为肝组织呈均匀强烈增强，在造影剂注入后2min左右达到高峰。此时血管结构显像已经减弱不显影，目前国内外大多数学者都认为可能是在造影剂循环过程中，被正常肝的网状内皮系统（Kupffer细胞）吞噬或滞留于窦状间隙内或黏附于血管壁，触发成像时，这些微气泡产生强烈的谐波信号，使肝实质回声增强。

超声造影在临床上应用：超声造影在腹部脏器占位性疾病与浅表器官肿瘤鉴别诊断方面的应用均有较好的效果，但目前在肝应用最多的是鉴别肝内占位性病变，且有较大的应用价值。不同的肿瘤具有不同的病理特征与血流动力学改变，因此在超声造影中形成不同的增强类型。肝内几种常见肿瘤的造影增强方式：①原发性肝癌，在超声造影的动态扫描中，动脉相瘤体多显著增强，并于动脉相早期可见不规则、分支状增强的血管伸入瘤体内，其敏感度为82%～85%，特异度为92%～94%，增强可持续至门静脉相，但已开始减退。在延迟相，大多数肿瘤呈增强缺损区或部分性增强，呈"快进快退"改变，大部分原发性肝细胞癌（HCC）多表现为注入造影剂50～60s后才开始廓清。②肝血管瘤，大多数以门静脉供血为主，内部多为血流缓慢的肝血窦，注入造影剂后，动脉相瘤体边缘可呈结节样或边框样增强，随后增强呈向心性逐渐充填，敏感度为83%，特异度为100%，增强时间可持续整个门静脉相和延迟相，呈"慢进慢退"改变。③肝局灶性结节，动脉相呈弥漫性增强，并可见迂曲的营养动脉及由中心向外周走向的车辐状血管影，延迟相仍持续增强，与肝实质增强相近或强于肝实质，呈"快进慢退"改变，敏感度约为83%，特异度为98%。④肝转移癌，转移性癌的病理特性与血流动力学取决于原发癌的病理类型，造影时可呈"快进快退"改变，也可见于动脉相呈边框状增强，延迟相消退改变，敏感度约为83%，特异度约为76%，不少病例于门静脉相与延迟相几乎不增强。

福建医科大学附属协和医院对312例肝内占位性病变超声造影增强的动态时相变化见表1-2，并在肝肿瘤临床超声造影的研究中发现一些原发性肝癌的超声造影表现为不典型征象，呈"快进慢退"或"少进"或呈造影剂"充盈缺损"现象，认为超声造影表现除了反映肝癌的组织学特性与血流动力学变化之外，还可能与肝癌的生物学特性有关。例如，高分化的肝细胞癌，生物学特性表现为高增殖的肝癌与原发性肝癌中的胆管细胞癌均有不同的超声造影表现，此外造影表现还受到肝不同背景的影响。

表 1-2　312 例肝占位性病变造影增强的动态时相变化

病变类型	例数	始增时间（s）	峰值时间（s）	始消时间（s）	持续时间（s）
原发性肝癌	178	18.8±3.4	22.9±2.8	41.2±7.6	60.1±24.3
转移性肝癌	42	17.0±4.8	28.0±1.9	35.0±4.9	62.0±3.7
肝血管瘤	54	31.4±17.2	54.5±19.2	—	190.0±22.0
肝局灶性结节性增生	38	17.7±7.2	29.0±6.9	64.7±20.6	172.1±26.2

此外超声造影在评价肝肿瘤介入治疗效果方面有重要的临床应用价值。如病灶存在血流，意味着治疗不彻底或复发的可能，造影超声能敏感地检测出内部残存的血流信号，对肝癌的局部治疗疗效做出正确评估。超声造影对疗效评价的敏感度与特异度分别为100%与80%。

超声造影对其他脏器疾病如胰腺肿瘤、脾梗死的早期诊断，盆腔肿瘤、腹部脏器外伤、浅表器官占位性病变及动脉斑块性质的鉴别诊断等均在广泛应用与研究之中。

（五）超声弹性成像的基础与临床应用研究现状

1. 弹性与弹性模量的物理概念

（1）弹性反映物质硬度：物质硬度大、弹性小；硬度小、弹性大。组织中不同结构存在弹性差异。

（2）弹性模量反映物质特性：不同组织中的弹性模量不同，其差别达数个数量级以上；但二维超声成像，主要靠组织的声阻抗差，其差别较小（表1-3、表1-4）。

表 1-3　不同组织的弹性模量值

软组织类型		弹性系数（kPa）
乳腺	正常脂肪	18～24
	正常腺体	28～66
	纤维组织	96～244
	癌组织	22～560
前列腺	前叶	55～63
	后叶	62～71
	增生	36～41
	癌组织	96～241
肝	正常	0.4～6
	纤维化	7～20
	癌组织	20～100

表 1-4　不同组织的声阻抗差

介质	密度（g/cm³）	声阻抗率（Z）
空气	0.0013	0.00428
水	0.993	1.513
血液	1.065	1.656
肝	1.050	1.648
肌肉	1.074	1.684
软组织	1.016	1.524
脂肪	0.955	1.410
颅骨	1.658	5.570

以上就是为什么弹性成像对不同组织与结构的分辨率较二维成像更高的原理。

（1）弹性系数又称弹性模量或称杨氏模量（E）：是工程物理学上评估机械材料弹性大小的基本物理量，包括杨氏模量、刚性指数等，都是反映物质的结构特性。单位为 kPa。

（2）超声弹性成像中，杨氏模量值与硬度成正比，即物质越硬，即弹性越小，但其弹性系数值越大。

2. 剪切波的物理特性

（1）定义与成像原理：自然界的波动分为机械波与电磁波，声波是机械波，波动是质点振动的相位和能量在介质中传播。在波动中，质点的振动方向和波的传播方向相互垂直，称为横波，是由切变弹性变形产生的，又称为剪切波，只能在固体中传播，在液体与真空中不传播，而剪切波又是一种极为微弱，振幅与传播距离都极短（数个毫米）的波。在波动中，质点的振动方向与波的传播方向互相平行，称为纵波，由于沿波传播方向振动，形成密疏相间的波形。

然而，人体几乎所有的脏器和组织密度均较为相近，而且超声波的纵波在人体组织中传播的速度也较为近似（均约 1540m/s），但不同人体组织的杨氏模量差别却十分巨大，而同一组织中间软硬不同的区域剪切波的传导速度亦是数倍甚至数百倍的差异，因此真正的剪切波弹性成像的基本原理是完全独立于传统超声成像的另一种成像模式，能较客观地反映人体组织的弹性与物理性质。

（2）超声弹性成像的发展与基本类型：超声弹性成像始于 1990 年左右，其发展历经静态应力型弹性成像→一维瞬时剪切波成像→单点剪切波速度测量→二维实时定量剪切波弹性成像（shear wave elastography，SWE）。

1）静态型弹性成像：其评估组织弹性大小是基于组织受压后产生形变大小不同的原理，仅间接反映弹性模量。其应用公式为 $E=s/e$（E 为应变大小、s 为外力、e 为形变大小）。

利用外力沿着声束（轴向）缓慢压缩组织（通常在 1% 左右），分别采集组织压缩前后的超声射频信号，然后估计组织的位移分布，从而得出组织内部的轴向应变分布。因此，应变分布在一定程度上能代表硬度分布。

其外力分为手动外力式、生理助力式、机械振动式。

本方法不足之处：①施加压力大小不定；②人为依赖性大，不同操作者之间重复性欠佳；③不同深度的组织，形变大小不同，随深度的增加，其准确性下降。

2）动态型弹性成像：目前临床上少用，须应用磁共振技术。

3）剪切波弹性技术：目的是对人体组织的弹性模量进行定量，均应用弹性模量的公式为 $E=3\rho c_s^2$。

A. 剪切波速度测值法：是静态应力型弹性成像后一个较大的突破，做到单点的弹性模量值定量测量，其代表技术有两种：

a. 瞬时剪切波成像（TE）：TE 技术在肝纤维化分期诊断中有一定作用，但其有一定的局限性，如操作要求高、重复性尚待提高。ARFI-VTQ 技术有效地避免了静态弹性成像外力不可定的缺点，可适用于肝与小器官。但也存在着能量过大、成功率较低及无法直接提供弹性模量的局限性。

　　b. 定量型 ARFI 即单点式剪切波弹性成像，又称 ARFI-VTQ。

　　B. 实时定量剪切波弹性成像（SWE）：在欧洲超声医学和生物学联合会弹性成像技术分类中被命名为二维剪切波弹性成像。

　　成像原理包括剪切波的产生、捕捉，信息的收集及计算。剪切波的传播距离极短，极易衰减，很难捕捉。

　　探头首先发出多束不同角度的声束聚焦在人体单个剪切波，多系列移动的波源产生并相干增强后的剪切波覆盖整个感兴趣区（4 ～ 6cm）；再利用极速超声成像技术，高达 20 000 帧的采集帧频，以及软硬件复合处理技术与极速处理取样框每个质点的剪切波传播速度并实时呈现弹性模量绝对值的彩色编码。

　　这种弹性成像技术结合传统二维成像实时观察人体组织的弹性值，可全面反映一个占位病灶（周边、中央、边缘）内不同区域的弹性值，更敏感、更特异地反映不同组织的病理状态。

　　优点：这个技术不依赖于外力产生剪切波，做到安全、有效、准确且重复性好的剪切波弹性成像。目前，我国、欧美和日本已在临床中广泛应用，并主要在肝纤维化的分期、肿瘤的鉴别诊断、肌骨关节疾病的诊断中应用（图 1-131、图 1-132）。

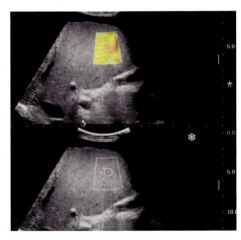 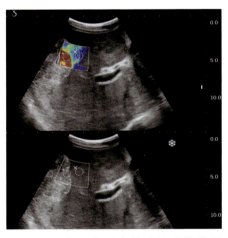

图 1-131　肝硬化弹性模量值 E=49.6kPa，较正常显著升高　　　图 1-132　直肠癌肝内转移灶弹性模量值，E=90.5kPa，较正常显著升高

　　3. 临床应用研究现况　大量多中心研究资料证实可提高乳腺癌的敏感性与特异性，典型图像"黑洞""硬环"征与病理改变相对应，并与分型、分期相符率较高，对甲状腺癌的诊断特异性高减少了穿刺和漏诊率，在肌腱断裂、关节神经疾病诊断中有较高价值，同时广泛应用于肝、前列腺等肿瘤的诊断，因此 SWE 被称为继超声 A 型、B 型、C 型、D 型之后又一革命性的 E 型超声。当然，其临床应用价值与局限性等尚待临床进一步的探讨（图 1-133）。

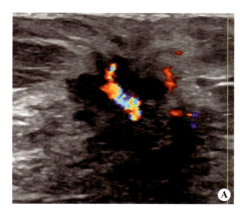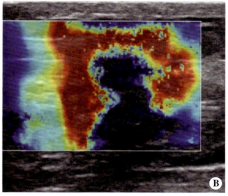

图 1-133　乳腺癌彩色多普勒图像（A）；乳腺癌二维剪切波弹性成像显示周边呈"硬环"征，弹性模量值显著升高（B）

（林礼务）

第二节　腹部超声诊断解剖概要

　　超声显像诊断是通过声像图所显示的人体结构的形态变化及其内部结构情况进行诊断的，因此在进行腹部脏器超声显像诊断时，必须熟悉腹部脏器的解剖及其相互间的关系。并且要将声像图中所显示的脏器结构形态与真正解剖结构相结合，也只有在熟悉掌握腹部脏器解剖知识的前提下，才能更好地掌握腹部脏器的超声显像诊断技术。

一、腹壁与腹腔解剖

　　腹腔是指腹盆部由骨性支架、关节、韧带、肌肉和筋膜构成的腔，呈纵长的扁圆形，纵径上起胸部第 5 肋间，下至盆底，纵径最长，横径次之，前后径最小（个别仅 5cm 左右）。腹腔上部为向上隆起的膈肌，下部为盆膈。腹腔上部的后壁为脊柱的腰段及其两侧的腰大肌和腰方肌，其前壁中间为腹直肌，两侧为三对扁平肌（由浅至深分别为腹外斜肌、腹内斜肌和腹横肌）。骨盆界线以上部分为固有腹腔（简称腹腔），骨盆界线以下的部分为盆腔（图 1-134 ～图 1-141）。

（一）腹壁层次与腹膜腔

　　1. 前腹壁　从外到内可分为六层：皮肤、皮下组织、肌层、腹横筋膜、腹膜外脂肪及壁腹膜。

　　2. 后腹壁　从外向内可分为五层：皮肤、皮下组织、腰背筋膜、腹膜外脂肪及壁腹膜。

　　3. 腹膜与腹膜腔　腹膜分两层，紧贴在腹壁内面的为壁腹膜，贴在脏器表面的称为脏腹膜。

　　脏腹膜与壁腹膜互相移行，构成一个潜在性的浆膜囊，称为腹膜腔（临床上习惯称为腹腔）。腹膜腔内有少量浆液，起润滑作用。根据腹膜覆盖脏器的情况不同，可将脏器与腹膜的关系分为三类：腹膜内位，如胃肠道等；腹膜间位，如肝、脾、胆囊、膀胱等；腹膜外位（或称腹膜后位），如胰、肾等。

4. 腹腔脏器　可分为两组：一组是成对的脏器，如肾、肾上腺和卵巢等，这些脏器在原始发生时就没有系膜，所以肾和肾上腺始终为腹膜外位；另一组是不成对的脏器，如胃肠道、肝、胆、胰和脾，其原始发生时有系膜，在腹膜的发生过程中，因胃肠的转位、脏器的移位而形成腹膜内位、间位和外位的区别。腹膜内位的脏器有双层的腹膜连于腹壁或其邻近的脏器，双层腹膜的中间往往有该脏器的动脉、静脉、淋巴管（结）和神经。由于所附着的脏器不同而有不同的名称，如连于胃的称为网膜，连于肠道的称为系膜，连于其他脏器（如肝）或腹壁的称为韧带。

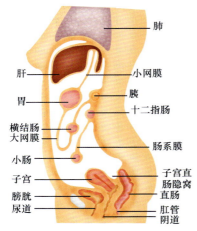

图 1-134　矢状面人体解剖简图

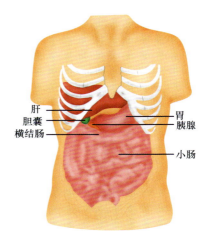

图 1-135　腹腔脏器分布图

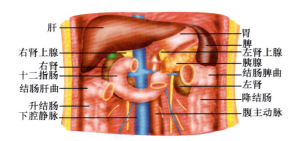

图 1-136　腹腔脏器分布图

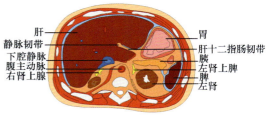

图 1-137　腹部横切图

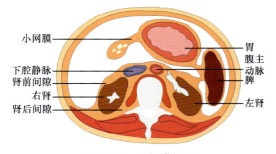

图 1-138　腹部横切图

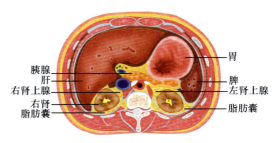

图 1-139　腹部横切图

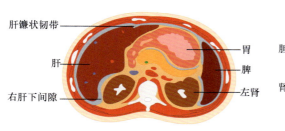

图 1-140　经镰状韧带腹部横切面

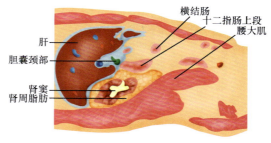

图 1-141　腹部纵切图

（二）腹膜腔分区

以横结肠及其系膜为界，将腹腔分为两大区，即结肠上区和结肠下区。

1. 结肠上区　界于膈肌和横结肠及其系膜之间，是脓肿、积液等容易发生的部位；又以肝的韧带和小网膜分成若干小区，具体如下：

（1）网膜囊：在小网膜和胃的后面，只通过位于肝十二指肠韧带后方的网膜孔与大腹膜腔相通，腹水常先于此处积聚。

（2）膈下间隙：位于膈肌和肝之间的间隙，又以肝的镰状韧带分成左、右膈下间隙。于结肠脾曲处有一托脾韧带，使左膈下间隙的液体不流入结肠下区（图 1-142）。

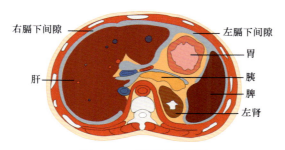

图 1-142　膈下间隙简图

（3）肝肾隐窝：位于肝、右肾和结肠肝曲之间。当人平卧时，此处为腹膜腔在结肠上区界线以上最低的部位。

2. 结肠下区　指横结肠及其系膜以下的腹膜腔，由大部分大网膜掩盖，以肠系膜的根部和升结肠、降结肠将其分成四个间隙，即左、右结肠外侧沟和左右肠系膜窦。其中，右结肠外侧沟位于升结肠和盲肠的外侧，上通肝肾隐窝，下达盆腔；右肠系膜窦位于升结肠和肠系膜根之间，此处液体不易外溢；左肠系膜窦位于降结肠的右侧，此处液体可下通盆腔。

二、腹部大血管的解剖

现代超声显像技术能较精确地显示出腹主动脉、下腔静脉、门静脉等血管及其分支。通过各切面的声像图，能清晰显示腹后壁大血管的位置、大小和形态，以及病理状态下的狭窄、膨大和扭曲等改变。因此，深入了解腹部大血管及其分支的解剖特点不仅能诊断腹部大血管的自身病变，且还有更重要的价值，如许多血管断面，可作为腹腔脏器和病灶的声像图定位标志；如通过对门静脉系统的观察，可获得对肝疾病的定位依据；还能通过对腹部血管的观察，了解这些血管周围的组织和脏器的病变或肿瘤生长的情况。因此，熟悉腹部大血管及其主要分支的解剖是腹部超声诊断中不可缺少的内容之一。

（一）腹主动脉及其主要分支

腹主动脉位于脊柱左前方，由胸主动脉向下延续经膈的腹主动脉裂孔进入腹腔为腹主动脉，于第 4 ～ 5 腰椎水平处分为左右髂总动脉，在近膈肌处的腹主动脉位置最深，其管径亦最粗，向下延续其位置也沿脊柱前方逐渐变得表浅，向腹壁倾斜接近，管腔也呈规律性缩小。其主要分支如下：

1.腹腔动脉　约于第 12 胸椎或第 1 腰椎处由腹主动脉腹侧发出，此动脉短粗，1 ～ 2cm，行于肝和胰之间，为腹主动脉穿过膈肌后的第一个脏支。腹腔动脉向左右分别又发出脾动脉和肝动脉，故横断面呈 "Y" 形结构，另一分支胃左动脉较为细小，由腹腔动脉的腹侧发出，斜向左上方。

2.肠系膜上动脉　是腹主动脉的第二个不成对脏支，在低于腹腔动脉 1 ～ 2cm 处由腹侧发出，于左肾静脉的前面往下，在脾静脉和胰头后面通过，并跨过胰腺钩突及十二指肠第三段之前进入肠系膜，与腹主动脉近于平行。少数人的肠系膜上动脉与腹腔动脉紧接，甚至共同汇合开口于腹主动脉。

3.肾动脉　是腹主动脉的成对脏支，于肠系膜上动脉的下方约 2cm 处从腹主动脉两侧分出，其体表投影相当于幽门平面稍下方，约于第 1 腰椎或第 1、2 腰椎之间水平。左肾动脉较短，它转向后外侧进入肾门，略向外上方，有时可越过幽门平面。右肾动脉较长，沿脊柱向右绕过下腔静脉背部进入右肾门。

4.其他分支　腹主动脉其他分支如肠系膜下动脉，从相当于第 3 腰椎的腹主动脉腹侧发出，管径较细且斜行走向，超声不易显示。还有如肾上腺中动脉、精索内动脉等均较细小，超声均难以显示与识别。

（二）下腔静脉及其主要属支

下腔静脉位于腹主动脉右侧，于腹正中线偏右 2 ～ 3cm，是腹部最大的静脉主干，在第 4、5 腰椎水平由左右髂总静脉汇合而成，于脊柱右前方沿腹主动脉右侧上行。经肝后方的腔静脉窝，穿过膈肌的腔静脉孔注入右心房，其主要属支如下：

1.肝静脉　起始于肝小叶的中央静脉，逐渐汇合成段间静脉和叶间静脉，最后汇成肝左静脉、肝中静脉和肝右静脉三支。三者呈扇形汇集。通常肝右静脉多单独汇入下腔静脉，肝左静脉和肝中静脉多数在汇入前先汇合成短干，然后再汇入下腔静脉，位于膈肌下方约 1cm 处，即第二肝门。肝右静脉最大，走行于右肝叶间裂中；肝中静脉走行于肝中裂中，是区别左右半肝的标志；肝左静脉近端于左肝叶间裂中，远端与末梢部分走行于左肝外上段和外下段之间的段间裂中。腹主动脉三条不成对动脉供应区域的静脉血，进门静脉系统后入肝，再由三条肝静脉汇入下腔静脉。

2. 肾静脉　是下腔静脉成对脏支的静脉，左肾上腺静脉、左精索内静脉均汇入左肾静脉，左肾静脉较长，穿行于腹主动脉和肠系膜上动脉之间，右肾静脉较短，呈水平走行，左右肾静脉约于第 1 腰椎水平从侧方汇入下腔静脉。左肾静脉注入下腔静脉的水平比右肾静脉稍高，右肾静脉位于右肾动脉前方，而左肾静脉多位于左肾动脉后方。

（三）门静脉及其属支

门静脉系统在腹部超声显像中占重要地位，往往成为胰腺超声显像、肝管定位及判断门静脉高压等的重要标志。门静脉由脾静脉和肠系膜上静脉汇合而成，汇合部位于胰颈背侧，形成门静脉干，于十二指肠上部后方斜向上，走行于十二指肠韧带之中，与其后的下腔静脉形成交叉，两者之间为网膜孔，并位于胆总管和肝动脉之后，至肝门处（第一肝门）分左右两支入肝。门静脉右支相对粗短，在右肝内向右水平走行，又分为二支，即前叶静脉和后叶静脉，少数后叶静脉又分为后叶上段静脉和后叶下段静脉。门静脉左支略长，入左肝后分为横部、角部和矢状部，横部与门静脉右支约成 120º 角，穿过肝尾叶、方叶至矢状部（位于肝左叶间裂中），由矢状部又分出左内叶支、左外下段支，并由矢状部和横部交界的角部分出左外上段支，致使门静脉左干及其分支在肝内构成"工"字形分布。

脾静脉位于脾动脉下方，起自脾门，向右走行于胰尾和胰体的背侧，在胰颈部后方与肠系膜上静脉汇合成门静脉。

肠系膜上静脉位于腹主动脉右前方，起自回肠和结肠的结合部，在小肠系膜根部沿后腹壁上行，位于肠系膜上动脉的右侧。

三、腹部体表分区及脏器投影部位

（一）腹部分区

1. 九区法　从左、右锁骨中点至两侧腹股沟韧带中点各引一条纵线，连接双侧肋缘最低点及双侧髂前上棘各作一条横线，借助于这两条纵线和两条横线，将腹部区分为左、右季肋部，上腹部，左、右腰部，脐部，左、右髂部及下腹部等九区（图 1-143）。

2. 四区法　从剑突至耻骨联合间作一纵线，经脐部作一横线，这样便将腹部分成四个区，即右上腹区、右下腹区、左上腹区、左下腹区。

3. 其他分区法　有将腹部分为右上腹部、中上腹部、左上腹部、右下腹部、中下腹部和左下腹部等六区，也有将腹部分为右上腹、上腹中部、左上腹、脐部、右下腹、下腹中部和左下腹等七区。

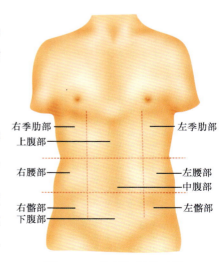

图 1-143　腹部解剖分区图

（二）腹部脏器体表投影部位

以九区法区分腹部，其中各区的脏器见表 1-5。

表 1-5　腹部脏器的体表投影部位

分区	脏器
右季肋部	肝右叶、胆囊、横结肠肝曲、右肾、右肾上腺
上腹部	肝左叶、胃、十二指肠、大网膜、横结肠、胰腺头体部、腹主动脉、下腔静脉、门静脉
左季肋部	脾、胃、横结肠脾曲、胰尾、左肾、左肾上腺
右腰部	升结肠、小肠、右肾
脐部	大网膜、横结肠、小肠、输尿管、腹主动脉、下腔静脉、肠系膜
左腰部	降结肠、空肠、左肾
右髂部	盲肠、阑尾
下腹部	小肠、膀胱、子宫和附件、前列腺
左髂部	乙状结肠、直肠

（林礼务）

第二章 肝疾病

第一节 肝 解 剖

一、肝 解 剖

（一）形态与结构

肝上下径为 15 ～ 17cm，横径为 20 ～ 21cm，前后径为 10 ～ 12cm。肝呈楔形，上面隆凸光滑，与膈肌形态一致，下面凹凸不平，肝上面的镰状韧带的附着线将肝上方分为左、右两叶。前者小而扁，略呈三角形，发育变异多，据文献报道有左叶大至平脐，与右叶等大。肝右叶大而圆，形似半球，比较恒定，基本位于右季肋内。肝下面有"H"沟，其横沟即胆管、肝动脉和门静脉等组成的肝门（即第一肝门）；左纵沟为肝下面的左右叶分区的标志，其前部有镰状韧带及其游离下缘包绕的肝圆韧带，其后部有静脉韧带；右纵沟之前为容纳胆囊的胆囊窝，右后纵沟为腔静脉窝，下腔静脉位于此（即第二肝门）。

肝的形态变化较多，可分为长型肝、短型肝和中间型肝。与体型有密切关系，如矮胖型人的肝多较宽，其左叶常超过左锁骨中线，呈长型肝；瘦长型人的肝多上下径增大，左叶常不超过左锁骨中线，呈短型肝。

（二）肝的管道与分区

肝管道复杂，可分为格利森系统、肝静脉系统和淋巴管系统。格利森系统包括门静脉、肝动脉和胆管，它们在肝内的走行基本一致。其中，以门静脉最粗且位置较恒定，作为肝内分叶分段的主要依据；肝静脉源于肝小叶的中心静脉，汇集后向膈顶处的第二肝门集中，分为肝左静脉、肝中静脉、肝右静脉三大主干，并与数支较小的静脉汇入下腔静脉；肝动脉与胆管均在门静脉前方且皆较细小，肝总管连接胆囊管后成为胆总管。

肝内有许多裂隙，是作为肝叶和肝段之间的分界标志。而这些裂隙与肝内管道或韧带的走行常相一致，因此根据管道与韧带的走向即可对肝进行分区分段。目前临床上将肝分为左右两叶，每叶又分为四区，共八区。

二、正常肝解剖与声像图

正常肝解剖与声像图如图 2-1 ～图 2-29 所示。

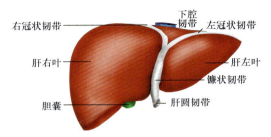

图 2-1　肝前面观

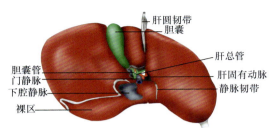

图 2-2　肝下面观

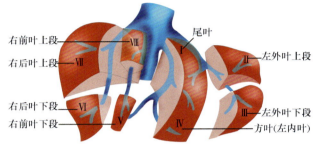

图 2-3　肝分区图

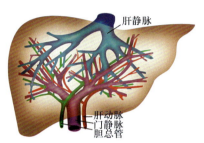

图 2-4　肝内管道走行分布图

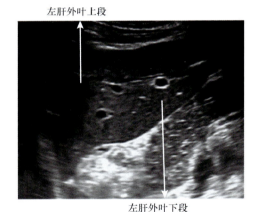

图 2-5　左肝外叶剑突下纵切

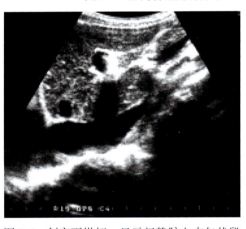

图 2-6　剑突下纵切，显示门静脉左支矢状段
及肝段下腔静脉

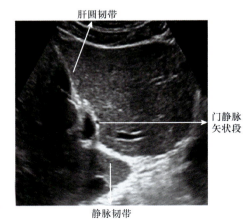

图 2-7　剑突下横切，显示左叶间裂

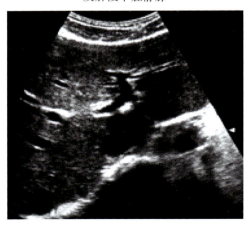

图 2-8　门静脉左支

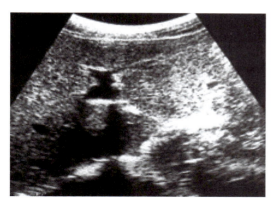

图 2-9　静脉韧带及门静脉"工"字结构

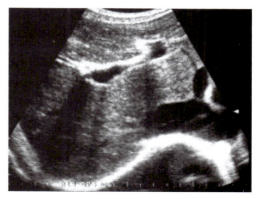

图 2-10　门静脉左支，显示左支横部及矢状段

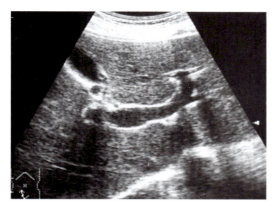

图 2-11　第一肝门

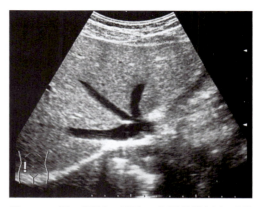

图 2-12　第二肝门，显示三支肝静脉汇入下腔静脉

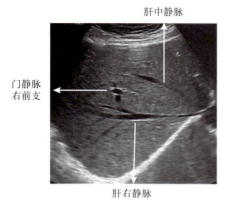

图 2-13　右肝斜径测量切面

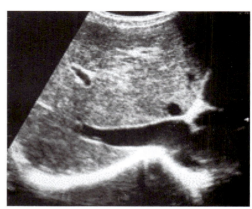

图 2-14　肝右静脉

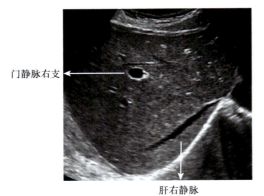

图 2-15 肋下斜切显示膈顶

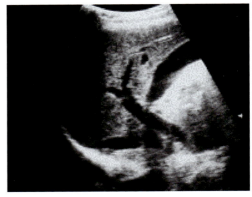

图 2-16 飞鸟征，显示正常门静脉右支

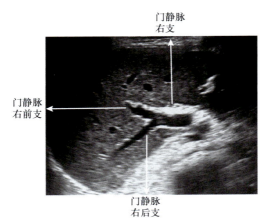

图 2-17 右肋间斜切显示门静脉右后支

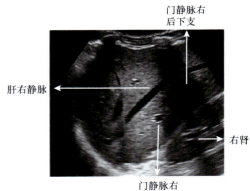

图 2-18 右肋间肝肾断面

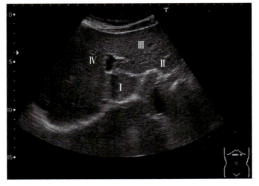

图 2-19 剑突下横切，显示静脉韧带和肝脏
Ⅰ～Ⅳ段

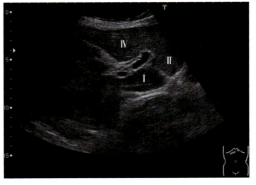

图 2-20 右肋缘下斜切，显示门静脉左支横段，
静脉韧带，肝Ⅰ、Ⅱ及Ⅳ段

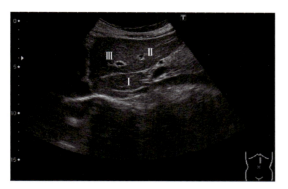

图 2-21 剑突下纵切，显示静脉韧带和肝 I～Ⅲ段

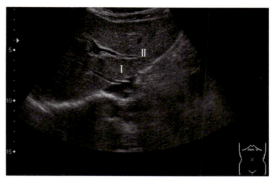

图 2-22 剑突下横切，显示门静脉左外上支和 I、Ⅱ段

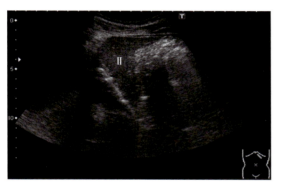

图 2-23 左肋缘下斜切，显示肝Ⅱ段

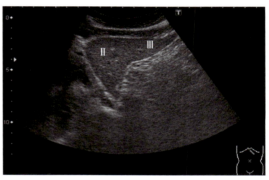

图 2-24 左肋缘下斜切，显示门静脉左外上支、下支和肝Ⅱ、Ⅲ段

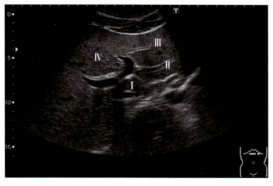

图 2-25 剑突下横切，显示门静脉左外上支、下支和肝 I～Ⅳ段

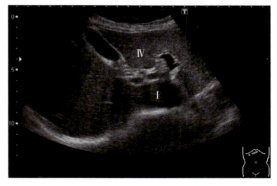

图 2-26 右肋缘下斜切，显示门静脉左支横段，矢状段和肝 I、Ⅳ段

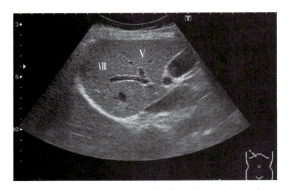

图 2-27　右肋间斜切，门静脉右前上、前下支和肝 V、Ⅷ段

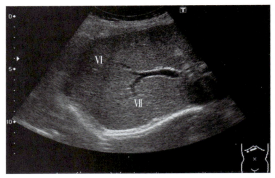

图 2-28　右肋缘下斜切，显示门静脉右后上支、前下支和肝 Ⅵ、Ⅶ段

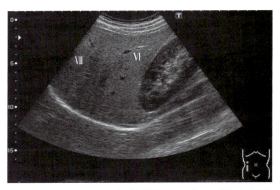

图 2-29　经右肾纵切，显示门静脉右后上支、下支和肝 Ⅵ、Ⅶ段

（陈志奎　林学英）

第二节　肝弥漫性病变

一、肝纤维化

（一）肝纤维化的评估方法及最新进展

　　肝纤维化在我国发病率较高，有研究表明，早期的肝纤维化病程是可逆的，但若未能得到及时的干预治疗，将会进一步发展成肝硬化，并且不可逆转，因此早期准确地评价肝纤维化程度对于指导临床治疗、改善预后具有重要的价值。

　　目前评价肝纤维化的主要方法：①血清学检查，血清学肝功能检测指标虽然可以在一定程度上反映肝纤维化，但并不能区分不同程度的肝纤维化，且特异性低；②传统影像学检查（包括 CT、MRI 及灰阶普通超声），传统影像学检查手段能够对大部分肝局灶性病变做出准确诊断，但对于肝弥漫性病变，由于早期肝纤维化的组织形态学改变并不明显，主要反映病变的解剖学结构改变为主的传统影像学检查对早期肝纤维化的诊断不敏感，此时对肝损害的评估有赖于检查者的主观判断，缺乏一个客观的定量指标；③组织学活检，目前经皮肝穿刺组织活检在临床上仍然是诊断肝纤维化的金标准，但因其存在着有创性、取材局限及潜在的并发症等诸多缺点，在临床上难以广泛推广，无法用于动态评估肝纤维化程度。

超声弹性成像是近年来发展的一项新技术，通过检测组织的弹性模量值来反映组织的硬度，而肝纤维化是影响肝硬度的主要病理基础，因此弹性模量值可作为一个定量指标来反映肝纤维化的程度。因此，检测肝的弹性模量值为无创性、定量地评估肝纤维化分期提供了可能。

自 1991 年 Ophir 等提出弹性成像的概念以来，经过 20 余年的飞速发展，目前临床上应用的弹性成像技术种类众多，主要包括实时组织弹性成像（RTE）、瞬时弹性成像（FibroScan）、声辐射力脉冲弹性成像（acoustic radiation force impulse，ARFI）及实时剪切波弹性成像（SWE）等。最早应用于肝弹性模量检测的技术是法国 Echosen 公司研制的一种一维瞬时弹性成像系统 FibroScan，其是一种无创快捷的肝纤维化检测方法。其缺点是需要特殊的机械振荡器产生剪切波，有腹腔积液、肥胖的患者无法使用，且难以扩展到二维成像，无法避开肝内非目标结构。声辐射力脉冲弹性成像（ARFI）可以在常规二维图像上测量感兴趣区内的弹性模量，并可应用于有腹水的患者，其缺点是仅能检测辐射力聚焦点附近的弹性模量，取样面积有限，且聚焦区域能量较高。目前临床上应用于定量评估肝纤维化最新的弹性成像技术是 SWE，SWE 基于 ARFI 技术做出了改进，降低了超声波聚焦能量，能够在常规二维图像的基础上形成弹性图像，通过不同颜色来标识感兴趣区内不同弹性模量的分布情况，并能定量测量感兴趣区的弹性模量，具有敏感性高、特异性高、可重复性好、操作简便等诸多优点，并且可用于肥胖及腹水患者。随着近几年对 SWE 的研究逐渐深入，SWE 技术已成为无创性评估肝纤维化的新方法。2017 年中华医学会超声医学分会介入超声学组弹性成像评估肝纤维化专家组推荐：正常成人肝脏 SWE 正常范围为 2.6 ～ 6.2kPa。对于 ALT 正常的慢性 HBV 感染者，SWE 测值＜ 8.5kPa 可排除肝硬化诊断，＞ 11.0kPa 可确定肝硬化诊断，介于 8.5 ～ 11.0kPa 需行肝活检等进一步评估。

（二）肝纤维化 SWE 分级

参考肝纤维化病理的分级标准，将 SWE 评估肝纤维化程度分为 F0 ～ F4 级。

（1）F0 级（正常肝）：SWE Mean ＜ 6.2kPa。

（2）F1 级（轻度纤维化）：SWE Mean 6.2 ～ 7.1kPa。肝大小形态正常，被膜平滑，下缘锐利，实质回声增粗、分布均匀，未见纤维结节回声或偶见数个纤维小结节。

（3）F2 级（中度纤维化）：SWE Mean 7.2 ～ 9.5kPa。肝大小形态正常，被膜尚平滑，下缘尚锐利，实质回声增粗、分布欠均匀，可见多发纤维小结节，呈散在分布。

（4）F3 级（重度纤维化）：SWE Mean 9.6 ～ 12.0kPa。肝大小形态尚正常，被膜尚平滑或不平滑，下缘变钝，实质回声增粗、分布不均匀，可见众多纤维小结节，分布较密集。

（5）F4级（肝硬化）：SWE Mean ＞ 12.0kPa。肝大小形态尚正常，或缩小，或左肝增大右肝缩小，被膜不平滑，下缘变圆钝，实质回声增粗、分布不均匀，可见众多纤维结节，大小不等，为数毫米至1厘米，分布密集。

　　肝 SWE 测值仅仅反映肝实质的硬度，并不真正代表肝纤维化程度。除了肝纤维化以外，还有许多肝疾病可以使肝质地变硬，如急性肝炎、慢性肝炎活动期、胆汁淤积等。因此，应用 SWE 评估肝纤维化程度时，必须结合临床资料，尤其是要结合灰阶图像的表现，综合做出判断。

（三）SWE 肝纤维化分级的弹性模量参考值及典型图像

1. F0 级　肝实质弹性成像 Mean ＜ 6.2kPa（图 2-30、图 2-31）。

2. F1 级　肝实质弹性成像 Mean 为 6.2 ～ 7.1kPa（图 2-32 ～图 2-35）。

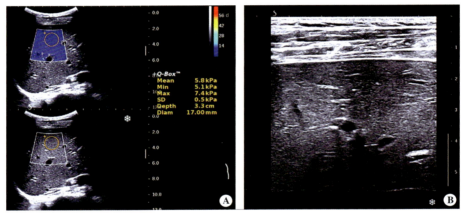

图 2-30　肝实质弹性成像 Mean=5.8kPa（A）；高频探头示肝实质回声均匀（B）

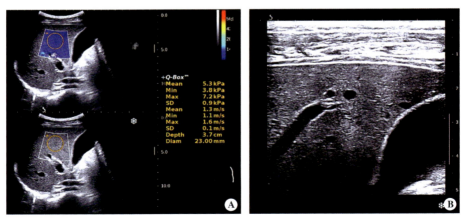

图 2-31　肝实质弹性成像 Mean=5.3kPa（A）；高频探头示肝实质回声均匀（B）

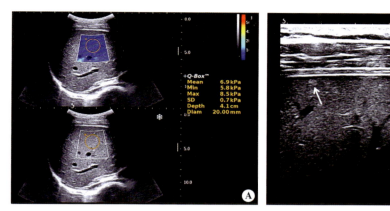

图 2-32　肝实质弹性成像 Mean=6.9kPa（A）；高频探头示肝实质回声增粗，肝内偶见纤维小结节（箭头所示）（B）

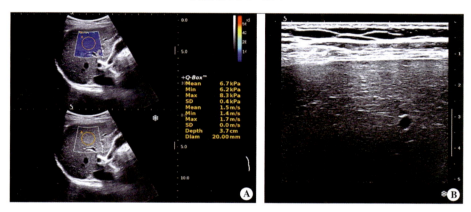

图 2-33　肝实质弹性成像 Mean=6.7kPa（A）；高频探头示肝实质回声增粗、分布欠均匀（B）

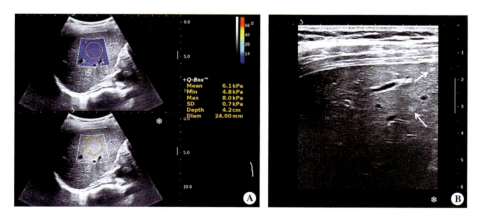

图 2-34　肝实质弹性成像 Mean=6.1kPa（A）；高频探头示肝实质回声增粗，肝内偶见纤维小结节（箭头所示）（B）

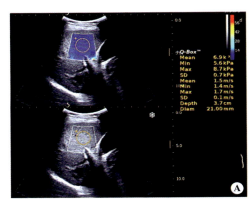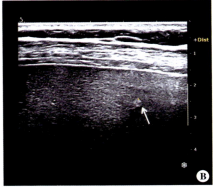

图 2-35　肝实质弹性成像 Mean=6.9kPa（A）；高频探头示肝实质回声增粗，肝内偶见纤维小结节（箭头所示）（B）

3. F2 级　肝实质弹性成像 Mean 为 7.2 ～ 9.5kPa（图 2-36 ～图 2-38）。

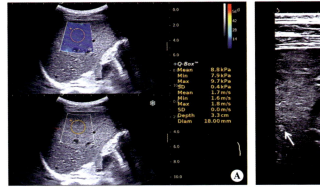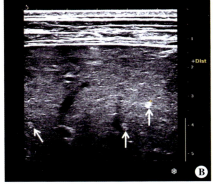

图 2-36　肝实质弹性成像 Mean=8.8kPa（A）；高频探头示肝实质回声增粗不均，肝内纤维结节形成（箭头所示）（B）

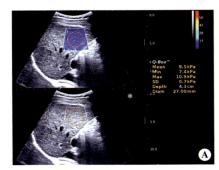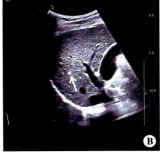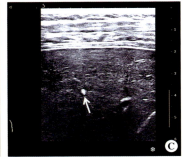

图 2-37　肝实质弹性成像 Mean=8.5kPa（A）；肝实质回声增粗，肝内纤维结节形成（箭头所示）（B、C）

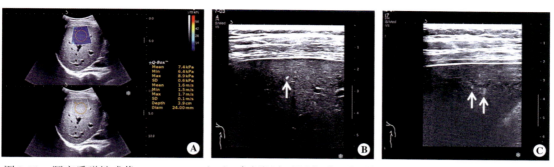

图 2-38　肝实质弹性成像 Mean=7.4kPa（A）；高频探头示肝实质回声增粗，肝内纤维结节形成（箭头所示）（B、C）

4. F3 级　肝实质弹性成像 Mean 为 9.6 ～ 12.0kPa（图 2-39 ～图 2-41）。

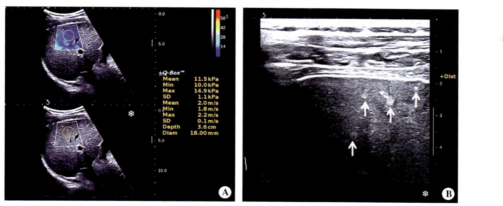

图 2-39　肝实质弹性成像 Mean=11.5kPa（A）；高频探头示肝实质回声增粗，肝内多发纤维结节形成（箭头所示）（B）

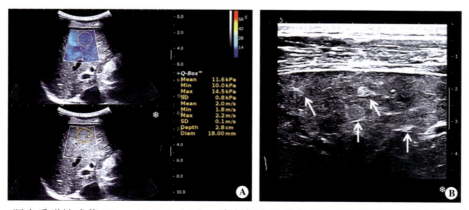

图 2-40　肝实质弹性成像 Mean=11.6kPa（A）；高频探头示肝实质回声增粗不均，肝内纤维结节形成（箭头所示）（B）

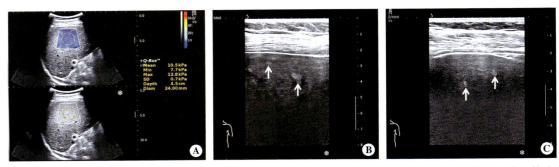

图 2-41　肝实质弹性成像 Mean=10.5kPa（A）；高频探头示肝实质回声增粗，肝内纤维结节形成（箭头所示）（B、C）

5. F4 级　肝实质弹性成像 Mean ＞ 12.0kPa（图 2-42 ～图 2-45）。

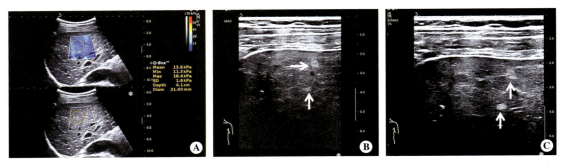

图 2-42　肝实质弹性成像 Mean=13.6kPa（A）；高频探头示肝实质回声增粗不均，肝内纤维结节形成（箭头所示）（B、C）

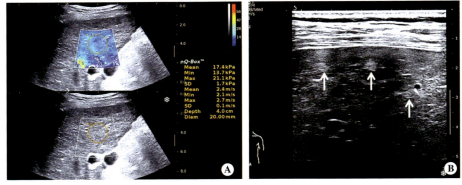

图 2-43　肝实质弹性成像 Mean=17.4kPa（A）；高频探头示肝实质回声增粗不均，肝内纤维结节形成（箭头所示）（B）

（四）注意事项

　　肝 SWE 测值，仅仅是评估肝硬度的参考值。目前，国内外相关报道的 SWE 测值并不完全一致。肝纤维化 SWE 分级数据之间也存在交叉，测值不具有独立评估肝纤维化的能力，必须结合肝灰阶图像表现及临床相关资料进行综合分析，才能给予合理的判断。在图 2-46 中，SWE 测值在 F3 范围内，但肝灰阶图像表现肝硬化，患者临床相关资料也

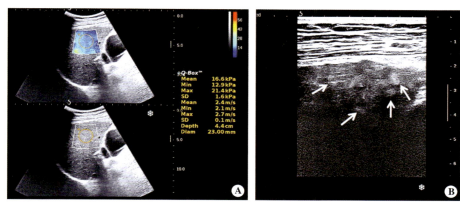

图 2-44　肝实质弹性成像 Mean=16.6kPa（A）；高频探头示肝实质回声增粗不均，肝内纤维结节形成（箭头所示），肝包膜不平滑（B）

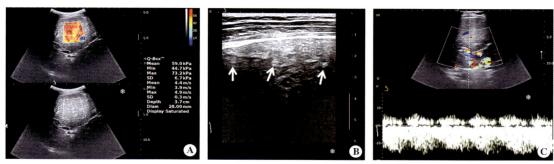

图 2-45　肝实质弹性成像 Mean=59.0kPa（A）；高频探头示肝实质回声增粗不均，肝内多发纤维结节形成（箭头所示）（B）；彩色多普勒示门静脉呈蓝色出肝血流，PW 测及反向血流频谱（C）

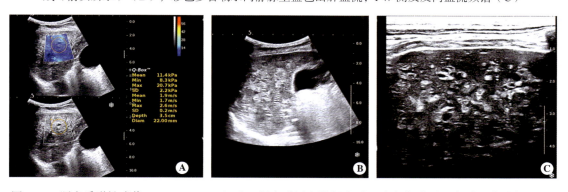

图 2-46　肝实质弹性成像 Mean=11.4kPa（A）；肝实质回声增粗（B）；高频探头示肝实质回声增粗不均，肝内众多纤维结节呈散在分布（C）

符合慢性肝炎、肝硬化表现。因此，应给予 F4 级的评估。在图 2-47 中，SWE 测值在 F4 范围内，但肝灰阶图像仅仅表现为回声增强，也无发现纤维结节，患者肝功能异常，谷丙转氨酶为 235U/L，谷草转氨酶为 146U/L。对此例患者，不应给予 SWE 纤维化分级，可以建议待患者肝功能恢复正常后再予以评估。

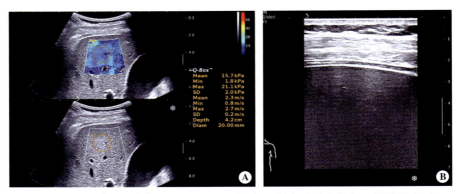

图 2-47　肝实质弹性成像 Mean=15.7kPa（A）；肝实质回声均匀，稍增强（B）

二、肝　硬　化

（一）临床与病理

1. 门脉性肝硬化　病理为小结节型，较均匀，结节直径多小于 3mm。

2. 坏死后肝硬化　病理为大结节型，欠均匀，结节大小不一，最大结节可达 3cm。

3. 胆汁性肝硬化　病理可为混合型，结节大小不等。

临床上主要表现为肝功能损害和门静脉高压，晚期可出现腹水、食管静脉破裂等严重并发症。

（二）超声表现

（1）肝形态失常，尾叶与左叶代偿性增大，右叶萎缩。

（2）肝表面回声异常，可呈细波浪状、锯齿样等不平整或凹凸状改变。

（3）肝实质回声增强增粗，肝内正常结构紊乱，严重时可使管道结构破坏，变得扭曲不整而难以辨认，肝静脉断面常不易显示或消失。

（4）门静脉高压征象：包括门静脉系统扩张（门静脉主干内径＞13mm）、脾大、胃左静脉扩张（内径＞5mm）、脾门区血管曲张、脐周静脉曲张、胆囊壁增厚呈"双边影"、腹水等。

（5）彩色多普勒超声可显示门静脉逆流等门静脉高压征象。

（6）采用超声弹性成像可对肝纤维化分级进行辅助诊断，但目前对其分级诊断的截断值尚未形成定论，且其在应用中因受患者肝炎、肥胖、心功能及仪器性能等因素影响而具有一定局限性，更深入的研究尚在进行中。

（三）鉴别诊断

各种类型的肝硬化除了各种病因鉴别外，肝硬化肝内实质回声改变应与弥漫性肝癌相鉴别，后者肝体积往往增大，门静脉内可合并瘤栓，肝内可探及不规则分布的点状、短条状高速高阻型动脉血流信号，而肝硬化时肝体积缩小，肝实质内血流信号减少，门静脉内可合并血栓。肝硬化合并腹水时应与其他原因引起的腹水相区别，后者具有相应基础疾病的特征，如由肿瘤、炎症等引起的腹水内部透声差，可见点状及纤维条索样回声。

（四）典型图像

典型图像如图 2-48 ～图 2-85 所示。

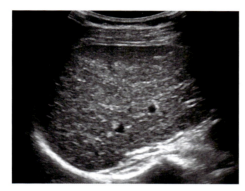

图 2-48　肝硬化，肝实质回声增粗不均

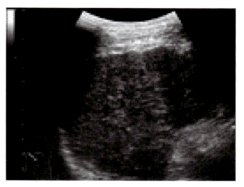

图 2-49　肝硬化，肝实质回声增粗不均，表面凹凸不平

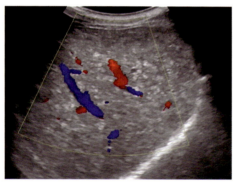

图 2-50　肝硬化，肝实质回声显著增粗，见弥漫散在高回声小结节

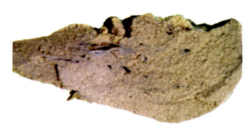

图 2-51　门静脉性肝硬化，大体标本见肝表面呈小结节状，结节大小相仿

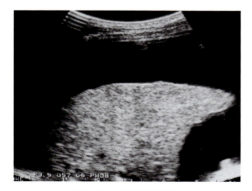

图 2-52　肝硬化伴腹水

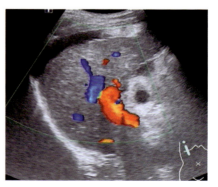

图 2-53　肝硬化伴腹水，肝包膜呈细波浪状

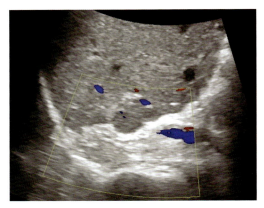

图 2-54　肝硬化，肝包膜凹凸不平

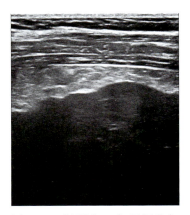

图 2-55　肝硬化，高频探头扫
查示肝包膜凹凸不平

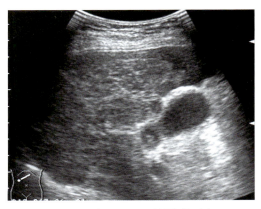

图 2-56　坏死后型肝硬化伴恶变

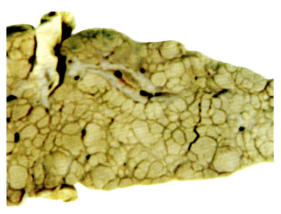

图 2-57　坏死后肝硬化，大体标本见肝表面呈大结
节状，结节大小不一

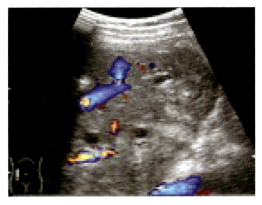

图 2-58　胆汁性肝硬化伴胆管癌

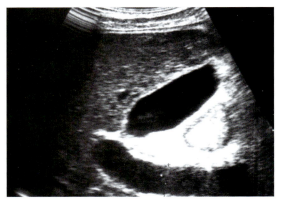

图 2-59　肝硬化伴门静脉扩张

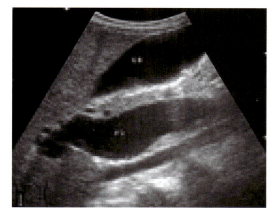

图 2-60 肝硬化，门静脉显著扩张

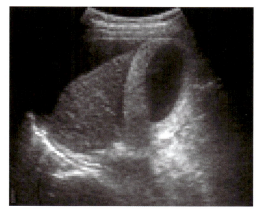

图 2-61 肝硬化，胆囊壁显著增厚

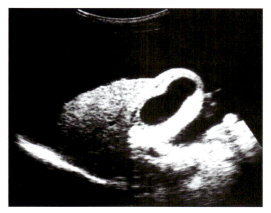

图 2-62 肝硬化伴腹水，胆囊壁水肿增厚

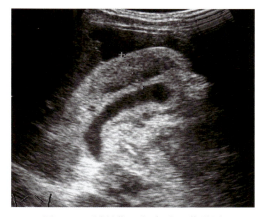

图 2-63 肝硬化，胆囊壁显著增厚

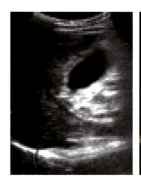

图 2-64 肝硬化，胆囊壁静脉曲张

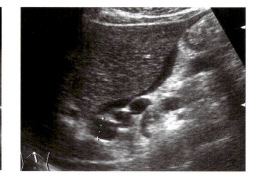

图 2-65 肝硬化门静脉高压，食管胃底静脉曲张

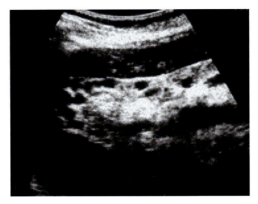

图 2-66　肝硬化门静脉高压，胃底静脉曲张

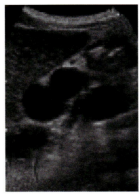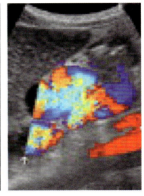

图 2-67　肝硬化门静脉高压，胃左静脉曲张，管腔
内显示五彩血流束

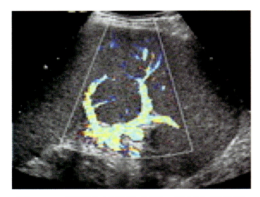

图 2-68　肝硬化门静脉高压，脾门血管曲张

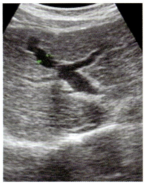

图 2-69　肝硬化门静脉高压，脐静脉扩张

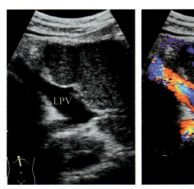

图 2-70　肝硬化门静脉高压，脐静脉扩张，内见五
彩镶嵌血流

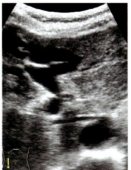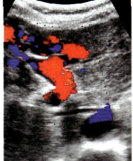

图 2-71　肝硬化门静脉高压，脐静脉扩张

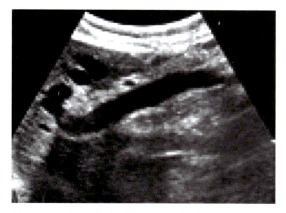

图 2-72　肝硬化门静脉高压，脐静脉扩张，可见扩张静脉连于腹壁

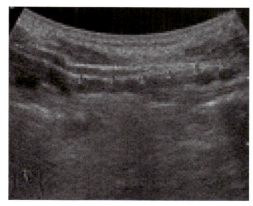

图 2-73　肝硬化门静脉高压，脐静脉扩张，通向腹壁

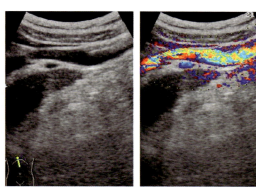

图 2-74　肝硬化门静脉高压，脐静脉扩张，通向腹壁

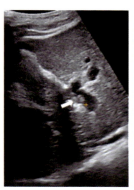

图 2-75　肝硬化伴门静脉左支矢状段血栓形成，血栓内未见血流信号（箭头所示）

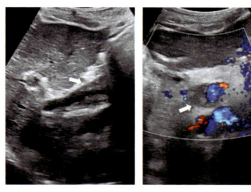

图 2-76　肝硬化伴门静脉主干血栓形成，血栓内未见血流信号（箭头所示）

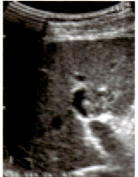
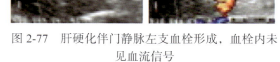

图 2-77　肝硬化伴门静脉左支血栓形成，血栓内未见血流信号

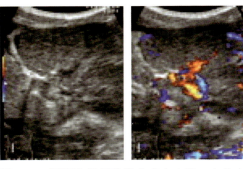

图 2-78　肝硬化伴门静脉右支内血栓，血栓内未见血流信号

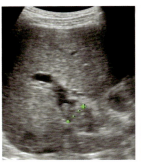
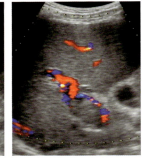

图 2-79　肝硬化伴门静脉右支血栓形成，血栓内未见血流显示

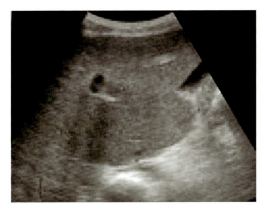

图 2-80　肝硬化伴急性肝损害，尾叶巨大

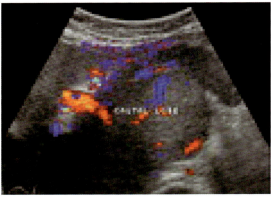

图 2-81　肝硬化伴急性肝损害，尾叶巨大，其内血流引流至肝内

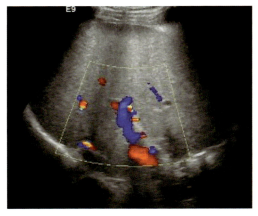

图 2-82　肝硬化伴急性肝损害，门静脉右支逆流

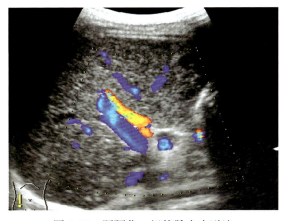

图 2-83　肝硬化，门静脉右支逆流

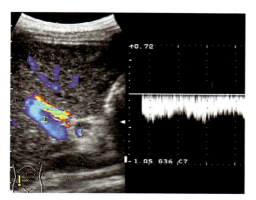 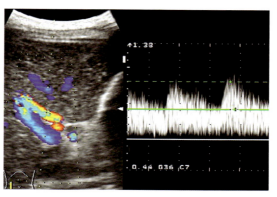

图 2-84　肝硬化，与图 2-83 为同一患者，门
　　　静脉右支流速曲线反向

图 2-85　肝硬化，与图 2-83 为同一患者，肝动脉
　　　内血流代偿性增加

三、脂　肪　肝

（一）临床与病理

在病理组织学上约有 30% 肝细胞出现脂肪变性时，称为脂肪肝。肥胖、营养不良与失均衡、酗酒、糖尿病和某些药物中毒等均可引起脂肪肝，临床上分为轻度脂肪肝、中度脂肪肝与重度脂肪肝，按脂肪在肝内分布情况分为弥漫性均匀性脂肪肝、弥漫性非均匀性脂肪肝与局限性脂肪肝。严重脂肪肝可出现肝大、肝区疼痛，甚至引起黄疸与肝功能异常等。

（二）超声表现

（1）肝均匀性增大，表现为轮廓呈圆隆状，肝角增大，右叶下角多大于 75°。

（2）肝内前部回声增强、细密。

（3）肝切面后部回声减弱。

（4）肝内管道变得细小，显示不清。

（5）不均匀性脂肪肝时，见肝内绝大部分回声弥漫性升高，仅见一处或多处不规则小片状低回声区，于右肝前叶胆囊床区与左肝内叶处多见，脂肪浸润区的高回声与正常肝的相对低回声区可呈斑片状相间。

（6）局限性脂肪肝时，脂肪浸润仅限某一叶或段，可呈高回声片状样结构，内部均匀或沿某段分布，边界清晰，无占位感。

（三）鉴别诊断

不均匀性脂肪肝的肝内低回声区及局限性脂肪肝的单发或多发高回声区，应与肝占位性病变相区别，脂肪肝所形成的病灶常呈斑片状，无明显占位效应，内部可见正常血管通过，有别于占位性病变；但少数病灶表现为类结节样形态，此时较难与占位性病变相鉴别，可通过随访观察病灶有无变化加以区别，其鉴别点在于脂肪肝所形成的病灶可殖患者病情程度的变化而发生显著变化，病变范围可扩大、缩小或消失，而占位性病变则表现为短期内变化不显著或随着时间推移而病灶逐渐增大。增强影像学与血清学检查对于鉴别诊断有重要价值；另外，局灶性脂肪肝或不均匀性脂肪肝还应与肝错构瘤鉴别，后者后方常衰减，且有占位效应，必要时可借助超声引导下穿刺活检。

（四）典型图像

典型图像如图 2-86 ～图 2-106 所示。

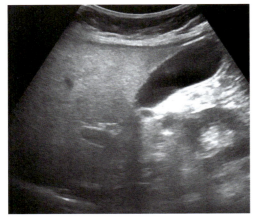

图 2-86　弥漫型脂肪肝，肝实质回声增强细密，
后方回声衰减

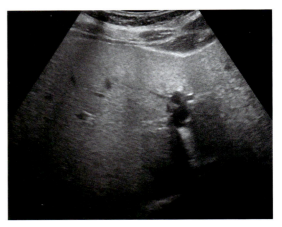

图 2-87　弥漫型脂肪肝，肝实质回声增强细密，后
方回声衰减

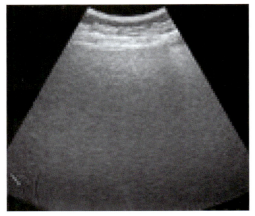

图 2-88　重度脂肪肝，肝内管道结构显示不清

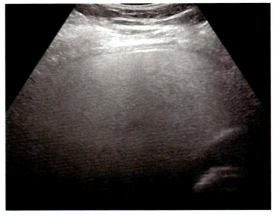

图 2-89　重度脂肪肝，肝内管道结构显示不清，后
方回声衰减明显

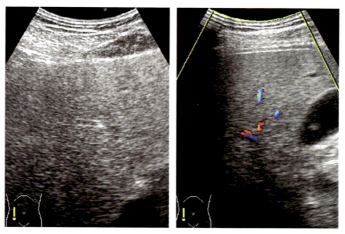

图 2-90 弥漫型脂肪肝，肝内血管变细，血流信号减少

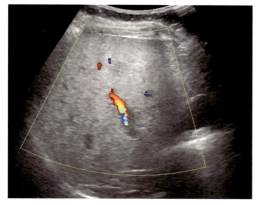

图 2-91 弥漫型脂肪肝，肝内血流信号减少

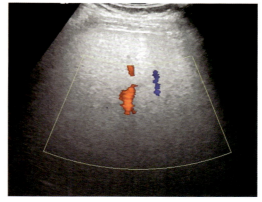

图 2-92 弥漫型脂肪肝，肝内管道结构模糊，血流信号减少

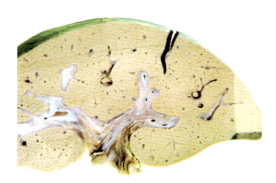

图 2-93 脂肪肝，大体标本切面呈黄色油腻样改变

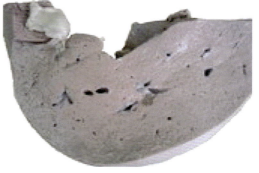

图 2-94 脂肪肝，大体标本见表面呈黄色油腻样外观

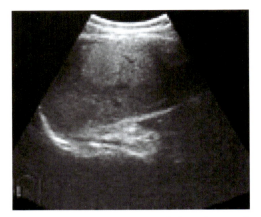

图 2-95　局限性脂肪肝，肝内高回声区，形态不规则

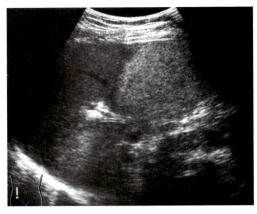

图 2-96　局限性脂肪肝，右肝实质局限性回声增高致密

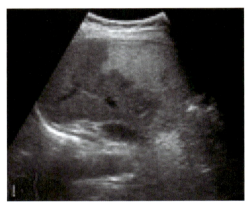

图 2-97　局限性脂肪肝，右肝实质局限性回声增高致密

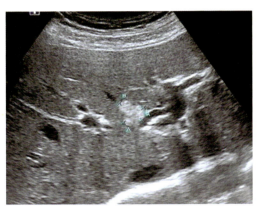

图 2-98　小灶型局限性脂肪肝，肝内小片状高回声区，无明显占位效应

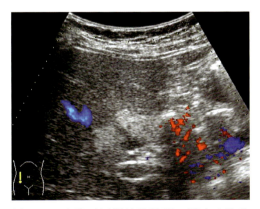

图 2-99　小灶型局限性脂肪肝，肝内小片状高回声区未见血流信号

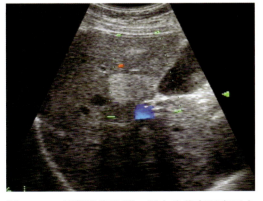

图 2-100　局限性脂肪肝，肝内片状高回声区未见血流信号

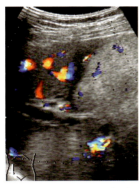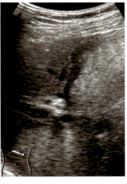

图 2-101　右肝局限性脂肪肝，血流信号较正常肝组织明显减少

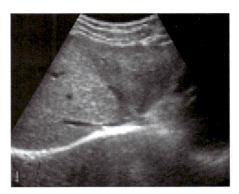

图 2-102　不均匀性脂肪肝

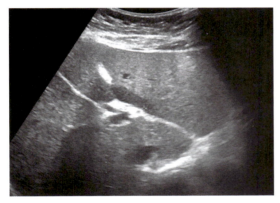

图 2-103　不均匀性脂肪肝，见长条形片状低回声区，无明显占位效应

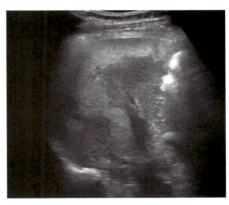

图 2-104　不均匀性脂肪肝，脂肪肝弥漫性高回声背景下见散在片状低回声区

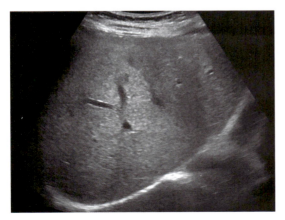

图 2-105　不均匀性脂肪肝

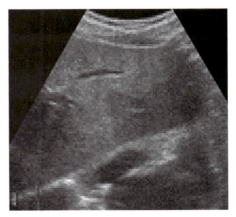

图 2-106　不均匀性脂肪肝

四、淤 血 肝

（一）临床与病理

由慢性右心功能不全、心包积液尤其慢性缩窄性心包炎、扩张型心肌病等心脏疾病及巴德 - 吉亚利综合征引起右心房压力增高，致使下腔静脉压力增高，继而肝静脉压力增高扩张，肝血液回流障碍，使肝淤血肿大，病程长可导致小叶中央区肝细胞萎缩坏死、纤维化并最后形成肝硬化。

（二）超声表现

（1）早期见肝弥漫性增大，肝实质回声低。
（2）肝静脉扩张管壁清晰，管腔内血流缓慢，可见"云雾"状回声。
（3）下腔静脉扩张。
（4）晚期引起肝硬化改变，可有脾大、腹水等，肝静脉与下腔静脉仍见明显扩张。

（三）鉴别诊断

淤血肝应与巴德 - 吉亚利综合征区别，前者具有肝静脉、下腔静脉扩张的静脉回流障碍的声像特点，但无肝静脉及下腔静脉肝段梗阻的表现，可与之鉴别；淤血肝晚期可引起肝硬化改变，应与其他原因引起的肝硬化相鉴别，本病患者常有心功能不全等心脏疾病史。

（四）典型图像

典型图像如图 2-107 ～图 2-112 所示。

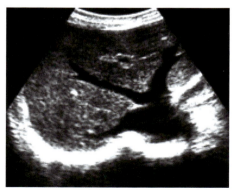

图 2-107　淤血肝，肝静脉与下腔静脉显著
扩张

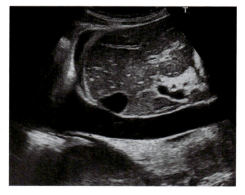

图 2-108　淤血肝，肝静脉与下腔静脉显著
扩张

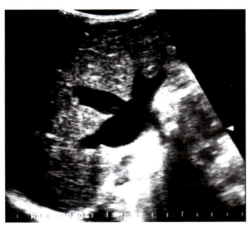

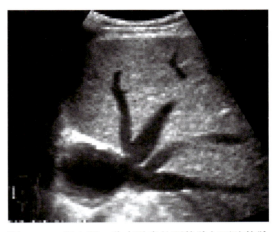

图 2-109　淤血肝，肝静脉显著扩张　　　　图 2-110　淤血肝，分支异常的肝静脉与下腔静脉
　　　　　　　　　　　　　　　　　　　　　　　　　　　　显著扩张

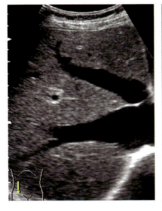
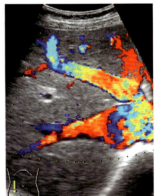

图 2-111　淤血肝，肝静脉与下腔静脉显著
　　　　　扩张

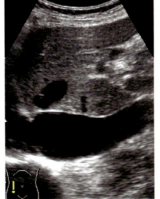
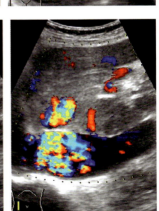

图 2-112　淤血肝，清楚显示第三肝门，见
　　　　　一短支反向血流

五、肝糖原贮积症

（一）临床与病理

肝糖原贮积症的特征是组织糖原浓度异常（肝＞ 70mg/g）和（或）糖原分子结构异常。

由于各种肝酶缺乏（如 6- 磷酸酶缺乏）引起肝糖原贮积，并引起肝大与低血糖，并可导致进行性肝硬化和脾大及进行性肾衰竭等，于儿童早期可导致致死性肝硬化。

（二）超声表现

（1）肝可显著弥漫增大，内部呈均匀低回声，后期如肝纤维化，回声可显著增强、增粗。

（2）可伴发双肾弥漫性增大。

（3）脾大。

（三）鉴别诊断

肝糖原贮积症的肝弥漫性肿大、回声减低的声像改变应与肝炎相鉴别，本病可合并有肾增大的肝外表现，实验室检查有助于鉴别诊断；疾病后期引起肝纤维化，肝回声增粗、增高，应与其他原因引起的肝硬化相区别，积极寻找基础疾病是鉴别诊断的关键。

（四）典型图像

典型图像如图 2-113、图 2-114 所示。

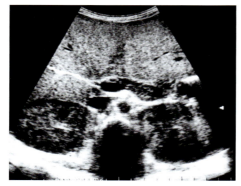 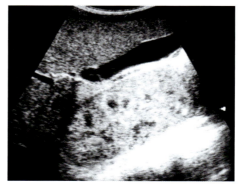

图 2-113　肝糖原贮积症，肝弥漫性增大，　　　图 2-114　肝糖原贮积症，肝肾弥漫性增大，
　　　　　　回声显著增高　　　　　　　　　　　　　　　　　　实质回声显著增高

六、肝豆状核变性

（一）临床与病理

本病是由肝内铜代谢紊乱沉积引起的疾病，又称 Wilson 病，多见于儿童，常导致肝炎、肝硬化或坏死结节性改变，尿中铜增高是最敏感的诊断指标。

（二）超声表现

（1）疾病早期肝大小形态可正常，包膜光滑。

（2）随着病程进展，肝缩小，包膜增厚、不光滑或呈细锯齿样改变。肝实质回声增粗，不均匀，可呈颗粒状改变，或见散在分布的高回声斑点。部分肝实质回声增强、增粗，可见许多沿门静脉及其分支走行分布的短线状高回声带，呈树枝状或网络状改变，或于肝内显示宽窄不一、回声不均的条索状回声，呈分层状。

（3）晚期可见肝硬化改变：门静脉增宽，管壁增厚，肝内见散在高回声结节改变，脾大，可伴腹水。

（三）鉴别诊断

本病主要应与急慢性肝炎和肝炎后肝硬化鉴别，以下病史及检查特征有助于鉴别：

（1）肝豆状核变性患者无肝炎病史。

（2）可出现特征性的角膜色素环和锥体外系症状。

（3）实验室检查结果可显示患者铜代谢异常，尿中铜增高是敏感的诊断指标。

（4）超声检查可示肾皮质回声异常，肝内纤维化结节回声强且有硬性感。

（四）典型图像

典型图像如图 2-115 ～图 2-119 所示。

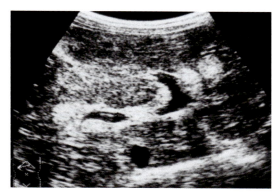

图 2-115　肝豆状核变性，门静脉管壁显著增厚，肝内见高回声结节样改变

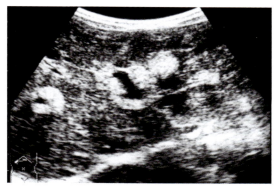

图 2-116　肝豆状核变性，门静脉管壁显著增厚变形，呈肝硬化改变

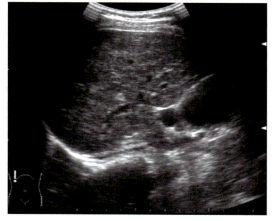

图 2-117　肝豆状核变性，肝回声增强增粗，可见条索状高回声呈树枝状，并见高回声斑点

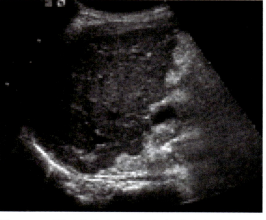

图 2-118　肝豆状核变性，沿门静脉走行分布的短线状高回声带

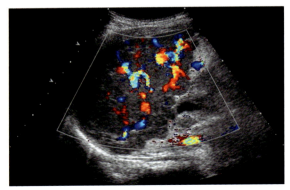

图 2-119　肝豆状核变性，显示细小管道内的血流信号

第三节　肝良性占位性病变

一、肝囊肿

（一）临床与病理

　　临床上有先天性与后天性之分，病理又分为单纯性肝囊肿与多发性囊肿病（多囊肝），可单房或多房，大小不一，直径为 0.2 ～ 20cm。先天性单发囊肿多发生于右肝包膜下，多囊肝约有 50% 伴多囊肾或其他脏器囊肿。囊内充满浆液，外围为致密纤维组织。

（二）超声表现

　　（1）囊壁菲薄，呈圆形或椭圆形的无回声区，边缘光滑平整。
　　（2）前壁菲薄，后壁回声增强呈弧线形，侧壁回声失落。
　　（3）后方回声增强效应，有侧后声影。
　　（4）位于浅表的较大囊肿，当于探头加压时可见压缩改变。
　　（5）多囊肝可于肝内见大小不一的多发性囊肿，婴儿型的先天性多囊肝仅见成片回声增强区，于高回声区内见细小无回声小囊肿。
　　（6）囊肿合并出血或感染时，于无回声区内可见细点状回声漂动，或见条状纤维分隔带，血块逐渐吸收或机化后可表现为乳头样附壁小结节，囊壁亦可增厚。
　　（7）彩色多普勒超声可见囊肿周围点状或短线状血流信号。
　　（8）三维彩色多普勒超声显示囊腔内无血流，囊壁环绕丰富的动、静脉血流。

（三）鉴别诊断

　　肝囊肿所表现的无回声囊性结构应与先天性肝内胆管扩张症（Caroli 病）、肝内静脉窦扩张相区别，鉴别点在于肝囊肿不与管道结构相通，彩色多普勒无血流信号显示。肝囊肿合并出血或感染时，囊内回声增多，应与肝脓肿、肝肿瘤坏死液化、肝内血肿、肝囊腺瘤等相区别，鉴别点在于肝囊肿囊壁多细薄光整，内部没有血流信号，鉴别困难时应经多次复查以确诊。

（四）典型图像

典型图像如图 2-120 ～图 2-147 所示。

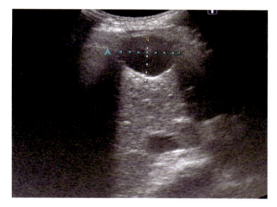

图 2-120　右肝囊肿，后方回声增强

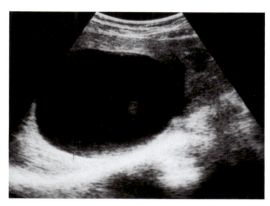

图 2-121　右肝巨大囊肿

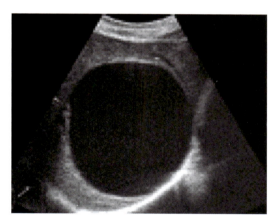

图 2-122　右肝巨大囊肿

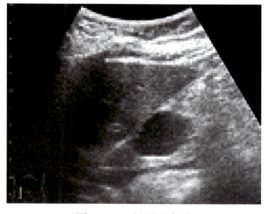

图 2-123　肝尾叶囊肿

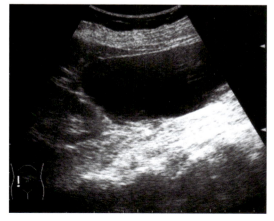

图 2-124　肝右叶外生性囊肿

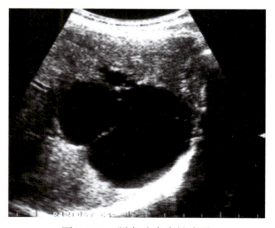

图 2-125　肝右叶多房性囊肿

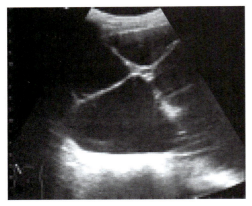

图 2-126　肝巨大多房性囊肿

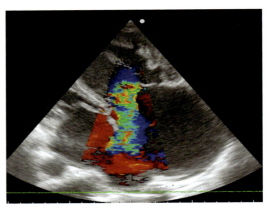

图 2-127　肝巨大多房性囊肿，其内分隔带上探及少量血流信号

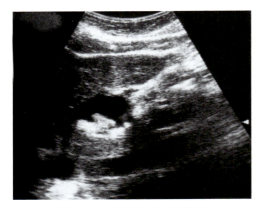

图 2-128　左肝囊肿合并结石

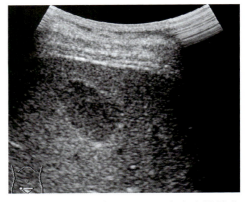

图 2-129　肝囊肿伴出血，肝内含液性结节透声差，可见细点状回声

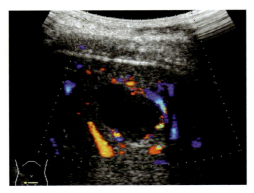

图 2-130　肝囊肿伴出血，与图 2-129 为同一患者，含液性结节内无血流显示

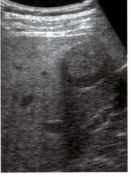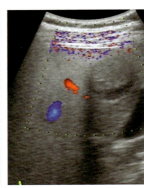

图 2-131　肝囊肿伴囊内出血，囊内积血块呈类实性回声，无血流显示

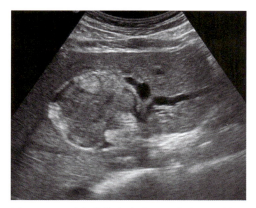

图 2-132　肝囊肿伴囊内出血，囊内积血块呈
类实性回声

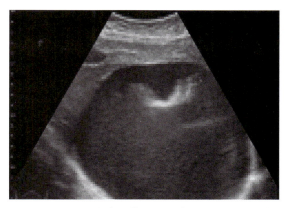

图 2-133　肝巨大囊肿伴出血，囊内见细点状回声

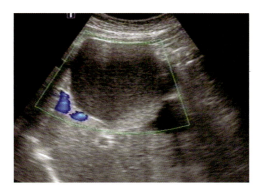

图 2-134　肝囊肿伴出血，囊内见密集细点状
回声，未见血流信号

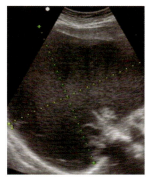

图 2-135　肝囊肿伴出血，囊内见密集细点状回声
及絮样物回声，未见血流信号

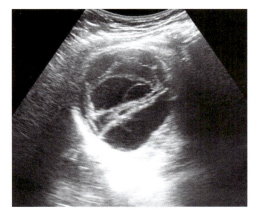

图 2-136　肝囊肿伴出血，囊内见粗细不等条
状纤维分隔带

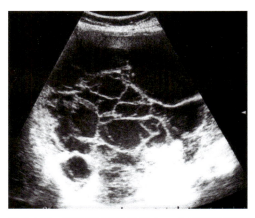

图 2-137　肝囊肿穿刺后出血，内见网格状高
回声分隔带

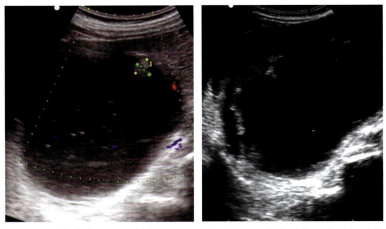

图 2-138　肝囊肿伴出血，囊内见分隔带及乳头样附壁小结节，未见血流信号

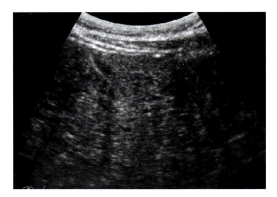

图 2-139　婴儿型多囊肝，肝回声增强、不均，其内见许多细小囊肿

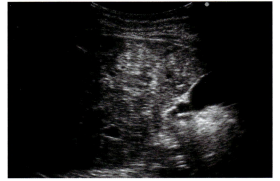

图 2-140　婴儿型多囊肝，肝回声增强、不均，其内见细小囊肿

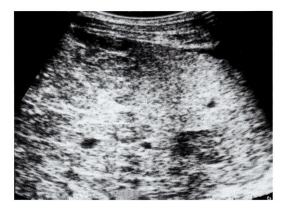

图 2-141　婴儿型多囊肝伴多发性恶性肿瘤

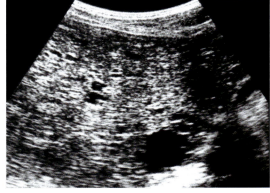

图 2-142　婴儿型多囊肝，肝内呈成片的高回声区，其内见细小囊肿

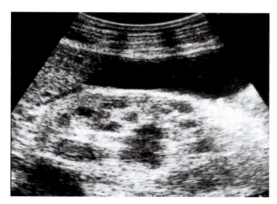

图 2-143 婴儿型多囊肝合并多囊肾

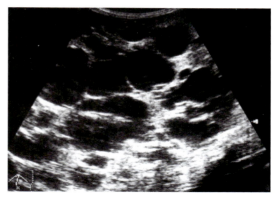

图 2-144 成人型多囊肝，肝内布满大小不一的圆形无回声区

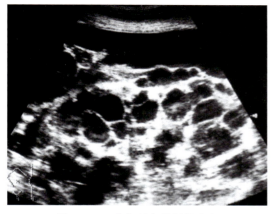

图 2-145 成人型多囊肝伴腹水

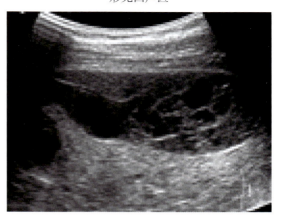

图 2-146 多囊肝伴出血感染

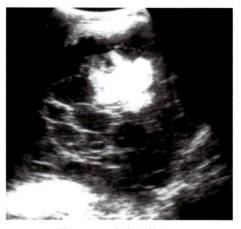

图 2-147 多囊肝伴出血

二、肝 脓 肿

（一）临床与病理

肝脓肿多由细菌、阿米巴原虫或放线菌感染引起，大多数患者为血行感染或由胆道

逆行感染或邻近脏器炎症感染直接侵入。细菌性肝脓肿早期多形成较多小脓腔，逐渐融合成为大脓腔，其中心为脓液和坏死组织，周边可有纤维组织包裹。临床上多有寒战、高热、肝区疼痛与血常规检查白细胞和中性粒细胞数明显升高。阿米巴肝脓肿是肠道溶组织阿米巴滋养体通过门静脉或胆道到达肝，亦可由肠壁直接侵入肝，在肝内引起肝组织溶解坏死。本病多见于肝右叶，以单个巨大者多见（详见本章第四节）。

（二）超声表现

1. 早期肝脓肿　见肝内局部低回声区，边界不规则，境界不清，亦可呈边界不清晰的稍高回声团，周边为炎症反应区，回声略低。

2. 脓肿形成初期　液化不全，病灶内见高低回声相间的蜂窝状结构，不规则无回声区与高回声区混合存在，部分病灶内可见气体强回声，多普勒超声于病灶内可检出较丰富动脉血流信号，病灶后方回声轻度增强。

3. 脓肿完全液化则形成典型肝脓肿　病灶呈圆形或椭圆形，内为无回声区伴浮动细小点状回声。周边轮廓清晰，后方回声增强，并见侧后声影，多普勒超声于脓肿周边可检出动静脉血流信号。

4. 脓肿愈合期　脓液减少，液性区逐渐缩小，腔内回声杂乱，可因注射药物治疗后呈低、强回声改变，境界不清；脓液吸收后病变区域呈境界不清的低回声改变，直至消失。

5. 慢性厚壁性肝脓肿　腔内脓液黏稠，脓腔壁厚且不规则，腔内为不均匀点状、团状回声，形态不规则，其后方可有轻度回声增强。

（三）鉴别诊断

肝肿瘤伴坏死液化时应与肝脓肿相区别，肝肿瘤病灶边界较脓肿清晰，没有典型的炎症病史，短期内随访病灶变化不大；肝脓肿脓液稀薄或液化完全者需与肝囊肿鉴别，前者有腹痛发热的病史，囊壁较厚不光整，而肝囊肿往往无炎症反应病史，囊壁细薄；肝囊腺瘤及肝包虫病均可表现为蜂窝样的囊性包块，但此两者的囊内分隔均较规整、边缘锐利，有别于肝脓肿。

（四）典型图像

典型图像如图 2-148 ～图 2-166 所示。

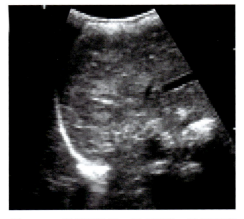

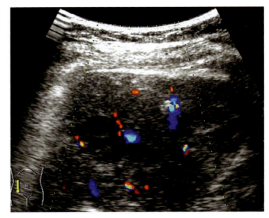

图 2-148　早期肝脓肿，回声不均，边界不清　　图 2-149　早期肝脓肿，边界不清，周边可见较
丰富的血流信号

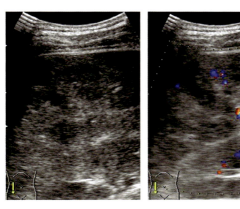

图 2-150 肝脓肿早期，呈一边界不清的回声不均区

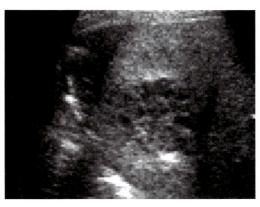

图 2-151 肝脓肿，边缘呈虫蚀状，内呈蜂窝状

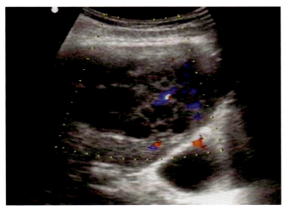

图 2-152 肝脓肿，病灶内呈蜂窝状，可见短条状血流信号

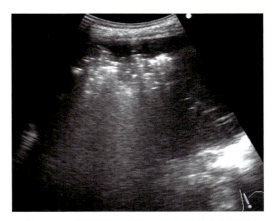

图 2-153 肝脓肿，病灶内见大量气体强回声

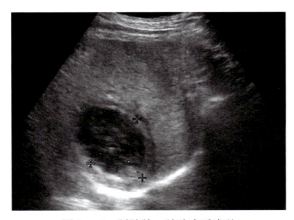

图 2-154 肝脓肿，脓腔内透声差

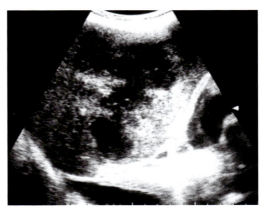

图 2-155 右肝巨大脓肿

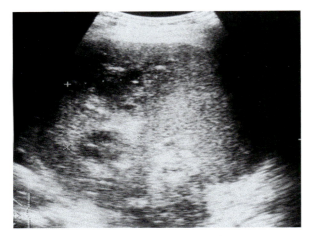

图 2-156　多发性肝脓肿

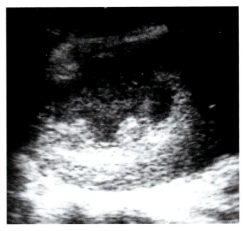

图 2-157　肝脓肿，病灶内见浮动的细小
点状回声

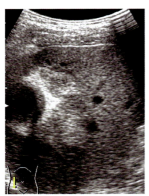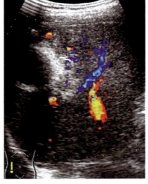

图 2-158　慢性厚壁性肝脓肿

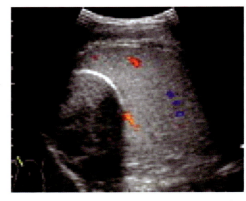

图 2-159　肝脓肿，边界清楚，囊壁呈强回声，
内无明显血流

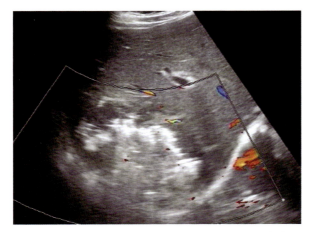

图 2-160　肝脓肿恢复期，注药治疗后，腔内回声杂乱
不均

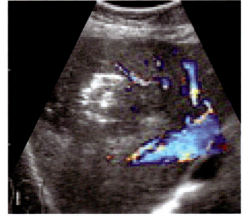

图 2-161　肝脓肿恢复期，病灶周边见少许
血流

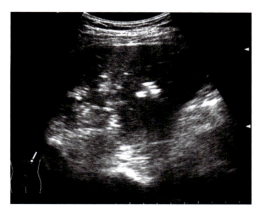

图 2-162　肝脓肿恢复期

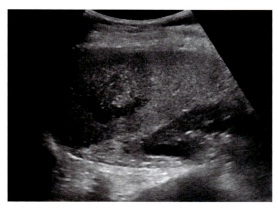

图 2-163　肝脓肿恢复期，脓液吸收后，病灶呈不均匀低回声，边界不清

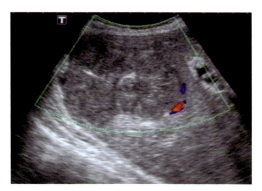

图 2-164　肝脓肿恢复期，病灶呈不均匀低回声改变，边缘见少许血流

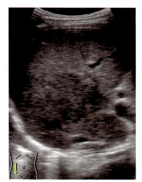

图 2-165　肝脓肿恢复期，病灶呈稍低回声区，边界不清，内未见明显血流

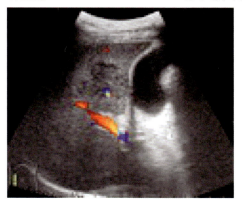

图 2-166　肝脓肿恢复期，病灶呈低回声区，境界不清，内探及少量血流

三、肝内血肿与肝破裂

（一）临床与病理

　　肝内血肿多由肝外伤引起，根据病理性质，可分为肝包膜下血肿、中央型肝破裂与真性肝破裂。肝破裂多表现出剧烈的腹痛、压痛与反跳痛，包膜下血肿病情多较轻，但

如出血不止则血肿逐渐增大甚至引起肝破裂。

（二）超声表现

1. 肝包膜下血肿　于肝包膜与肝实质间见不规则无回声区，随出血时间不同其内回声不同，可呈细小点状或索条状高回声，其后方可见回声增强效应，无回声区可向包膜突起。

2. 肝破裂　中央型肝破裂于肝实质内见不规则无回声区，境界清楚，其内可见索条状分隔带或见高回声的血块，其后方可见回声增强效应。真性肝破裂可见肝包膜回声不平滑，包膜连续性中断，断裂口向肝实质内延伸，呈楔形或不规则形；肝前间隙、肝肾间隙、肝周围甚至盆腔等处可探及积血的无回声区，内见索条状分隔带与高回声团块等。

（三）鉴别诊断

肝血肿的超声表现具有多样性，病程为不同时期的肝血肿声像不同，每次检查只能反映相应病程中某一阶段的声像变化，血肿内部回声可为无回声，也可为混杂回声，病灶的边界由初期的模糊可逐渐转变为后期的清晰，再到治愈期的模糊，肝血肿的声像表现可与肝囊肿、肝脓肿、肝肿瘤坏死液化有交叉重叠，对其鉴别诊断需密切结合病史、体征及动态观察。

（四）典型图像

典型图像如图 2-167 ～图 2-187 所示。

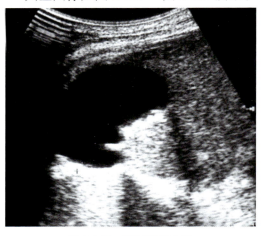

图 2-167　肝包膜下血肿

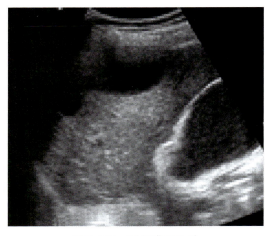

图 2-168　肝包膜下血肿

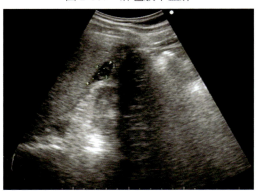

图 2-169　肝包膜下血肿，右肝后叶包膜下一液
性区，类似月牙形

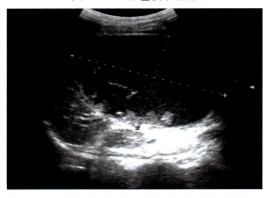

图 2-170　肝包膜下血肿，肝包膜下无回声团块，
内见细点状回声及絮状高回声，包膜完整

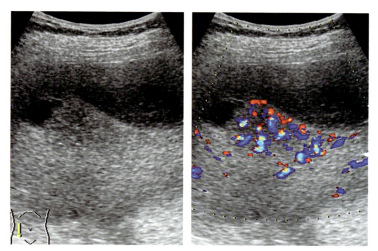

图 2-171　肝包膜下血肿，长条形液性区，周边肝实质探及丰富的血流

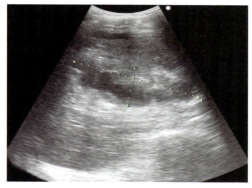

图 2-172　肝破裂，肝包膜连续性中断，实质内回声杂乱，可见长条状液性区，与右膈下液性区相连续

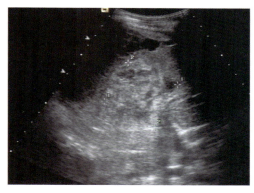

图 2-173　右肝破裂，肝包膜连续性中断，实质内见高回声团块，与肝前间隙无回声区相连

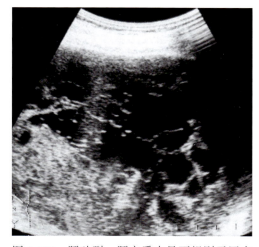

图 2-174　肝破裂，肝实质内见不规则无回声区，内见条索状分隔带

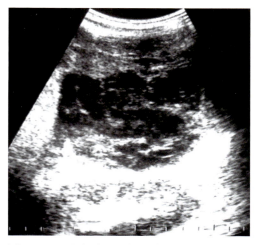

图 2-175　肝破裂，肝肾间隙见不规则无回声区，内见条索状分隔带

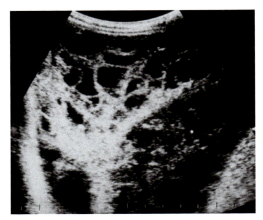

图 2-176 肝破裂，肝前间隙见大片无回声区伴条索状分隔带

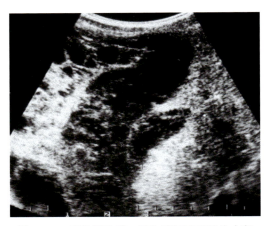

图 2-177 真性肝破裂，肝包膜回声连续性中断

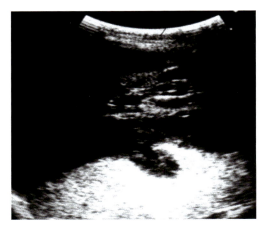

图 2-178 真性肝破裂，肝包膜回声连续性中断

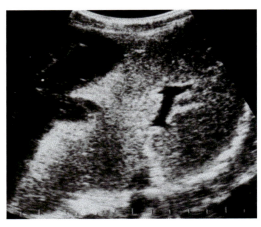

图 2-179 真性肝破裂，肝包膜回声连续性中断

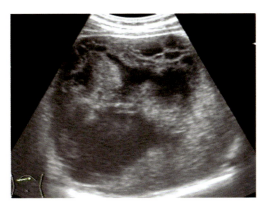

图 2-180 中央型肝破裂，肝内形成巨大血肿

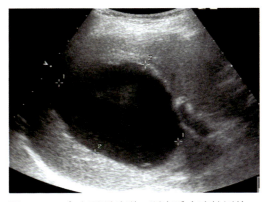

图 2-181 中央型肝破裂，肝实质内液性团块，界清，内透声欠佳

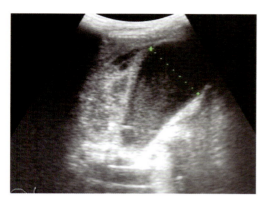

图 2-182　中央型肝破裂，肝内血肿呈混合回声改变

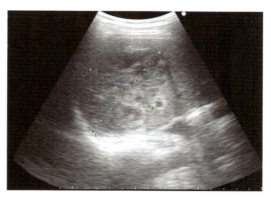

图 2-183　中央型肝破裂，肝内血肿呈混合回声改变

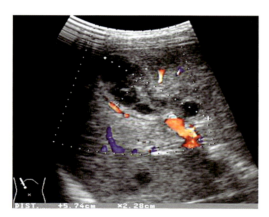

图 2-184　中央型肝破裂

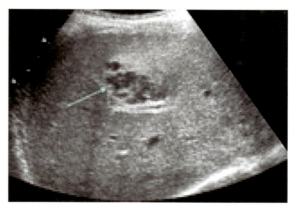

图 2-185　中央型肝破裂，肝内见不规则液性区

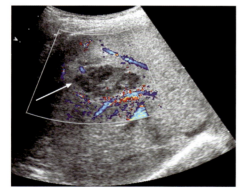

图 2-186　中央型肝破裂，周边见少量血流信号

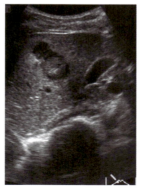

图 2-187　中央型肝破裂，肝内混合回声区未见明显血流信号

四、肝囊腺瘤

（一）临床与病理

肝囊腺瘤为少见病种，是来自胆管上皮细胞的肿瘤，临床上多见于中年女性，可见右上腹痛、黄疸等症状。病灶可呈单房或多房，单发亦可多发，囊腺瘤可发生恶变，发展为囊腺癌。

（二）超声表现

（1）肝多见增大，于肝内可见较大的以囊性为主的肿块，囊壁厚，并有厚薄不等的分隔带。

（2）囊性肿物无回声区的囊壁或分隔带上可见乳头状高回声隆起。

（3）囊性肿物后壁与后方见回声增强效应，可见胆管扩张。

（4）彩色超声显示肿瘤病灶周围血流环绕，内部囊壁与分隔带亦可显示血流信号。

（5）三维彩色超声，病灶内可显示较丰富血流，并可呈现沿分隔带分布的三维血流结构。

（三）鉴别诊断

肝囊腺瘤与囊腺癌声像表现的区别在于囊腺瘤肿块形态规则，边界清晰，而囊腺癌肿块多形态欠规则，边界不清，囊内实性成分较囊腺瘤多且不规则；囊内为细分隔的肝囊腺瘤应与多房性囊肿相鉴别，后者分隔多较均匀，囊内缺乏乳头样结构，血流信号亦不如囊腺瘤丰富；肝包虫病的囊性病灶表现为"囊中囊"型或"水上百合花"征，且有疫区生活史，Casoni 试验阳性，可与本疾病鉴别。原发性肝癌坏死液化时瘤体内可见多发的液性区呈囊实性改变，但这些液性区形态不规则，瘤内少见典型的分隔样回声，可与肝囊腺瘤相鉴别。

（四）典型图像

典型图像如图 2-188 ～图 2-197 所示。

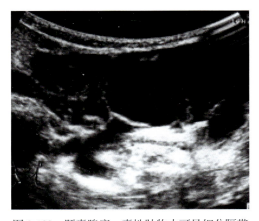

图 2-188　肝囊腺瘤，囊性肿物内可见细分隔带

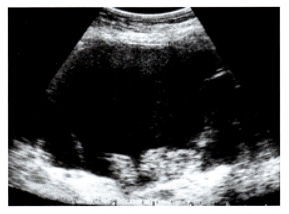

图 2-189　肝囊腺瘤，囊壁上可见乳头状高回声隆起

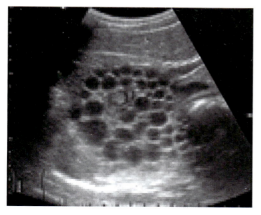

图 2-190　肝囊腺瘤

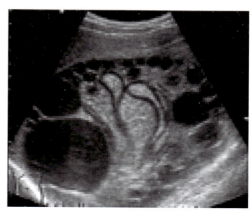

图 2-191　肝囊腺瘤

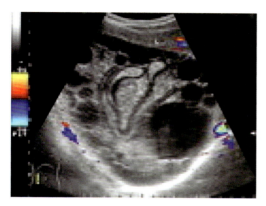

图 2-192　肝囊腺瘤

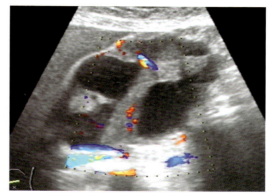

图 2-193　肝囊腺瘤，囊内分隔厚薄不均

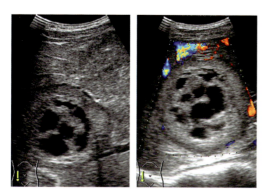

图 2-194　肝囊腺瘤恶变，增厚的囊壁上可见血流信号

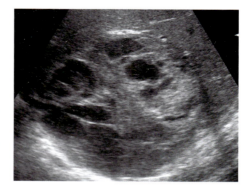

图 2-195　肝囊腺瘤恶变，囊壁与分隔增厚

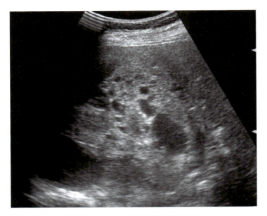

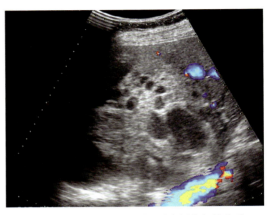

图 2-196　肝囊腺瘤恶变　　　　　　图 2-197　肝囊腺瘤恶变，周边见少量血流

五、肝 腺 瘤

（一）临床与病理

　　肝腺瘤一般指肝细胞腺瘤，为良性肝肿瘤，多发于肝右叶，直径大小不一，为 1～20cm，典型的肝腺瘤有包膜，境界清楚，质地较硬。较大腺瘤中央常有出血、坏死，少数肝腺瘤可恶变。肝腺瘤多发于中青年女性，可能与服用避孕药有一定关系，临床症状不明显，一旦肿瘤坏死出血并破裂可引起腹痛等症状。

（二）超声表现

　　（1）较小的腺瘤边界清楚，内部为较均匀的低回声或等回声。
　　（2）腺瘤可见略高或略低回声的包膜环绕。
　　（3）较大腺瘤内部可见由出血、坏死液化形成的混合性回声。
　　（4）多普勒超声于腺瘤内可检出斑点状彩色血流信号，为低速连续性静脉血流及低阻型动脉血流，腺瘤周边可检出环绕动脉型血流信号。
　　（5）三维彩色超声可显示肿瘤内有丰富的血流信号，呈网篮状的血管球。
　　（6）超声造影多表现为"快进慢退"型，动脉相病灶呈均匀快速高增强，动脉相早期包膜下可见粗大滋养动脉分支显影，包膜局部呈持续高增强。

（三）鉴别诊断

　　肝腺瘤应与低回声型肝癌相鉴别，后者形态不规则，可有低回声晕，瘤内可检出高速高阻动脉血流信号，而肝腺瘤多有包膜或假包膜回声，形态较规则，瘤体内静脉血流较丰富，动脉为低速低阻型频谱，超声造影为"慢消退"型，有别于肝癌的"快进快退"型；局灶性结节性增生病灶内的血流信号多为中央放射状，有别于肝腺瘤；肝血管瘤多为高回声，病灶内血流信号不丰富，具有浮雕征，占位效应不如肝腺瘤明显，可与之鉴别。

（四）典型图像

典型图像如图 2-198 ～图 2-216 所示。

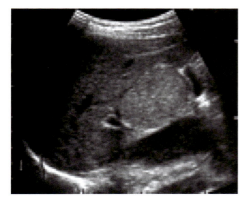

图 2-198　肝腺瘤，边界清楚光滑，内部呈
均匀的近等回声

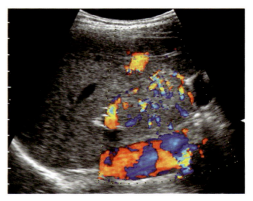

图 2-199　肝腺瘤，与图 2-198 为同一患者，
腺瘤内部检出斑点状血流信号

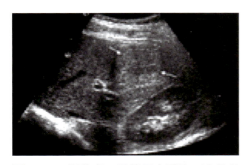

图 2-200　肝腺瘤，呈等回声团块，边界尚
清晰

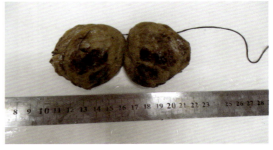

图 2-201　肝细胞腺瘤，大体标本示肿瘤呈实性、
类圆形，边界清晰

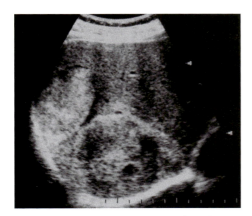

图 2-202　肝多发性腺瘤，可见高回声的包
膜环绕

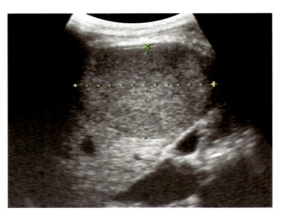

图 2-203　肝腺瘤，内部呈均匀的稍低回声，边界
清晰，见细的低回声晕

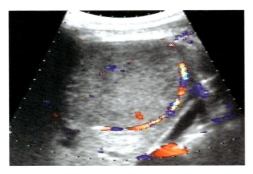

图 2-204　肝腺瘤，与图 2-203 为同一患者，肝腺瘤周边见环绕动脉血流信号

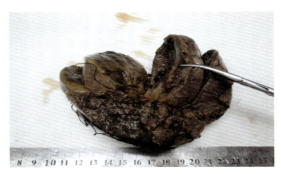

图 2-205　肝细胞腺瘤，大体标本示肿瘤呈实性，边界清晰

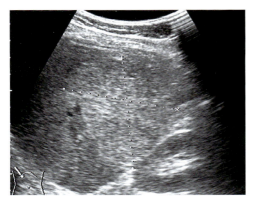

图 2-206　肝腺瘤，内部回声均匀增高，境界欠清晰

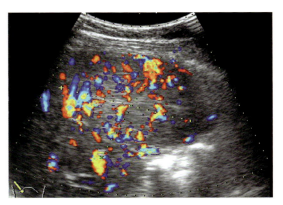

图 2-207　肝腺瘤，与图 2-206 为同一患者，肝腺瘤内见丰富的点状血流信号，呈"彩球"状

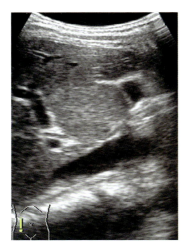
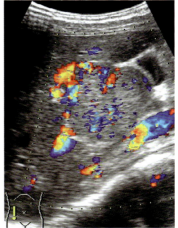

图 2-208　肝腺瘤，病灶内见丰富的血流信号

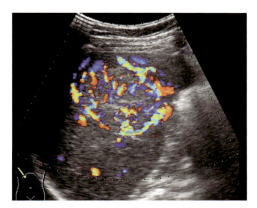

图 2-209 肝腺瘤，病灶内见血流信号丰富，呈"彩球"状

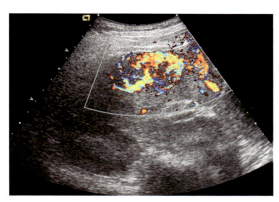

图 2-210 肝腺瘤，团块病灶内见丰富的血流信号

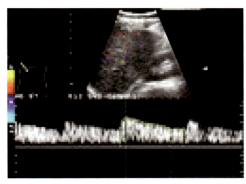

图 2-211 肝腺瘤，病灶内可检出低速低阻型动脉血流频谱

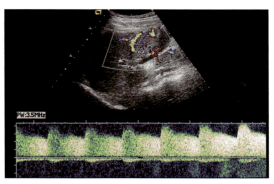

图 2-212 肝腺瘤，团块内检出高速低阻动脉血流频谱

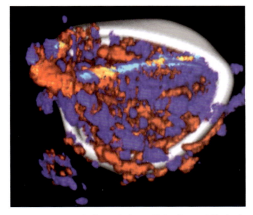

图 2-213 肝腺瘤，彩色三维超声显示其内丰富的血流信号，呈"花篮"状

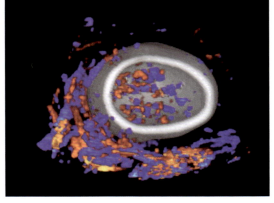

图 2-214 肝腺瘤，彩色三维超声于其内检出丰富的斑点状血流

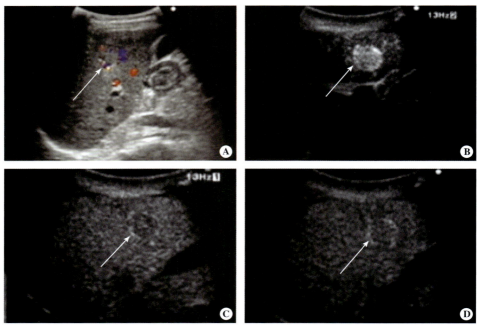

图 2-215　右肝腺瘤超声造影，A. 常规超声呈低回声结节伴周边声晕，内见丰富斑点状血流信号；B. 超声造影于动脉相呈均匀显著高增强；C.门静脉相早期见造影剂消退呈轻度低增强；D. 延迟相与周围肝组织呈等增强，肿瘤包膜于造影全程呈高增强

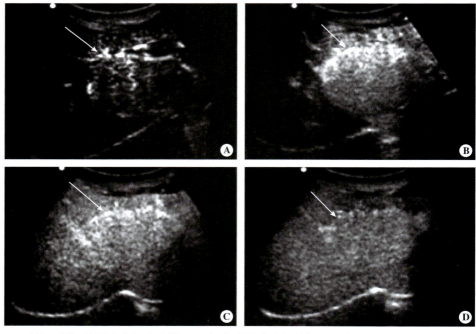

图 2-216　近第二肝门处肝腺瘤超声造影，A. 超声造影动脉相早期见肿瘤包膜下迂曲走行的供养大动脉显影；B. 动脉相晚期呈均匀高增强；C. 门静脉相与周围肝组织呈等增强；D. 延迟相呈轻度高增强，肿瘤包膜局部于造影全程，呈高增强

六、肝血管瘤

（一）临床与病理

肝血管瘤是肝最常见良性肿瘤，多数为海绵状血管瘤，少数为肝毛细血管瘤，肝海绵状血管瘤多生长于肝包膜下，也可见于肝深部，其大小不一，从数毫米至数厘米，内为蜂窝状的血窦腔，由纤维组织分隔，厚大的纤维隔内有小血管。质地多柔软，边界清楚，可呈分叶状，外周有纤维性包膜包绕，血窦腔内可有血栓形成，血栓与间隔可发生钙化。肝毛细血管瘤体积多较小，直径多为 1～2cm，瘤内间隔纤维组织丰富，对肝组织多无明显挤压现象。

（二）超声表现

（1）毛细血管性血管瘤多为小的瘤体，多为高回声结节，呈类圆形或椭圆形，边界清晰，内部可呈细筛状结构。

（2）海绵状血管瘤依其体积大小声像变化较大，当其体积较小时，可呈圆形或椭圆形，边界清楚，外周包绕稍高回声带，内部为均匀的低回声。体积较大的海绵状血管瘤可呈圆形或不规则形，也常见分叶状，其内部呈高低不同回声至无回声相间的混合性回声，无回声区可分布于肿块边缘，与恶性肿瘤坏死的无回声区多位于中央部位不同。

（3）部分血管瘤后方可见回声增强效应。

（4）多普勒超声显示在血管瘤病灶周围有短线状或点状的静脉型血流信号，其内部多呈斑点状散在的门静脉型血流信号，少数血管瘤内可检出低速低阻的动脉血流；于较大的血管瘤内有时可检出高速高阻的动脉血流。

（5）三维彩色多普勒超声可见病灶内少许低流速血流。随着血管瘤体积增大，其内血流容积也增大。

（6）超声造影呈典型的"慢进慢退"表现，早期动脉相呈边框样增强并向中心逐渐充盈的向心性增强表现。

（三）鉴别诊断

高回声型肝血管瘤应与高回声型肝癌相区别，相对来说，后者瘤体的内部回声更高更致密，瘤体呈膨胀性生长，而肝血管瘤内部回声常呈细筛状，球体感不明显。低回声型肝血管瘤较易误诊为肝癌，后者病灶周边可有低回声晕，病灶内血流信号亦较血管瘤丰富。超声造影肝癌表现为"快进快退"型，有别于肝血管瘤的"快进慢出"型。肝脓肿在病变初期液化不全时，病灶内呈蜂窝状回声，应与海绵状血管瘤鉴别，肝脓肿患者多伴有炎症感染的临床表现，声像上病灶边界不清，且随病情变化病灶出现相应改变。

（四）典型图像

典型图像如图 2-217～图 2-241 所示。

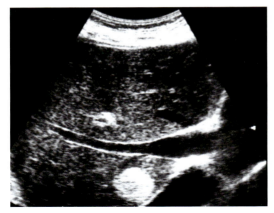

图 2-217　肝右后叶毛细血管瘤，呈类圆形高回声斑

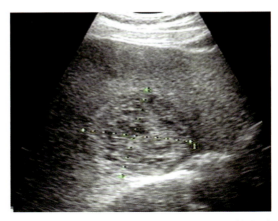

图 2-218　肝右后叶海绵状血管瘤，内部呈筛窦样混合回声

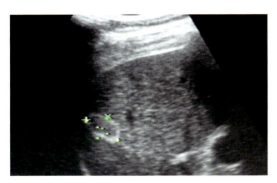

图 2-219　肝右后叶海绵状血管瘤，周边见高回声带，内部呈低回声

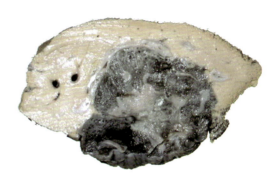

图 2-220　肝海绵状血管瘤，大体标本见紫红色有腔隙的结构

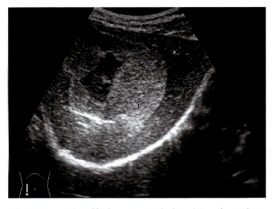

图 2-221　肝血管瘤，呈"浮雕"征，中心为血窦低回声

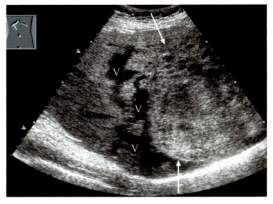

图 2-222　肝巨大血管瘤，内部回声不均，周边见不规则无回声区

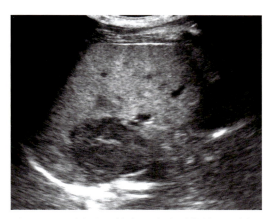

图 2-223　肝右叶血管瘤，脂肪肝背景下呈低回声团块，边界欠清

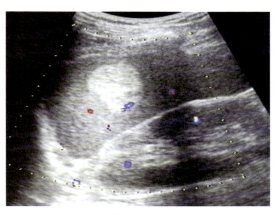

图 2-224　肝毛细血管瘤，呈高回声斑块，内见细筛窦样结构，周边见少量血流

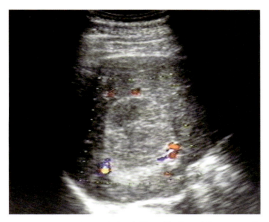

图 2-225　肝右后叶海绵状血管瘤，周边见少许血流信号

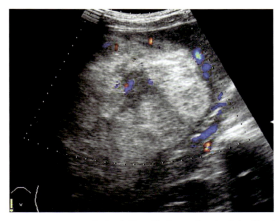

图 2-226　肝巨大海绵状血管瘤，周边与内部均可见点状血流信号

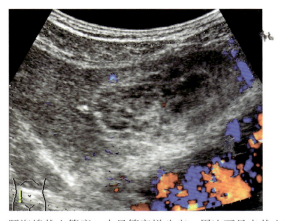

图 2-227　肝海绵状血管瘤，内呈筛窦样改变，周边可见点状血流信号

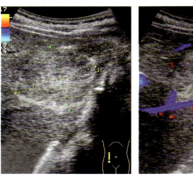
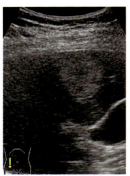
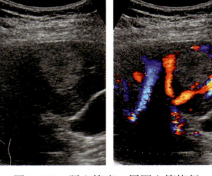

图 2-228　肝右叶海绵状血管瘤，内部呈筛窦样，
周边见血流信号

图 2-229　肝血管瘤，周围血管绕行

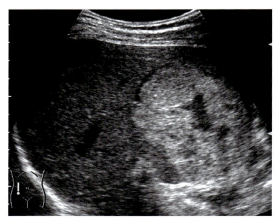

图 2-230　肝血管瘤，界清，内部回声增高

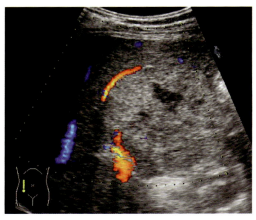

图 2-231　肝血管瘤，与图 2-230 为同一患者，
仅于周边检出短线状的静脉型血流信号

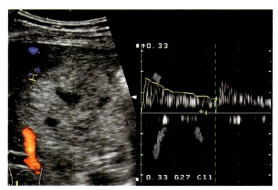

图 2-232　肝血管瘤，与图 2-230 为同一患者，于
周边亦检出少量低速动脉血流信号

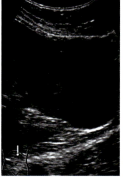
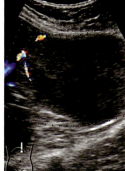

图 2-233　肝右叶外生性血管瘤，周边可检出低
速静脉血流信号

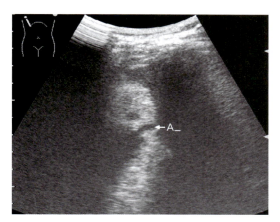

图 2-234 肝血管瘤，病灶处呈高回声团块

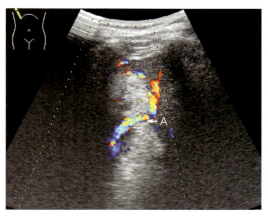

图 2-235 肝血管瘤，与图 2-234 为同一患者，可见一束动脉血流穿入瘤体内

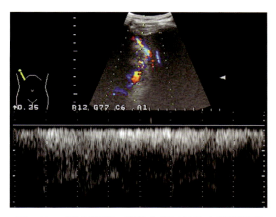

图 2-236 肝血管瘤，瘤体内瘘口处检出湍流频谱

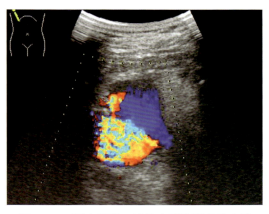

图 2-237 肝血管瘤，瘤体内见漩涡状的血流

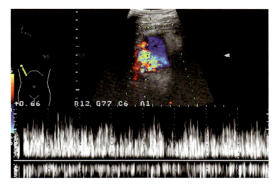

图 2-238 肝血管瘤，与图 2-237 为同一患者，瘤体血流漩涡内检出动静脉瘘频谱

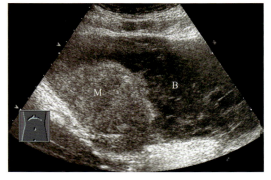

图 2-239 左肝血管瘤破裂，周边见不规则无回声区

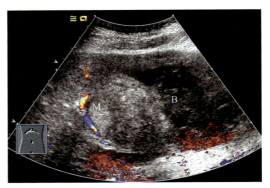

图 2-240　左肝血管瘤破裂，与图 2-239 为同一患者，瘤体周边见条状血流

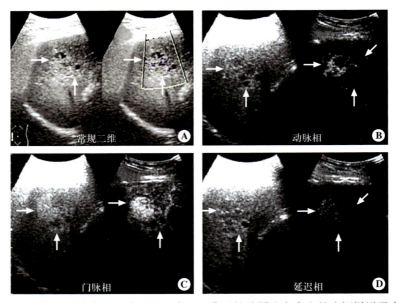

图 2-241　右肝血管瘤，超声造影示病灶呈典型的从周边向中央的边框样增强表现

七、肝局灶性结节性增生

（一）临床与病理

本病为肝良性增生性病变，一般为单发结节，大小可从 1cm 至数厘米或更大，小的多为圆形，大者多形态不规则，多位于肝边缘的包膜下，无明显包膜，境界多较清晰，特征性的改变是结节中心部分可有一星芒样呈放射状分布的纤维隔，其另一特点是部分病灶血供来自中央的纤维瘢痕区的中央动脉，并沿纤维隔之间的血管流向外周，中心部分无出血坏死现象。临床上多无症状，多见于女性任何年龄。

（二）超声表现

（1）本病表现为肝内结节，可单发或多发，好发于肝包膜下，大小为 3 ～ 5cm 或更大。

（2）结节周围无包膜回声，境界尚清晰，结节内于中央部分常可见星芒状高回声或条索状高回声带，呈放射状分布。

（3）彩色多普勒超声显示增生结节的病灶内血流多较丰富，尤其中央部分见丰富的彩色斑点状搏动性动脉型血流信号，小于 2cm 的结节较少能检出动脉型血流信号，部分结节血流稀少或呈偏心性分布。

（4）三维彩色多普勒超声可显示病灶内丰富的高速动脉型血流走行于病灶周边，形成网篮状的血管球样特征性改变。

（5）超声造影于早期动脉相见放射状血管增强，呈典型的"快进慢退"的表现。

（三）鉴别诊断

肝局灶性增生性结节应与肝癌相鉴别，后者病灶伴有低回声晕环，病灶内血流分布较杂乱，可检出高速高阻动脉血流，超声造影为"快进快退"型，有别于典型的增生结节声像；本病与肝血管瘤的区别点在于肝血管瘤病灶边缘多表现为高回声环状带，病灶内呈筛窦样回声，有别于增生结节的内部星芒状高回声特征，超声造影表现出其动脉相增强方式为边框样向心性充填，也与增生性结节的放射状增强不同。

（四）典型图像

典型图像如图 2-242 ～图 2-264 所示。

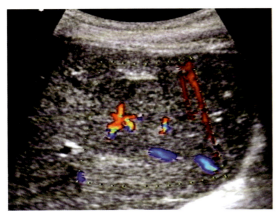

图 2-242 肝增生性结节，病灶呈稍低回声，中央见放射状血流

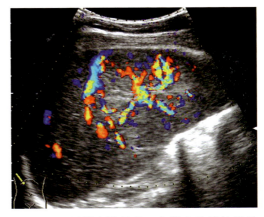

图 2-243 肝增生性结节，内部血流呈放射状分布

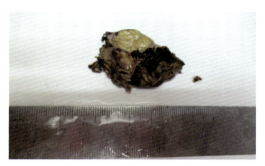

图 2-244　肝局灶性结节性增生，大体标本示肝内可见一实性结节，境界清晰

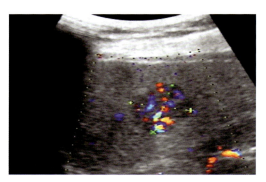

图 2-245　肝增生性结节，病灶内血流丰富，略呈放射状

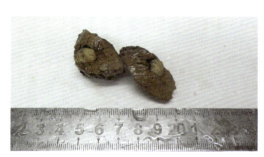

图 2-246　肝局灶性结节性增生，大体标本示肝内可见一实性小结节，境界清晰

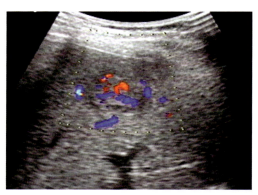

图 2-247　肝增生性结节，病灶中央区域血流丰富，呈放射状

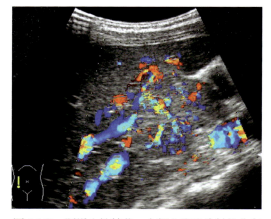

图 2-248　肝增生性结节，内部血流呈放射状分布

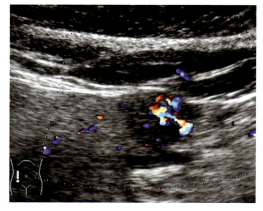

图 2-249　肝增生性结节，中央见条状血流向周边走行

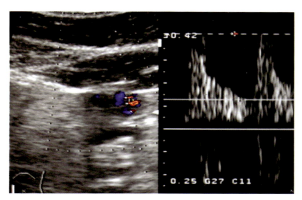

图 2-250 肝增生性结节，与图 2-249 为同一患者，病灶内检出高速动脉血流频谱

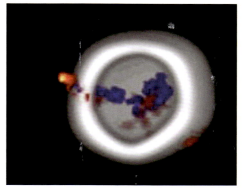

图 2-251 肝增生性结节，与图 2-249 为同一患者，彩色三维超声于其内检出放射状血流信号

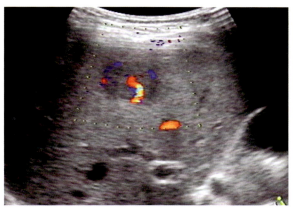

图 2-252 肝增生性结节，病灶内见一条状穿支血流

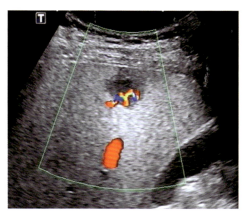

图 2-253 肝增生性结节，病灶内血流呈偏心分布

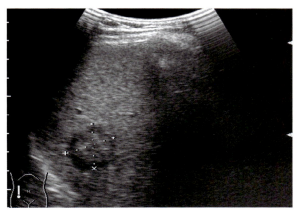

图 2-254 肝增生性结节，界清，周边为低回声，内部呈星芒状高回声

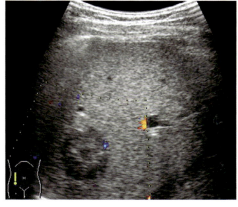

图 2-255 肝增生性结节，与图 2-254 为同一患者，仅于周边见少量血流信号

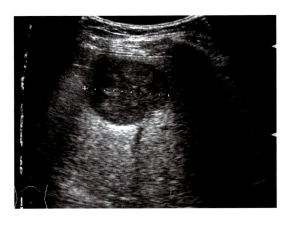

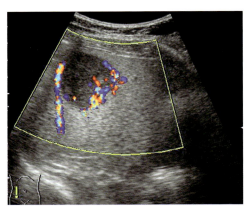

图 2-256 肝增生性结节，界清，内部呈不均匀的 低回声

图 2-257 肝增生性结节，与图 2-256 为同一 患者，于周边检出较丰富的血流信号

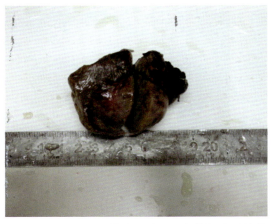

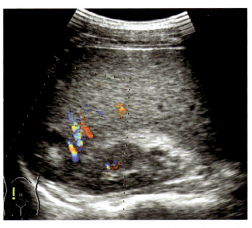

图 2-258 肝局灶性结节性增生，大体标本示结节 呈实性，境界清晰

图 2-259 肝增生性结节，结节位于右后叶包 膜下，中央呈高回声，周边见血流信号

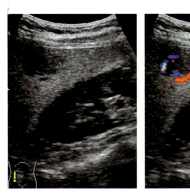

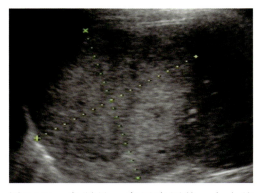

图 2-260 肝增生性结节，结节周边见条状血流

图 2-261 右肝见一高回声团块，大小约 8.0cm×7.3cm，界线尚清，内部回声尚均匀

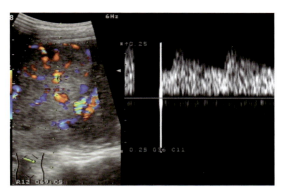

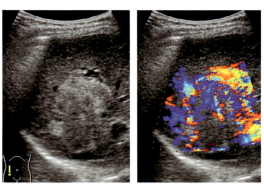

图 2-262　与图 2-261 为同一患者，团块显示丰富血流信号，略呈放射状，频谱多普勒显示低阻动脉频谱

图 2-263　肝局灶性结节性增生，病灶呈一高回声团块，其内血供丰富，以周边为主

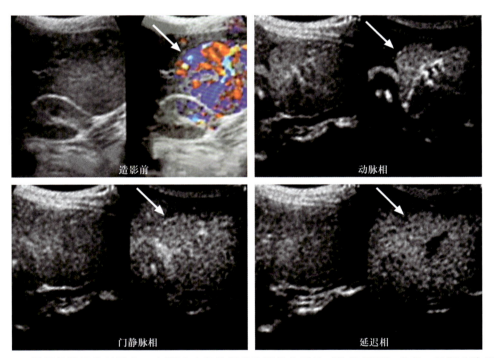

图 2-264　肝局灶性结节性增生，右肝后叶病灶超声造影呈典型的"快进慢退"表现，早期动脉相即见快速增强，直至延迟相病灶内仍见明显增强，与周围肝实质分界不清

八、肝脂肪瘤

（一）临床与病理

肝脂肪瘤多见于中老年人群，病灶多位于肝右叶，大小不一，其直径可达数厘米至

10cm，包膜完整，可呈分叶状，内部有纤维隔，可伴发结节硬化症与肾错构瘤。

（二）超声表现

（1）肿瘤呈椭圆形或类圆形，体积较大的肿瘤形态多不规则，边界清晰，有时可见呈分叶状的团块。

（2）肿瘤内部回声多样化，可表现为高回声或低回声。表现为高回声的脂肪瘤，其内部回声均匀致密，肿瘤后方回声有衰减现象；表现为低回声的脂肪瘤，其瘤体内可清晰显示数量不等的高回声条状纤维分隔带。

（3）彩色多普勒超声于瘤内鲜见血流信号。

（4）超声造影全程肿瘤均未见明显增强，呈现类似"充盈缺损"的表现。

（三）鉴别诊断

肝脂肪瘤应与局限性脂肪肝相鉴别，后者病变形态不规则，无明显的占位感，可见肝内正常血管穿行于病变区域，有别于肝脂肪瘤声像。当血管瘤表现为高回声团块时，常规超声检查与本病较难鉴别，超声造影表现为动脉相边框样增强时，提示病灶可能为血管瘤。本病还应与原发性肝癌相区别，肝癌病灶血供往往较为丰富，多呈高速高阻型，体积较大的肝癌常伴有卫星灶，造影呈"快进快退"表现，可与本病鉴别。此外，肝脂肪肉瘤亦可表现为高回声的边界清晰的类圆形团块，与本病不易鉴别，可经穿刺活检或术后病理确诊。

（四）典型图像

典型图像如图 2-265 ～图 2-271 所示。

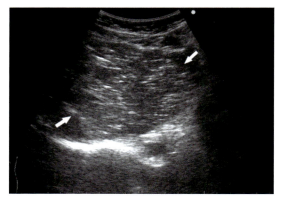

图 2-265　肝脂肪瘤，低回声团块内可见条索状高回声

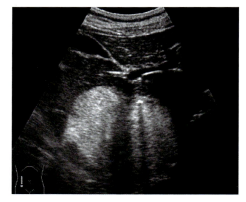

图 2-266　肝后叶脂肪瘤，高回声团块境界清楚

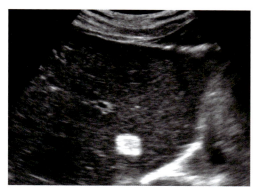

图 2-267　脂肪瘤，呈致密的高回声结节，界清

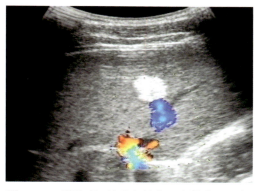

图 2-268　脂肪瘤，呈致密的高回声结节，界清，内部未见血流信号

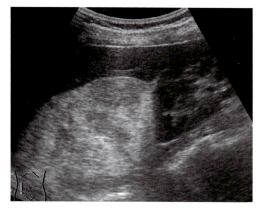

图 2-269　肝右后叶脂肪瘤，呈一巨大高回声团块

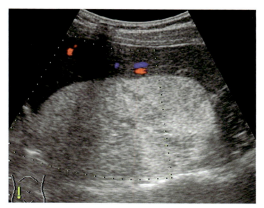

图 2-270　肝右后叶脂肪瘤，与图 2-269 为同一患者，团块内无血流显示

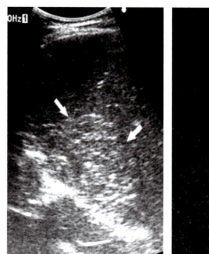
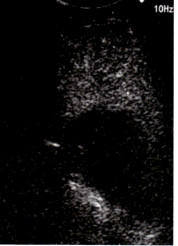

图 2-271　脂肪瘤，超声造影呈类似"充盈缺损"的表现

九、肝错构瘤

（一）临床与病理

肝错构瘤是一种比较罕见的因肝发育畸形所形成的良性肿瘤，多见于2岁以下小儿，男性略多于女性，肿瘤孤立生长且体积较大，表面光滑，无真正包膜。组织学上肿瘤由富含脉管成分的成熟结缔组织构成，杂乱分布大量畸形血管、淋巴管、小胆管及肝细胞团，少部分瘤体内部可见脂肪、平滑肌和骨样组织，局部区域伴有钙化。本病早期无明显临床症状，当肿瘤较大时，临床症状主要与压迫邻近脏器有关。少数病例甲胎蛋白异常升高，可能由肿瘤内异常增殖的肝细胞分泌所致。

（二）超声表现

（1）肿瘤呈类圆形，边界清晰，回声增高，根据内部回声表现可分为囊性、囊实性及实质性，肿瘤后方回声可见轻度衰减。

（2）血流信号丰富与否主要与肿瘤内血管分布有关，无显著特异性，脉冲多普勒显示血流多为低阻型动脉频谱。

（三）鉴别诊断

本病应与肝血管瘤相鉴别，血管瘤可表现为均质回声或混合性回声，一般无典型的囊性表现，有"浮雕"征，肿瘤后方回声无衰减现象；原发性肝癌病灶周边可见声晕，且内部血流信号较丰富，可测及高速高阻型动脉频谱，因而有别于肝错构瘤。

（四）典型图像

典型图像如图2-272～图2-277所示。

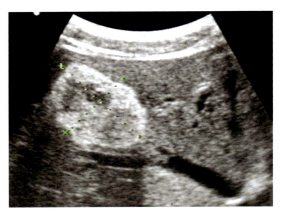

图2-272　肝错构瘤，病灶呈境界清晰的高回声囊实性团块，内见小片状低-无回声区

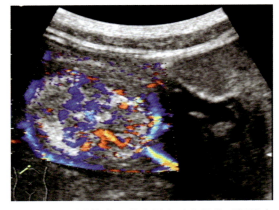

图2-273　肝错构瘤，肿瘤周边及内部均可探及丰富的血流信号

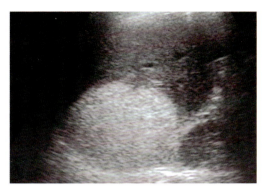

图 2-274　肝错构瘤，右肝后叶见一高回声团块，
大小约 7.5cm×5.3cm×6.9cm，界尚清，内见
小斑片状低回声，后方可见衰减

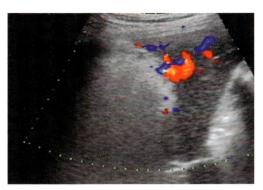

图 2-275　肝错构瘤，与图 2-274 为同一患者，
团块周边可见少量血流信号

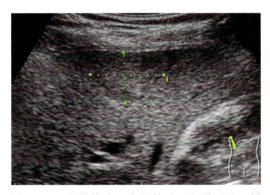

图 2-276　肝错构瘤，右肝前叶近包膜下见一低
回声结节，大小约 3.0cm×2.6cm，界尚清

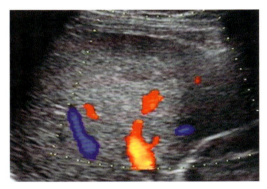

图 2-277　肝错构瘤，与图 2-276 为同一患者，
彩色多普勒超声示病灶内未见明显血流信号

十、肝炎性假瘤

（一）临床与病理

　　炎性假瘤是一种特发的非特异性慢性增殖性炎症，临床表现类似肿瘤，但实质上是炎症。肝炎性假瘤是非肝实质性细胞成分的炎性增生病变，是一种良性增生性瘤样结节。本病可能与创伤、感染及免疫、变态反应等因素有关。该病发病以儿童多见，患者多为单发病灶，部分为多发。一般无明显症状，少数患者可有上腹部疼痛、间歇性发热伴消瘦、疲劳、不适、恶心、呕吐等症状。

（二）超声表现

　　（1）肝轮廓与形态大都正常。
　　（2）多为肝内单发或散在不规则低回声病灶，边界清晰，内部回声尚均匀，部分可伴声晕，基本无明显占位效应即膨胀感。

（3）少数病灶可呈不均高回声，甚至可见不规则小液性区。

（4）多数病灶内血流信号稀疏，少数病灶仅周边探及少许血流信号。

（5）超声造影则于造影全过程均无增强，形成典型的造影剂"充盈缺损"改变。

（三）鉴别诊断

炎性假瘤无明显临床症状，多为检查时偶然发现。应与肝癌、肝脓肿等其他肝占位性病变相鉴别，但难度较大，最后确诊仍须病理学的诊断，即超声引导下穿刺活检可明确诊断。

（四）典型图像

典型图像如图 2-278 ～图 2-281 所示。

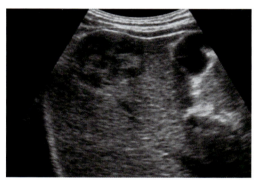

图 2-278　肝炎性假瘤，右肝前后叶交界处下段见一稍高回声不均团块，大小约 4.5cm×3.1cm，内部可见不规则片状低回声区，界清

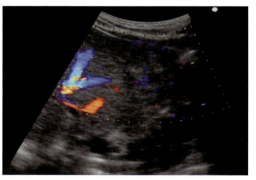

图 2-279　肝炎性假瘤，与图 2-278 为同一患者，彩色多普勒超声显示病灶处未见明显血流信号

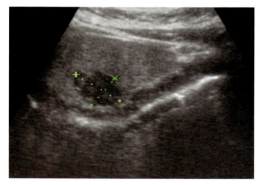

图 2-280　肝炎性假瘤，右肝前叶见一低回声结节，大小约 2.8cm×1.9cm，界尚清，形态欠规则

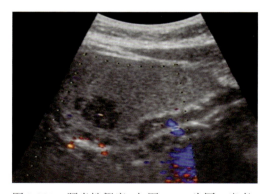

图 2-281　肝炎性假瘤，与图 2-280 为同一患者，彩色多普勒超声显示病灶处未见明显血流信号

十一、肝　结　核

（一）临床与病理

肝结核多继发于其他部位的结核病，少数原发于肝，病理分型有粟粒结节型、结节

型（直径可达 1～3cm）、脓肿型（结节中央干酪样坏死液化形成冷脓肿）与肝内胆管型，肝结核的组织学特征为形成结核性肉芽肿。临床表现如同全身其他部位结核，有低热、盗汗、消瘦、食欲差、肝区疼痛与肝脾大等。

（二）超声表现

（1）肝轮廓与形态尚正常，可轻度肿大。

（2）粟粒型肝结核表现为肝内弥漫散在回声高低不等的微小结节。

（3）结节型可表现为低回声型，内部为干酪样坏死；或呈高回声型，为病灶纤维组织增生、钙化所致；表现为无回声型者由病灶坏死液化所致。

（4）彩色多普勒超声于纤维组织增生的病灶内可探及较丰富血流信号，干酪样坏死与液化脓肿形成的病灶仅见周边血流信号。

（5）超声造影如为坏死病灶，则于造影全过程均无增强，形成典型的造影剂"充盈缺损"改变。

（三）鉴别诊断

结节型肝结核表现为肝内局灶型病变，其低回声型病灶内常未探及血流信号，有别于肝癌、肝腺瘤及增生结节等血供较丰富的病变；结核病灶内钙化灶亦较其他肝内局灶型病变多见，可作为鉴别点；粟粒型肝结核在声像上易与弥漫型肝癌、肝硬化混淆，当患者有低热盗汗的结核样临床体征时，应考虑本病的可能，实验室检查有助于鉴别诊断。

（四）典型图像

典型图像如图 2-282～图 2-289 所示。

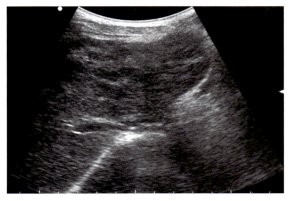

图 2-282　肝结核，左肝见片状回声不均区，境界不清楚，内高低回声相间

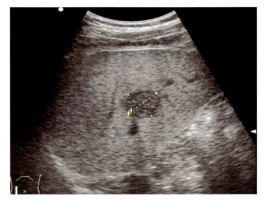

图 2-283　肝结核，右肝见低回声结节，境界清，周边见低回声带

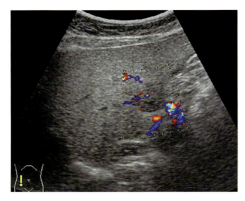
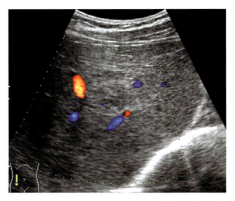

图 2-284　肝结核，病灶处呈片状低回声区

图 2-285　肝结核，病灶处呈低回声不均区，活检为干酪样坏死，内部及周边见少量血流

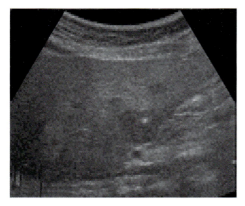
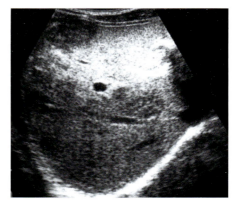

图 2-286　肝结核，肝内多发低回声区，境界不清

图 2-287　肝结核，呈高低回声不等的片状回声区

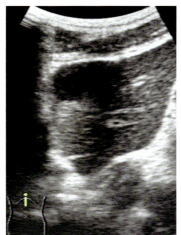
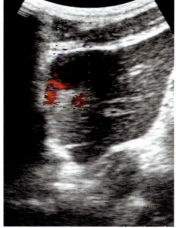

图 2-288　肝结核，呈一不规则低回声区，其内血流不丰富

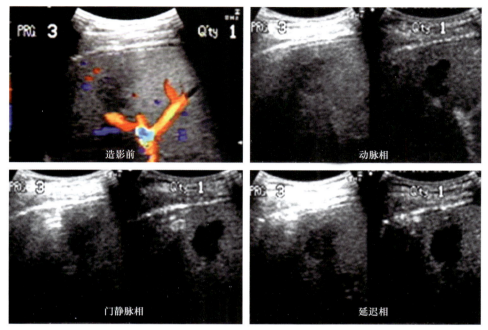

图 2-289　肝结核，超声造影呈造影剂"充盈缺损"表现

十二、肝 梅 毒

（一）临床与病理

　　肝梅毒由梅毒螺旋体侵犯肝引起，多有明确的性病史，病理主要为梅毒病灶引起炎症性反应，有大量浆细胞浸润，形成纤维瘢痕组织的结节。

（二）超声表现

　　（1）肝大小形态尚正常，病灶常见于肝包膜下，病灶多为单发，亦可多发，形态常不规则，无包膜回声，境界尚清晰，有较明显的"凹陷"感；早期炎症浸润多为低回声区，晚期因纤维瘢痕形成可表现为不均匀高回声。

　　（2）肝梅毒感染亦可表现为肝弥漫性病变，肝增大，回声显著不均，高低回声相间，肝内血管受压变细。

　　（3）彩色多普勒超声早期表现为多血供型，晚期则为少血供型。

　　（4）超声造影多呈造影剂"充盈缺损"改变。

（三）鉴别诊断

　　肝梅毒早期病变多表现为低回声，内部呈多血供型，应注意与肝增生性结节、肝腺瘤、肝癌相鉴别，病变晚期回声增高，血供减少；应注意与肝血管瘤、肝结核相鉴别，本病病灶无包膜回声，边界尚清，无明显占位效应，有较明显的"凹陷"感，但由于其超声表现缺乏特异性，临床少见，因此鉴别诊断较困难，易于误诊，应注意结合患者病史体征以做出正确诊断。

（四）典型图像

典型图像如图 2-290 ～图 2-292 所示。

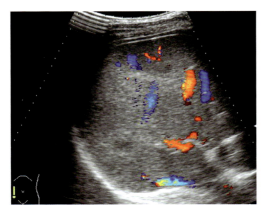

图 2-290　肝梅毒，病灶内呈多血供型，为病
　　　　　变早期

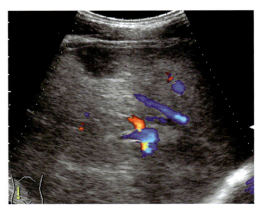

图 2-291　肝梅毒，右肝包膜下见一不规则片
　　　　　状低回声区，境界尚清晰，有"凹陷"
　　　　　感，病灶内呈少血供型，为病变晚期

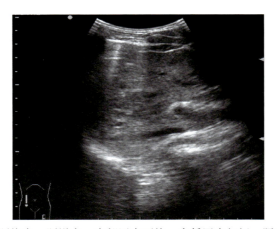

图 2-292　肝梅毒，肝增大，内部回声不均，高低回声相间，肝内血管变细

十三、肝真菌病

（一）临床与病理

当机体抵抗力低下时，真菌可侵入肝组织引起肝真菌病。其病理改变大致有以下三种。

（1）病变部位有数量不等的单核细胞、淋巴细胞和中性粒细胞浸润，部分有小脓肿形成。

（2）真菌侵犯的组织发生坏死，形成大小不等的坏死灶，其中炎性细胞较少。

（3）肉芽肿性反应，此类病变少见，除一般炎性细胞浸润外，尚有多核巨细胞和类上皮细胞形成结节状肉芽肿。

以上病理改变可同时或单独存在。

（二）超声表现

（1）肝常增大，回声多不均匀，肝内可见单发或多发的结节型病灶。

（2）肝内结节多呈类圆形、类椭圆形，形态规则，边界尚清，结节多以低回声为主，可伴有裂隙样无回声区，部分结节周边可见高回声带环绕，呈"靶环"征声像，少数结节内部可见高回声斑，呈"牛眼"征声像。

（3）彩色多普勒超声于结节内部未见血流信号，结节周边可见短条状血流信号。

（4）超声造影多呈造影剂"充盈缺损"改变，少数结节动脉相早期周边可见少许增强。

（三）鉴别诊断

肝真菌病需与肝转移癌、原发性肝癌相鉴别。转移性肝癌病灶常多发，有明显的占位效应，常可追寻其原发癌病史，短期内病灶增大明显，超声造影多呈"快进快退"型；原发性肝癌常有肝炎肝硬化病史，甲胎蛋白检测阳性，病灶周边常有声晕，部分可合并门静脉瘤栓，超声造影亦呈"快进快退"型，有别于肝真菌病灶。

（四）典型图像

典型图像如图 2-293 ～图 2-296 所示。

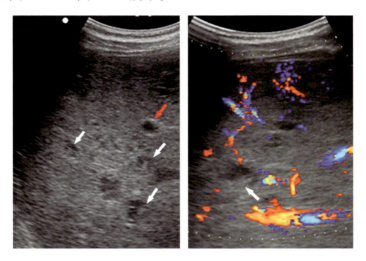

图 2-293　肝真菌病，肝内弥漫散在大小不等低回声结节，部分结节周边见高回声环，似"靶环"征，结节内部多无血流，部分结节周边见少许血流

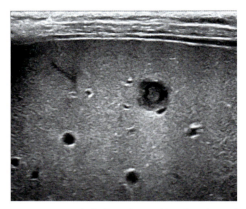 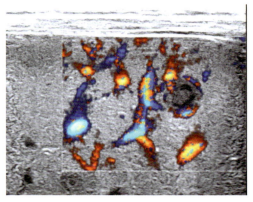

图 2-294　肝真菌病，病灶呈低回声，内见裂　　图 2-295　肝真菌病，与图 2-294 为同一患者，
隙样无回声，中央回声稍高，呈"牛眼"征　　　　　　病灶周边见短条状血流信号

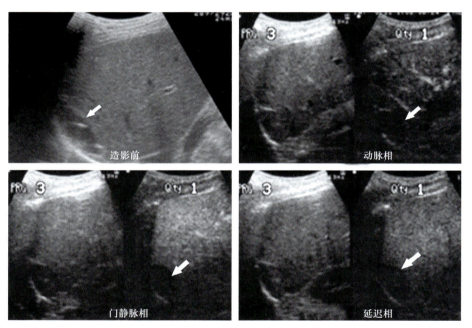

图 2-296　肝真菌病，右肝后叶可见类椭圆形低回声结节，超声造影示动脉相、门静脉相、延迟相结节
内部均未见增强，仅动脉相早期结节周边可见少许增强

第四节　肝寄生虫感染

一、肝棘球蚴病

（一）临床与病理

棘球蚴病又称包虫病，是一种人畜共患寄生虫病，该病主要流行于畜牧业较发达的地区。
我国存在两种棘球蚴病，即细粒棘球蚴病（又称囊型棘球蚴病）和多房棘球蚴病（又称泡型棘球蚴病）。肝棘球蚴病的发病原理是棘球蚴虫卵在人的胃、十二指肠内孵化，释放出六钩蚴，此幼虫循门静脉至肝而发病。其中，泡型棘球蚴病以出芽或浸润的方式增殖，不仅可以侵犯邻近组织，还可经淋巴道、血管转移至远处脏器，故有"虫癌"之称。

肝棘球蚴病早期可无症状，随病灶逐渐增大患者可有饱胀牵拽感、肝区坠痛等不适；病灶压迫消化道时，可出现上腹部饱胀、食欲缺乏、恶心、呕吐等症状；压迫胆道则可引起黄疸、皮肤瘙痒等。如棘球蚴囊肿因外力而穿破，可有剧烈腹痛、休克、发热、荨麻疹等急性过敏性休克及急腹症，病情严重则可致死亡。

（二）超声表现

肝棘球蚴病灶随着病程发展及其病理变化，其声像表现多样化。

1. 肝囊型棘球蚴病可分为五型

（1）单纯囊肿型：典型声像图表现为肝内孤立性囊肿，呈类圆形或椭圆形，囊壁光滑，呈"双壁"征，部分病例可发现沉积在囊后壁的包虫砂。

（2）内囊塌陷型：内囊壁塌陷，蜷缩悬浮于囊液中，囊腔内显示迂曲高回声条带，呈"水上百合花"征。

（3）多子囊型：在大的母囊内可显示大小不等多个小囊，子囊可相互挤压而呈不规则形、菱形等，囊内可显示分隔带，呈"囊中囊"和"蜂窝状"典型表现。

（4）坏死实变型：包虫囊肿退化，产生坏死，部分囊液呈干酪样变，声像图表现为强回声团块，与周边组织分界清楚，酷似肿瘤，易被误诊。

（5）钙化型：外壳壁增厚、钙化呈不规则或弧形强回声伴宽大声影，形似"蛋壳"样改变。

2. 肝泡型棘球蚴病可分为三型

（1）浸润型：为高低回声混杂的实性为主病灶，边界模糊，后方可见弱衰减，可伴有小片状液性区或斑点状强回声。

（2）钙化型：肝内低回声病灶伴有点状或片状强回声，随着病程延长，强回声融合呈大片状，后方伴声影。

（3）液化空洞型：肝内占位可见大片状不规则液性区，呈"空腔"征，后方回声增强。

（三）鉴别诊断

超声诊断肝棘球蚴病有重要的价值，能对囊肿的大小、形态、囊壁厚度、单发或多发等做出较为满意的诊断，对临床治疗方案可提供可靠依据，然而仍是非特异性的，诊断时要注意与肝癌、肝囊肿、多囊肝、肝脓肿、胰腺假性囊肿等相鉴别，注意流行病学资料及特征性声像图表现，询问有无多囊肝等家族病史，结合 Casoni 实验或甲胎蛋白等血清学检查有助于鉴别诊断。

（四）典型图像

典型图像如图 2-297～图 2-305 所示（图 2-297～图 2-305 由宁夏固原市原州区人民医院超声科提供）。

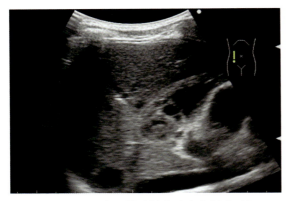

图 2-297　肝囊型棘球蚴病（囊内塌陷型）

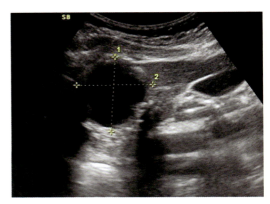

图 2-298　肝囊型棘球蚴病（单纯囊肿型）

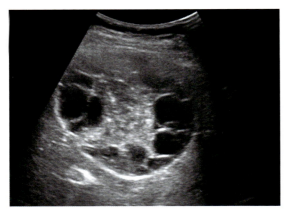

图 2-299　肝囊型棘球蚴病（多子囊型）

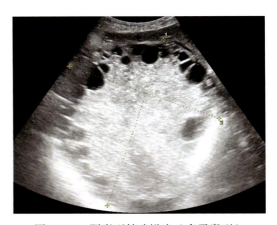

图 2-300　肝囊型棘球蚴病（多子囊型）

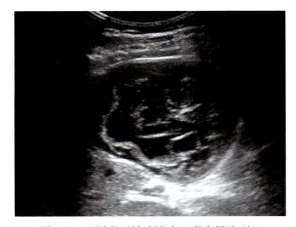

图 2-301　肝囊型棘球蚴病（囊内塌陷型）

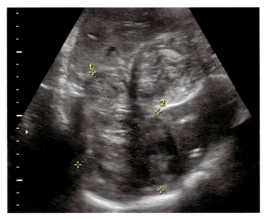

图 2-302　肝囊型棘球蚴病（坏死实变型）

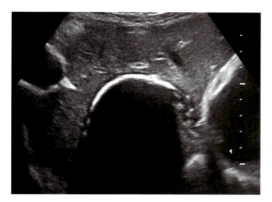

图 2-303 肝囊型棘球蚴病（钙化型）

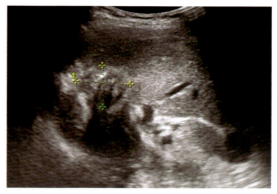

图 2-304 肝泡型棘球蚴病（浸润型）

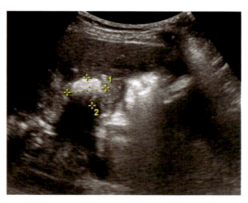

图 2-305 肝泡型棘球蚴病（钙化型）

二、肝蛔虫病

（一）临床与病理

蛔虫是人体肠道内最大、最常见的寄生线虫。肝蛔虫病的感染率农村高于城市，儿童高于成人。肝蛔虫病的病理改变主要是蛔虫性肝脓肿和肝蛔虫卵性肉芽肿。蛔虫性肝脓肿为蛔虫上行穿破肝内胆管所致，可为单发或多发，脓肿内含有蛔虫残骸和虫卵是其特点。肝蛔虫性肉芽肿系雌蛔虫侵入肝内大量产卵所致，早期为嗜酸性脓肿，以后形成肉芽肿，可引起胆道大出血，还可导致相应区域的肝坏死及后期的局限性肝纤维化病变。本病早期无明显特异临床表现，随着病情发展主要表现为肝脓肿及其并发症，如胆道出血、腹膜炎、脓胸及肺部感染等症状与体征，少数可引起蛔虫性肝硬化。

（二）超声表现

（1）本病常表现为肝内高回声不均团块，团块一般都较大，直径多大于3cm，常为单发，少数为多发，边界可清楚，亦可模糊，团块内回声不均匀，可见弯曲的不规则条带状高回声，或条带状高、低回声重叠呈"三明治"状，此为肝蛔虫病较为特征性表现。

（2）合并感染时，病灶呈混合性回声，可见透声差的液性区不规则分布。

（3）彩色多普勒超声显示病灶内未见明显血流信号，仅周边可见少许血流信号。

（三）鉴别诊断

肝蛔虫病其病灶较大，回声不均，需与肝细胞性肝癌或肝胆管细胞癌相鉴别，肝细胞性肝癌呈膨胀性生长，声像图显示有占位效应，常有假包膜回声，相关的辅助检查如甲胎蛋白检查等有助于诊断。肝胆管细胞癌境界常不清楚，形态不规则，团块近侧见扩张的胆管，常伴肝内胆管结石。

（四）典型图像

典型图像如图 2-306 ～图 2-309 所示。

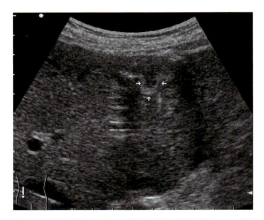

图 2-306　肝蛔虫病，肝内回声不均团块，边界模糊，团块内可见弯曲的高回声带（箭头所示）

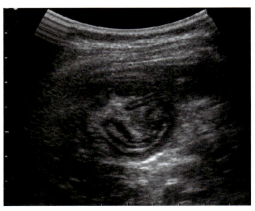

图 2-307　肝蛔虫病，肝内回声不均团块，境界清，内见重叠的高、低回声带，呈"三明治"状

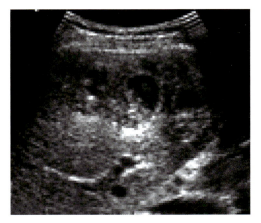

图 2-308　右肝蛔虫伴感染，病灶呈一边界不清的混合回声区

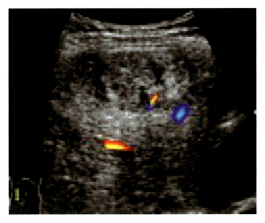

图 2-309　右肝蛔虫伴感染，病灶周边见少量血流

三、血吸虫肝病

（一）临床与病理

本病病理是由血吸虫寄居于门静脉系统，大量的虫卵经门静脉血流到达肝，形成虫卵结节，急性期虫卵周围大量嗜酸粒细胞聚集并发生坏死，形成嗜酸性脓肿；慢性期形成纤维化虫卵结节，门静脉及其分支周围大量结缔组织增生，引起肝间质间广泛纤维化，最后导致血吸虫性肝硬化，并可引起门静脉高压的一系列临床表现。

（二）超声表现

（1）急性期主要表现为肝大，并以左叶明显，肝的形态与轮廓尚正常，表现为光滑平整，其内部回声增强、增粗，且欠均匀。

（2）慢性期与血吸虫肝硬化时，肝表面轮廓多规整，也可呈波浪状或结节状的改变，左叶多增大，右叶可萎缩，肝内部回声明显增强、增粗，形成典型的分隔"网络"状结构，呈"地图样"改变。肝门区与肝内门静脉管壁增厚，回声增高，内径可呈不均匀性变窄，肝静脉变细，显示不清。

（3）本病表现出门静脉高压的超声改变。

（三）鉴别诊断

早期血吸虫肝病需与肝炎相鉴别，慢性血吸虫肝病需与肝炎后肝硬化、肝癌相鉴别。血吸虫病肝硬化的门静脉高压所引起的肝脾大、腹水、腹壁静脉怒张改变较为突出，肝细胞功能改变较轻，肝表面高低不平。门静脉性肝硬化的临床表现为乏力、厌食、黄疸、血管痣，晚期肝缩小，不易摸到表面结节，且有活动性肝功能改变，如氨基转移酶增高等。弥漫性肝癌的肝体积常增大，实质常呈结节样改变，无血吸虫肝病的"地图样"声像表现，门静脉可检出癌栓。

（四）典型图像

典型图像如图 2-310 ～图 2-320 所示。

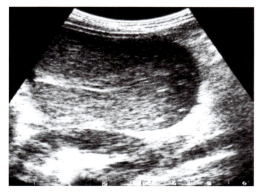

图 2-310　急性血吸虫肝病，肝大，下缘圆钝

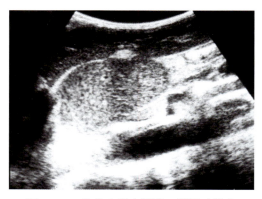

图 2-311　急性血吸虫肝病，肝尾叶增大

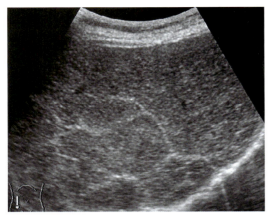

图 2-312　血吸虫性肝硬化，肝实质呈"网格样"改变

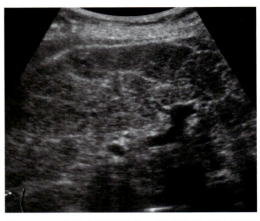

图 2-313　血吸虫性肝硬化，肝实质呈"网格样"改变

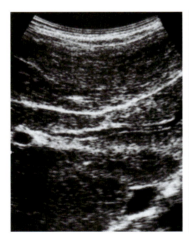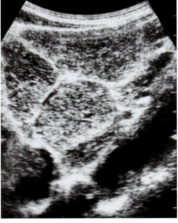

图 2-314　血吸虫性肝硬化，肝实质呈"网格样"改变

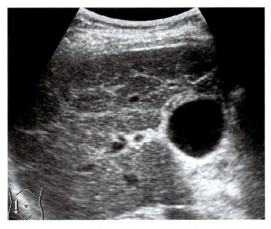

图 2-315　血吸虫性肝硬化，肝实质呈"网格样"改变，胆囊壁增厚

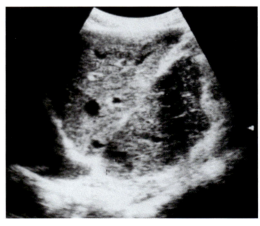

图 2-316　血吸虫性肝硬化，肝尾叶显著增大

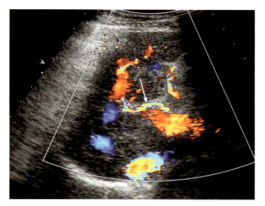

图 2-317　血吸虫肝病，可见扩张的肝动脉

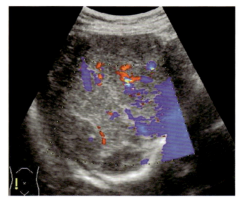

图 2-318　血吸虫性肝硬化，肝实质呈"网格样"改变，血流信号减少

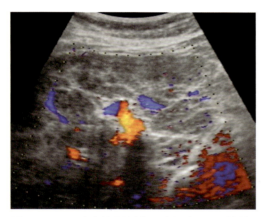

图 2-319　血吸虫性肝硬化，肝实质呈"网格样"改变，血流信号稀少

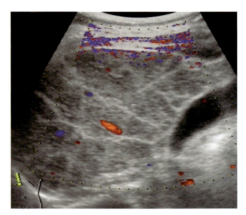

图 2-320　血吸虫性肝硬化，肝实质呈"网格样"改变，血流信号稀少

四、阿米巴肝脓肿

（一）临床与病理

阿米巴原虫病主要是由溶组织内阿米巴引起的人畜共患寄生虫病。该原虫多寄生于人和动物的肠道和肝，以滋养体形式侵袭机体，引发阿米巴痢疾或肝脓肿。其临床表现与病程、脓肿大小及部位、有无并发症有关，主要有长期发热、右上腹或右下胸痛、全身消耗及肝大压痛、血白细胞增多等。若肝穿刺获得典型的脓液，或脓液中找到阿米巴滋养体，或对特异性抗阿米巴药物治疗有良好效应即可确诊为阿米巴肝脓肿。

（二）超声表现

（1）肝脓肿早期，脓肿尚未液化，肝内局部可见低回声区，边界不清晰，形态不规则，内部回声不均，后方回声常增强，动态观察短期内有明显变化。

（2）随着病情进展，脓肿内部可见无回声区与高回声区并存，脓肿壁存在但不平整光滑；病情继续发展，脓肿大部或全部液化，可表现为类圆形或椭圆形无回声区，形态不规则，边界轮廓较清晰，后方回声可增强，少数于液性区内见众多高回声点，高回声点呈分层分布，随体位改变而变化。

（3）彩色多普勒超声于脓肿病灶液化前可见较丰富的血流信号，液化后病灶内部未探及血流信号，仅在周边见少许血流信号。

（三）鉴别诊断

阿米巴肝脓肿根据不同阶段的声像表现并结合临床表现一般可诊断，声像图上需与肝脓肿鉴别的病变有肝癌液化、肝囊肿伴感染、肝棘球蚴病等。肝癌病灶有明显的占位效应，门静脉常伴有癌栓，甲胎蛋白的测定结合临床病史不难鉴别；肝棘球蚴病常有来自牧区等流行病史，其双囊征等特殊表现有助于诊断；肝囊肿伴感染的病灶形态规则，边界清晰，动态随访可鉴别；阿米巴肝脓肿与细菌性肝脓肿鉴别有一定难度，注意以下内容有助于诊断：阿米巴肝脓肿起病较缓和，常有阿米巴痢疾史，脓肿常为单个，多位于肝右叶，血常规、肝穿刺及抗阿米巴药物治疗试验等相关检查与治疗有助于鉴别。

（四）典型图像

典型图像如图 2-321 ～图 2-322 所示。

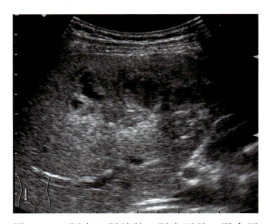
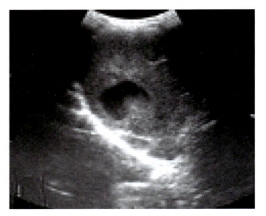

图 2-321　阿米巴肝脓肿，肝内可见一混合回声区，边界不清，内可见不规则液性区　　图 2-322　阿米巴肝脓肿，脓肿内大部分液化，脓腔形成

第五节　肝恶性占位性病变

一、原发性肝细胞癌

（一）临床与病理

原发性肝癌是世界上最严重的恶性肿瘤之一，有"癌之王"之称，在我国原发性肝

癌亦为常见的恶性肿瘤之一，其死亡率居恶性肿瘤第二位。按病理组织分为三大类型，即肝细胞性肝癌、胆管细胞性肝癌与混合型肝癌，其中肝细胞性肝癌占原发性肝癌的90%以上。1997年，我国肝癌病理协作组将肝细胞性肝癌分为4个型和6个亚型，即弥漫型、块状型（直径5cm以上，超过10cm为巨块型）、结节型（结节最大直径不超过5cm）和小癌型（多个结节直径不超过3cm）。其中，块状型又分为单块状型、融合块状型和多块状型等3个亚型；结节型也分为单结节型、融合结节型和多结节型等3个亚型。

约80%以上肝细胞癌伴肝硬化，早期临床症状不明显，一旦出现上腹疼痛、腹胀、恶心、低热、黄疸等症状多属中晚期。

（二）超声表现

（1）肿瘤体积较小时，肝形态多无改变，较大肿瘤可引起肝形态与大小的失常，合并肝硬化时可表现为肝表面凹凸不平整。

（2）肝内病灶可单发或多发，亦可表现为弥漫性小结节，其内部回声可为低回声、等回声、高回声或混合性回声。小结节一般为低回声，大结节多表现为高回声，块状型多呈混合性回声。

（3）肝细胞癌肿块或结节的周边可清晰或欠清晰，有包膜或假包膜者边界多清晰，并见低回声晕环包绕。

（4）块状型肝细胞癌后方多见衰减现象，小结节型的后方可见轻度增强效应。

（5）肝内管道（血管或胆管）见受压变形或移位征。

（6）肝内扩散转移与卫星灶征。

（7）血管与胆管内转移时，40%～90%者可出现门静脉干及其分支转移引起门静脉癌栓，其次为肝静脉内的癌栓，部分病例可发生胆管内转移引起阻塞性黄疸。

（8）肝外转移引起肝门区、腹膜后等区域淋巴结转移。

（9）彩色多普勒超声表现出90%的肝细胞癌病灶内可检出动脉型血流，70%的可检出门静脉型血流，少部分检出动-静脉瘘型血流，肿瘤内血管阻力指数多大于0.5。

（10）门静脉癌栓内部与周边多显示动脉型血流信号。

（11）三维彩色多普勒超声示肝细胞癌病灶内的血管容积明显增加，三维图像于瘤体内可见树枝状的血管或短线状与环绕型的血管。

（12）超声造影可呈典型的造影剂"快进快退"改变，部分高分化癌或生物学特性相对稳定的肿瘤可呈"快进慢退"的不典型改变。

（三）鉴别诊断

原发性肝细胞癌应与其他肝占位性病变相区别。肝血管瘤表现为低回声及均匀高回声时，需与本病相鉴别，血管瘤缺乏球体感，病灶内血供也不如肝细胞癌丰富，超声造影动脉相呈边框样向心性增强；肝局灶增生性结节病灶内部常可见星芒状高回声斑，血流信号呈中心放射状分布，超声造影动脉相为中央放射状增强，可与本病相区别；肝腺瘤血流信号以静脉型为主，超声造影多为"快进慢出"型；原发性肝细胞癌合并液化时应与肝脓肿相区别，后者病灶声像随病程进展有显著变化，且患者有腹痛、发热等临床表现，有助于鉴别诊断；肝硬化结节体积多较小，占位效应不如肝细胞癌显著，病灶内少见血流信号，有别于本病的典型声像。

（四）典型图像

典型图像如图 2-323 ～图 2-426 所示。

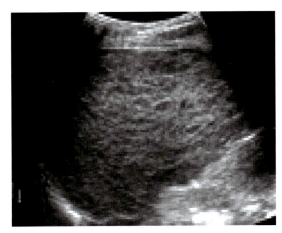

图 2-323　弥漫型肝细胞性肝癌，呈弥漫小结节型

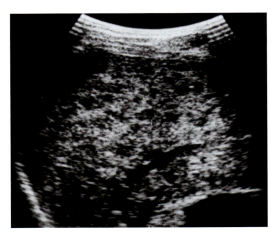

图 2-324　弥漫型肝细胞性肝癌，肝内弥漫散布低回声小结节

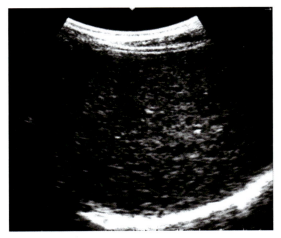

图 2-325　弥漫型肝细胞性肝癌，肝内呈细小低回声结节样改变

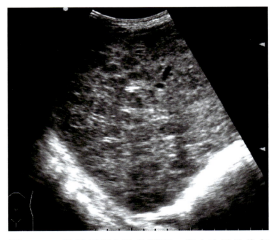

图 2-326　弥漫型肝细胞性肝癌，肝内弥漫性分布着大小不一的低回声结节，境界不清

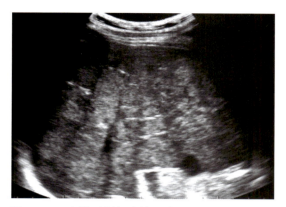

图 2-327 弥漫型肝细胞性肝癌，肝增大，肝内回声显著不均，未见明显结节或团块

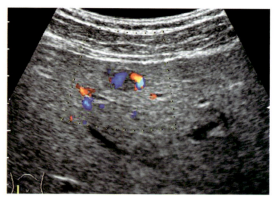

图 2-328 微小肝细胞性肝癌，其内检出丰富的动脉血流信号

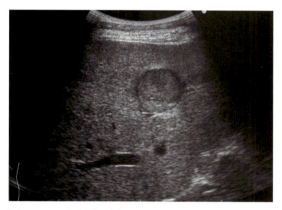

图 2-329 左肝小肝癌（肝细胞性），结节周边可见低回声晕

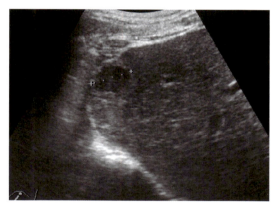

图 2-330 右肝小肝癌（肝细胞性），位于右肝膈面包膜下，呈低回声，境界清晰

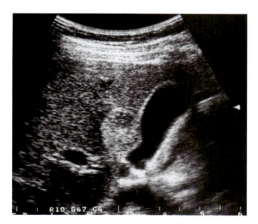

图 2-331 右肝小肝癌（肝细胞性），可见肿瘤结节凸向胆囊

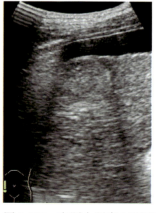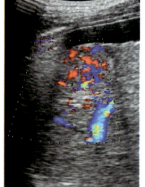

图 2-332 右肝小肝癌（肝细胞性），包膜下等回声结节，其内血供丰富

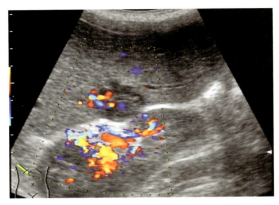

图 2-333 右肝小肝癌（肝细胞性），瘤体内见丰富血流信号，呈偏心性分布

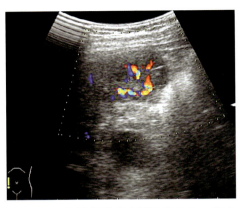

图 2-334 右肝小肝癌（肝细胞性），其内血供丰富

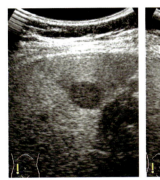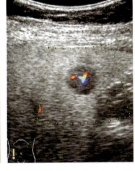

图 2-335 右肝小肝癌（肝细胞性），其内血供丰富

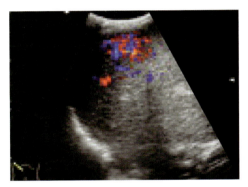

图 2-336 右肝小肝癌（肝细胞性），结节内血供极其丰富，呈火球状

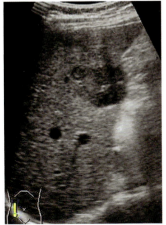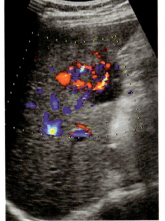

图 2-337 右肝小肝癌（肝细胞性），可见一粗大的血流束伸入结节内

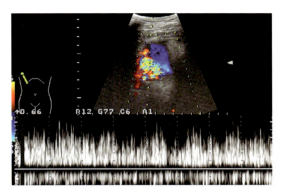

图 2-338 小肝癌（肝细胞性），可见一束血流伸入肿瘤内

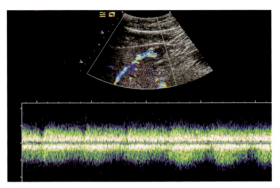

图 2-339 小肝癌，与图 2-338 为同一患者，瘤体内检出动脉及静脉血流频谱

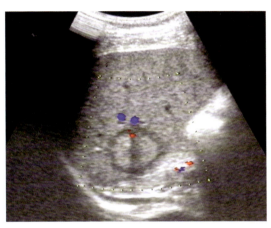

图 2-340 右肝结节型肝细胞癌，瘤体周边见低回声晕及点状血流信号

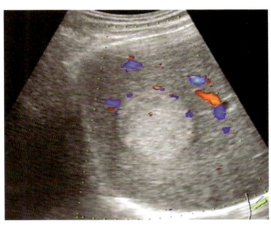

图 2-341 右肝结节型肝细胞癌，呈高回声型，周边见点状血流，内部血流信号稀少

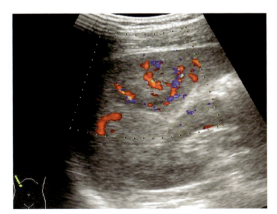

图 2-342 右肝后叶结节型肝细胞癌，为近等回声结节，周边见声晕，结节内见丰富的血流束

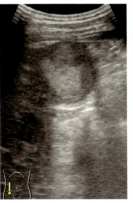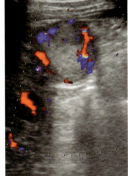

图 2-343 右肝结节型肝细胞癌，瘤体内血供丰富

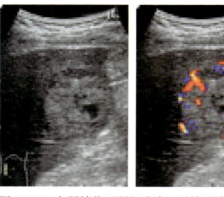

图 2-344　右肝结节型肝细胞癌，示境界清晰的结节，内见坏死无回声区

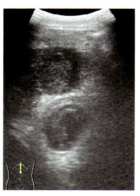

图 2-345　左肝结节型肝细胞癌，可见树枝状血流伸入其中

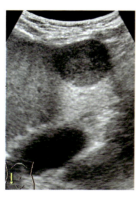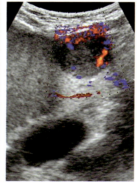

图 2-346　右肝结节型肝细胞癌，呈一境界清楚的低回声结节，其内血供丰富

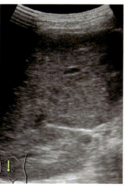

图 2-347　原发性肝细胞性肝癌，二维超声仅显示一回声不均区，彩色多普勒显示其内血供极其丰富

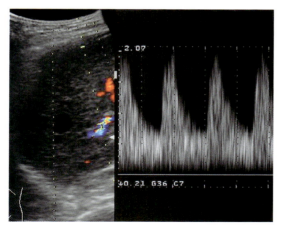

图 2-348　原发性肝细胞性肝癌，与图 2-347 为同一患者，脉冲多普勒测及高速高阻动脉血流频谱

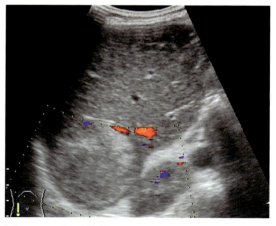

图 2-349　右肝块状型肝细胞癌，境界清晰，血供不丰富

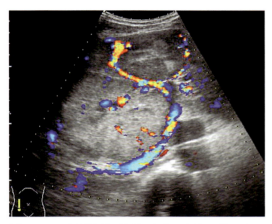

图 2-350　右肝块状型肝细胞癌，病灶呈等回声，周边见血流环绕

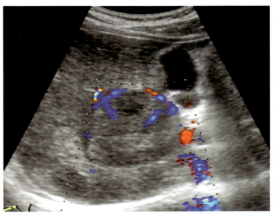

图 2-351　右肝块状型肝细胞癌，瘤体周边见低回声晕及条状血流

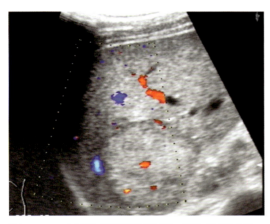

图 2-352　右肝块状型肝细胞癌，瘤体呈等回声，周边见低回声晕

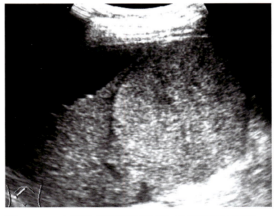

图 2-353　右肝块状型肝细胞癌，为稍高回声团块，境界清楚

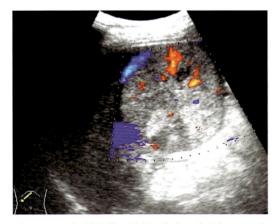

图 2-354　右肝块状型肝细胞癌，与图 2-353 为同一患者，团块内探及粗大的血流束

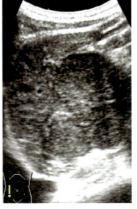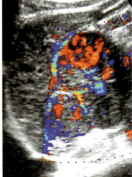

图 2-355　右肝块状型肝细胞癌，为近等回声团块，其内血供丰富

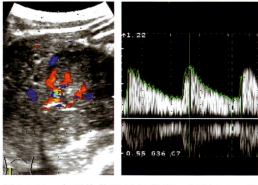

图 2-356   右肝块状型肝细胞癌，与图 2-355 为同一患者，多普勒频谱显示高速动脉血流

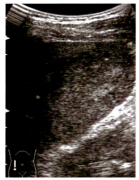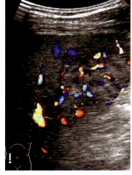

图 2-357   右肝块状型肝细胞癌，团块内血供丰富

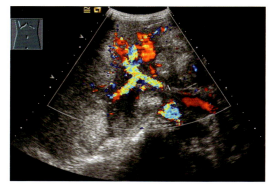

图 2-358   块状型原发性肝细胞癌，可见丰富的动脉血流

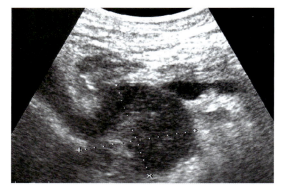

图 2-359   肝尾叶块状型肝细胞癌

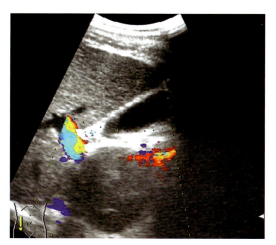

图 2-360   肝尾叶块状型肝细胞癌，与图 2-359 为同一患者，团块内血流不明显

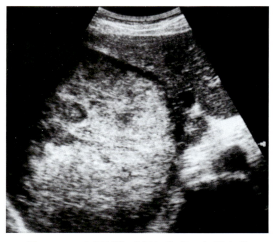

图 2-361   右肝巨块型肝细胞癌，包膜完整

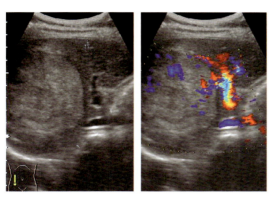

图 2-362　右肝巨块型肝细胞癌，其内探及少量血流

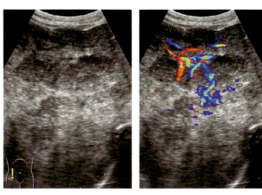

图 2-363　右肝巨块型肝细胞癌，巨大回声不均团块内血供丰富

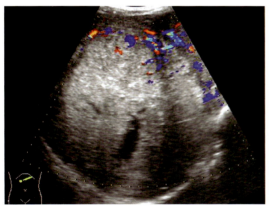

图 2-364　右肝巨块型肝细胞癌，右肝巨大高回声团块，团块周边探及丰富血流，内见坏死液化区

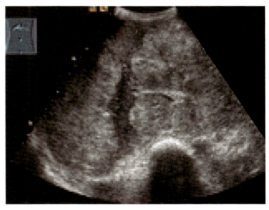

图 2-365　原发性肝细胞性肝癌，呈团块结节混合型

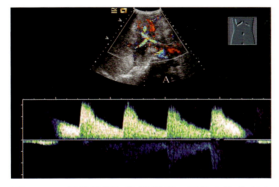

图 2-366　原发性肝细胞性肝癌，团块内检出高速高阻型动脉血流频谱

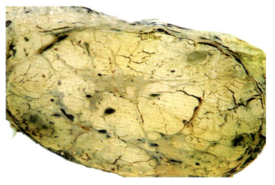

图 2-367　肝细胞癌伴肝硬化，大体标本示巨块型肝癌由大小不等癌结节融合，肿瘤外见小结节状的肝硬化

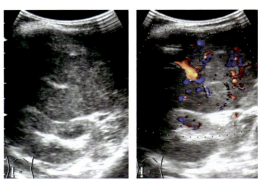

图 2-368　右肝外生性肝细胞癌，右肾受压变形

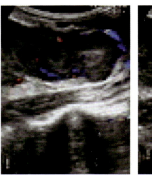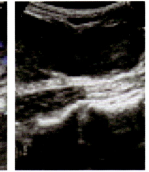

图 2-369　左肝外生性肝细胞癌

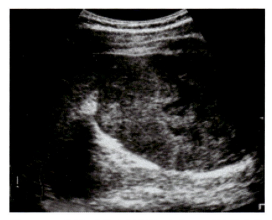

图 2-370　肝右叶外生性肝细胞癌，可见狭小的蒂与肝组织相连

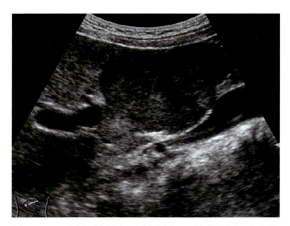

图 2-371　原发性肝细胞性肝癌，肿块压迫下腔静脉使其管腔变窄

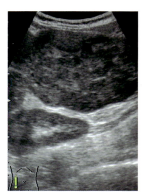

图 2-372　右肝巨大外生性肝细胞癌，其内血供极其丰富

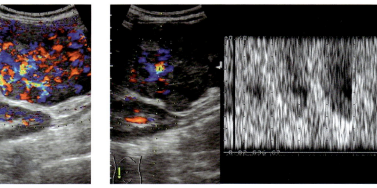

图 2-373　右肝巨大外生性肝细胞癌，与图 2-372 为同一患者，显示高速湍流频谱

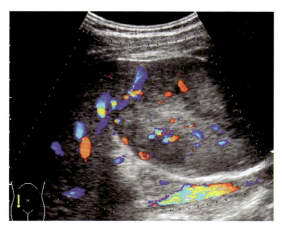

图 2-374 外生性肝细胞癌,可见肿瘤内血流与肝内血流相通

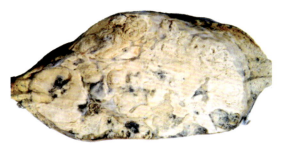

图 2-375 原发性肝细胞性肝癌,大体标本切面呈淡黄色,明显坏死,呈多个囊性退行性变

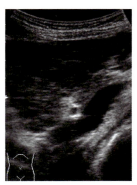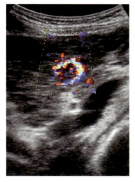

图 2-376 原发性肝细胞性肝癌,图像示肝硬化恶变,二维图像欠清晰,但彩色血流丰富

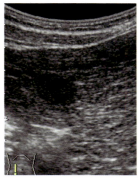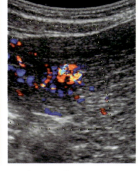

图 2-377 原发性肝细胞性肝癌,图像示肝硬化恶变,结节边界欠清,血流信号丰富

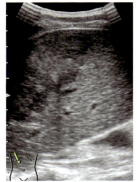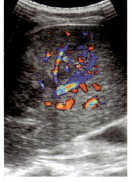

图 2-378 肝纤维板层癌,呈一不均匀团块,边缘见丰富的血流

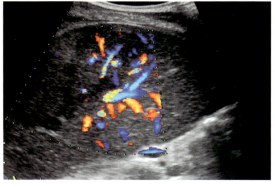

图 2-379 肝纤维板层癌,呈一不均匀团块,边缘见丰富的血流

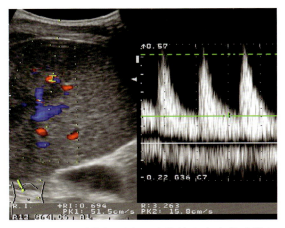

图 2-380   肝纤维板层癌，边缘检出丰富的动脉血流频谱

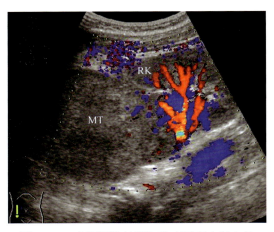

图 2-381   右肝原发性肝细胞癌侵犯右肾上极

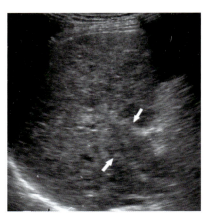

图 2-382   弥漫型肝细胞癌伴门静脉瘤栓

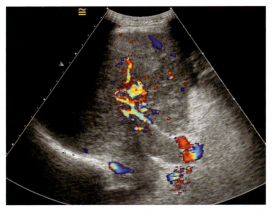

图 2-383   弥漫型肝细胞癌伴门静脉瘤栓，门静脉右支内见实体充填，其内见丰富动脉血流信号

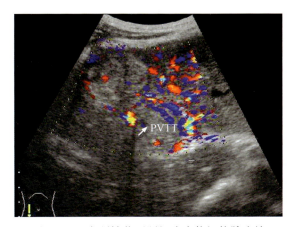

图 2-384   右肝结节型肝细胞癌伴门静脉瘤栓

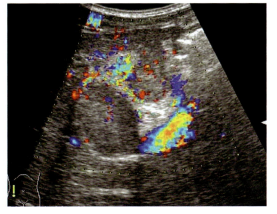

图 2-385   原发性肝细胞癌伴门静脉右支瘤栓，瘤栓内见动脉血流信号

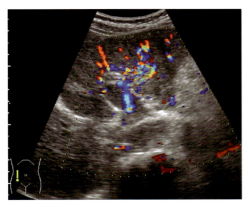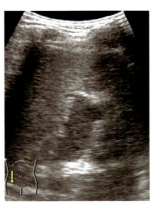

图 2-386 原发性肝细胞癌伴门静脉左支瘤 栓，瘤栓周边与内部均检出动脉血流信号

图 2-387 原发性肝细胞癌伴门静脉瘤栓，瘤栓内部检 出动脉血流信号

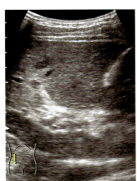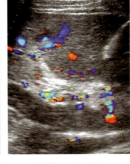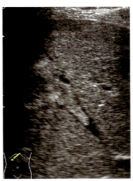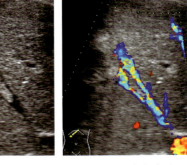

图 2-388 原发性肝细胞癌伴门静脉右支瘤栓，可 见门静脉海绵样变

图 2-389 原发性肝细胞癌伴肝右静脉内瘤栓

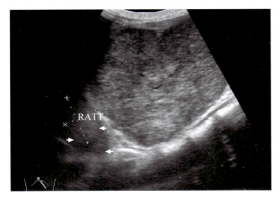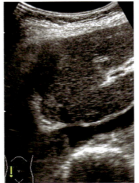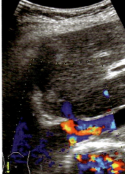

图 2-390 原发性肝细胞癌伴右心房内瘤栓

图 2-391 原发性肝细胞性肝癌，下腔静脉至右心 房内瘤栓

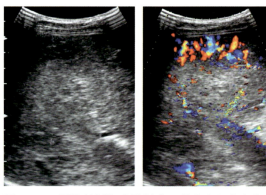

图 2-392　原发性肝细胞性肝癌，肿瘤内血流丰富，伴门静脉瘤栓形成

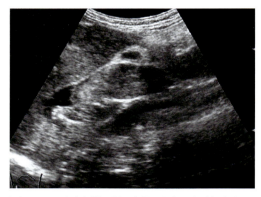

图 2-393　原发性肝细胞性肝癌，门静脉主干及右支内瘤栓

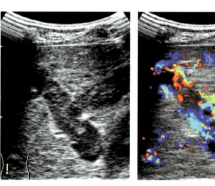

图 2-394　原发性肝细胞性肝癌，门静脉右支及其分支内充满瘤栓，其内血流丰富

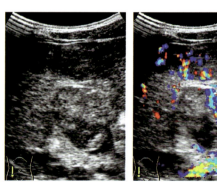

图 2-395　原发性肝细胞性肝癌，门静脉左支见瘤栓，瘤栓周边血流丰富

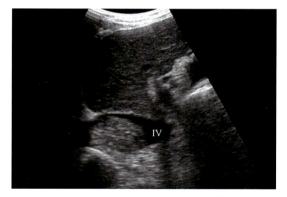

图 2-396　原发性肝细胞癌伴下腔静脉内瘤栓

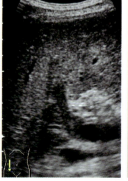

图 2-397　原发性肝细胞癌伴门静脉右支内瘤栓，栓子周边探及搏动性动脉血流

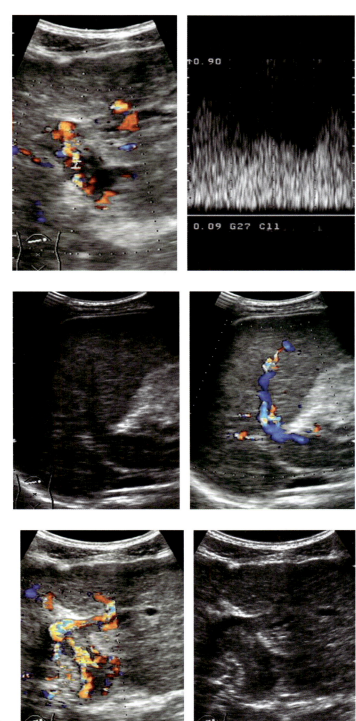

图 2-398　门静脉左支瘤栓内检出
　　　　　动静脉瘘血流频谱

图 2-399　门静脉右支瘤栓，可见
　　　　　一束动脉血流伸入其内

图 2-400　原发性肝细胞癌伴门静脉左
　　　　　支瘤栓，瘤栓内检出丰富的动脉血流

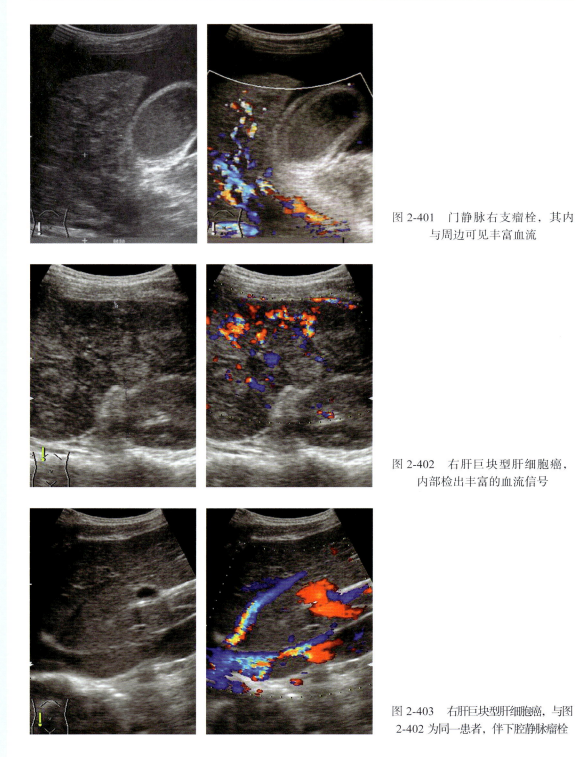

图 2-401　门静脉右支瘤栓，其内
　　　　　与周边可见丰富血流

图 2-402　右肝巨块型肝细胞癌，
　　　　　内部检出丰富的血流信号

图 2-403　右肝巨块型肝细胞癌，与图
　　　　　2-402 为同一患者，伴下腔静脉瘤栓

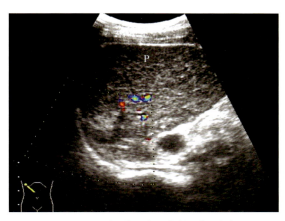

图 2-404 右肝后叶原发性肝细胞癌

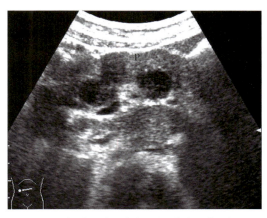

图 2-405 右肝后叶原发性肝细胞癌，与图 2-404 为同一患者，伴腹膜后多发淋巴结转移

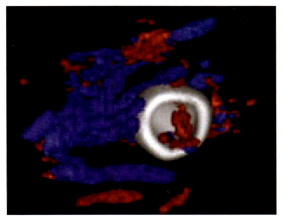

图 2-406 原发性肝细胞性肝癌，彩色三维超声见一束血流穿入其内并分支

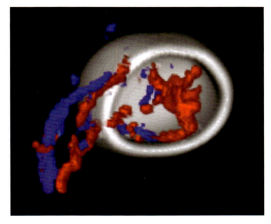

图 2-407 原发性肝细胞性肝癌，彩色三维超声于结节内检出丰富的树枝状血流

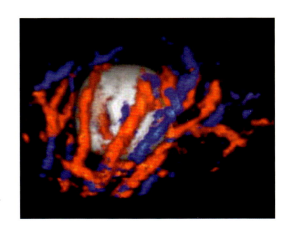

图 2-408 原发性肝细胞性肝癌，彩色三维超声显示肿瘤周边有丰富的血流束环绕，呈"抱球"征

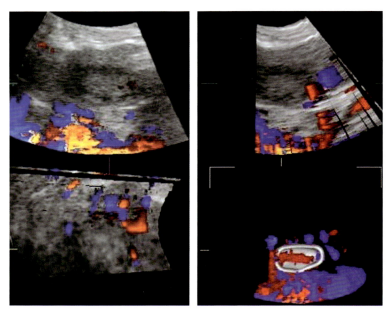

图 2-409　原发性肝细胞性肝癌，彩色三维超声显示一束丰富的血流贯穿其内

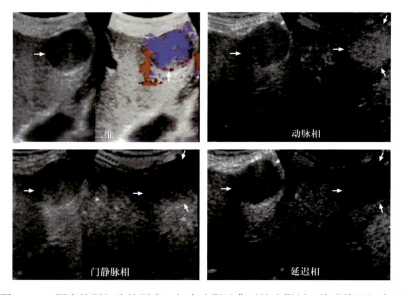

图 2-410　原发性肝细胞性肝癌，超声造影呈典型的造影剂"快进快退"表现

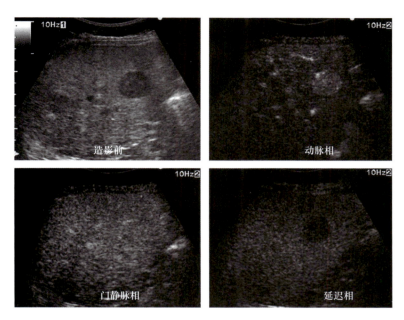

图 2-411　原发性肝细胞性肝癌，超声造影呈典型的造影剂"快进快退"表现

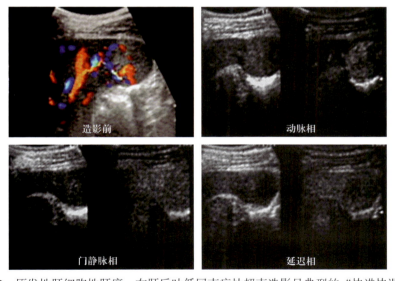

图 2-412　原发性肝细胞性肝癌，右肝后叶低回声病灶超声造影呈典型的"快进快退"表现

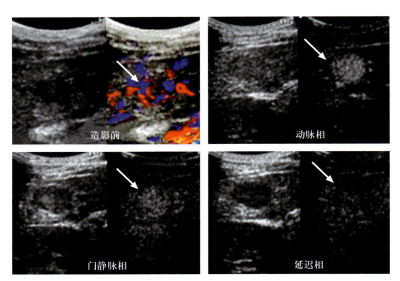

图 2-413　原发性肝细胞性肝癌，彩色多普勒超声示右肝后叶病灶内血供丰富，而超声造影呈"快进慢退"表现，直至延迟相病灶内仍见少许增强

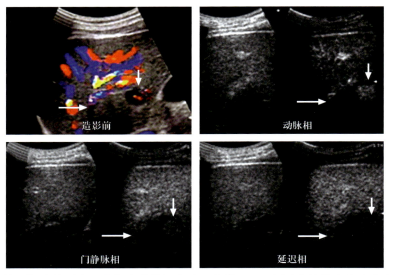

图 2-414　原发性肝细胞性肝癌，彩色多普勒超声示一直径 0.9cm 低回声结节内血流丰富，该结节超声造影呈典型的"快进快出"表现，而其余部分于造影各时相均未见明显增强，呈造影剂"充盈缺损"型

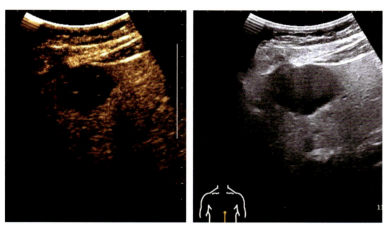

图 2-415 原发性肝细胞性肝癌，超声造影延迟相呈"空洞"征

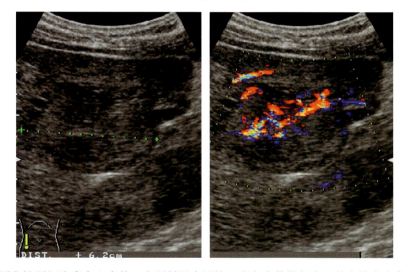

图 2-416 原发性肝细胞癌介入术前，右肝低回声团块，彩色多普勒超声于其内检出丰富的血流信号

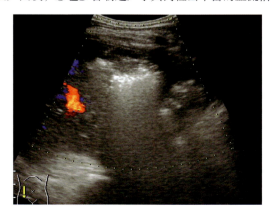

图 2-417 与图 2-416 为同一患者，经乙醇介入治疗 1 个疗程后呈一强回声团块，其内无血流信号

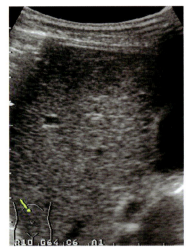
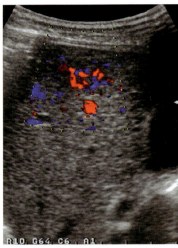

图 2-418 右肝前叶小肝癌（肝细胞性），呈一低回声结节，彩色多普勒超声于其内检出丰富的彩色血流信号

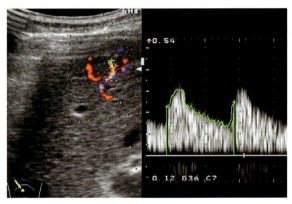

图 2-419 右肝前叶小肝癌（肝细胞性），与图 2-418 为同一患者，脉冲多普勒超声于结节内检出高速动脉型血流频谱

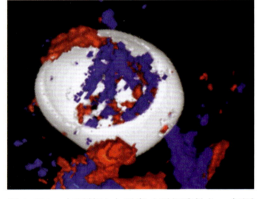

图 2-420 右肝前叶小肝癌（肝细胞性），与图 2-418 为同一患者，彩色三维超声于其内检出丰富的穿支样血流信号

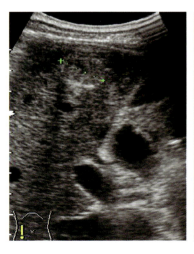
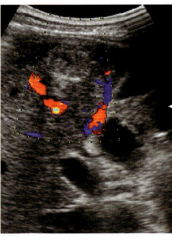

图 2-421 右肝前叶小肝癌（肝细胞性），与图 2-418 为同一患者，经乙醇介入治疗后，回声增强，彩色多普勒超声示其内无血流信号

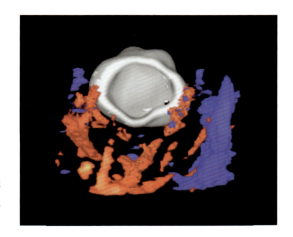

图 2-422 右肝前叶小肝癌（肝细胞性），与图 2-418
为同一患者，经乙醇介入治疗后，回声增强，彩色
　　　三维超声示其内无血流信号

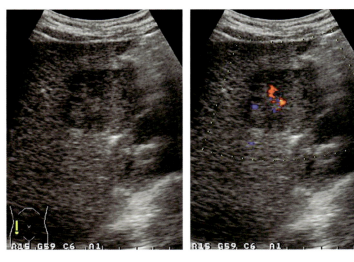

图 2-423 右肝后叶原发性肝细
胞癌，呈一低回声团块，彩色
多普勒超声示其内血流信号

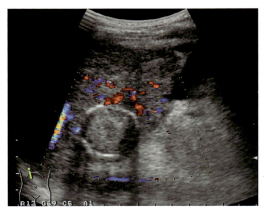

图 2-424 右肝后叶肝癌（肝细胞性），与图 2-423
为同一患者，经乙醇介入治疗后 6 年，呈一高回声
团块，周边围绕强回声环，彩色多普勒超声示其内
　　　　　　无血流信号

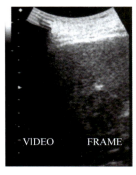
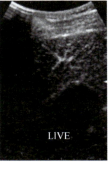

图2-425　超声介入无水乙醇量化治疗后2年，超声造影呈造影剂"充盈缺损"改变

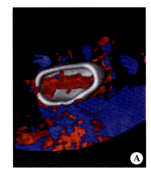
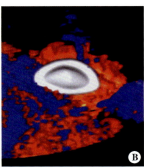

图2-426　彩色三维超声显示肿瘤内后方横穿的彩色血流信号（A），经乙醇介入治疗9个月后，彩色三维超声扫描肿瘤内未见血流信号（B）

二、肝胆管细胞癌

（一）临床与病理

肝胆管细胞癌为原发性肝癌的一种类型，又称肝内胆管癌，其发生于胆管被覆上皮，大部分为胆管腺癌，其间质多为纤维结缔组织。大体形态分为肿块型、管周浸润型、管内生长型，其中肿块型最常见，管周浸润型可表现为沿胆管和门静脉系统弥漫性浸润，管内生长型可表现为乳头状、息肉状生长。根据肿瘤生长部位将发生于肝门部较大肝内胆管者称为肝门型，发生于肝内较小胆管者称为外周型。胆管细胞癌的发生与胆管结石和炎症的长期慢性刺激密切相关，是胆管细胞癌的主要病因。

本病的早期症状不明显，常于晚期侵犯肝门部致黄疸出现时发现。患者可出现上腹痛、食欲减退、消瘦等症状，肿瘤增大时可于上腹部触及包块。

（二）超声表现

1. 肝胆管细胞癌的声像表现　可分为团块型、结节型、弥漫型与囊肿型，声像表现如下。

（1）团块型：于肝内或肝门部见一回声不均区，直径＞3cm，形态不规则，境界不清。团块呈稍高回声或等回声，其周边可伴或不伴胆管扩张。扩张的胆管呈截断性改变，部分胆管截断处管腔内见实体突入其中。

（2）结节型：肝内见低回声或等回声结节，直径＜3cm，大多数为外周型，并靠近肝包膜，其境界清楚，周边胆管扩张不明显，与肝细胞癌不易鉴别。

（3）弥漫型：肝某一叶或一段内Ⅱ、Ⅲ级小胆管轻度扩张，管壁节段性增厚呈短杆状强回声，形成一片不均匀的强回声区，肿瘤无明显境界。

（4）囊肿型：肝内局部胆管不规则扩张，管壁增厚，部分扩张的胆管壁上见大小不等的乳头状高回声突起，管腔内透声差，液性区内见黏液状、细点状、条状回声。

2. 肝胆管细胞癌合并结石时回声不均区　内见强回声团，后伴声影。合并脓肿时于回声不均区内或其旁见液性区，内透声差。

3. 彩色多普勒超声见肿瘤内血流不丰富　侵犯门静脉时肿瘤所在处的门静脉分支血流消失，肝动脉血流可丰富，流速增大。亦可见门静脉、肝动脉血流均消失，肿瘤内呈乏血流区。

4. 超声造影呈造影剂"少进快退"或造影剂"充盈缺损"等少血供的表现

（三）鉴别诊断

肝胆管细胞癌常合并周围胆管扩张，可与原发性肝细胞癌相区别，但亦有部分肝胆管细胞癌周围胆管扩张不明显，与肝细胞癌较难鉴别，明确诊断仍需依赖病理检查；合并多发结石的肝胆管细胞癌时，如病灶体积较小，可因结石回声及其声影遮挡而被忽略。

（四）典型图像

典型图像如图 2-427～图 2-468 所示。

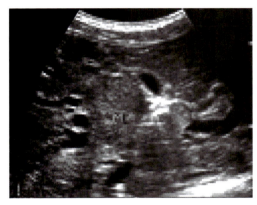

图 2-427　原发性胆管细胞癌，境界不清，肿瘤周边见扩张的胆管

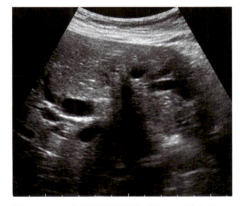

图 2-428　左肝胆管细胞癌，左肝内见一回声不均区，周围胆管扩张至团块旁呈截断性改变，胆管截断处管腔内见实体回声

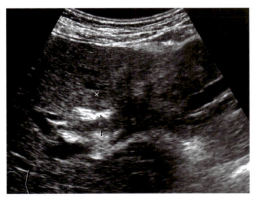

图 2-429　左肝胆管细胞癌，左肝内外叶交界处回声不均团块，境界不清，实体延伸至肝门部胆管

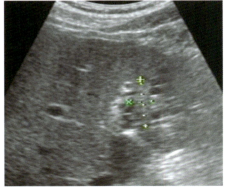

图 2-430　左肝胆管细胞癌，左肝外叶等回声结节，境界不清，周边见扩张胆管

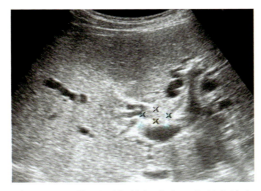

图 2-431　肝门型肝胆管细胞癌，表现为管内生长结节型，伴周围胆管扩张

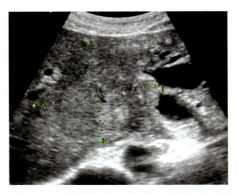

图 2-432　左肝胆管细胞癌，瘤体边界模糊，伴周围胆管扩张，呈"截断"征

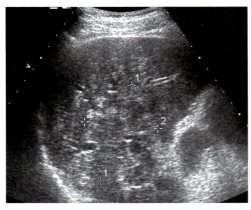

图 2-433　右肝胆管细胞癌，右肝内见一稍高回声区，形态不规则，境界不清楚，周围胆管扩张至团块旁呈截断性改变

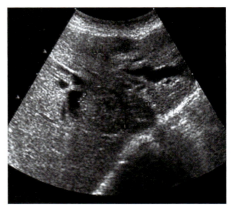

图 2-434　左肝胆管细胞癌，扩张的左肝胆管内见实体回声

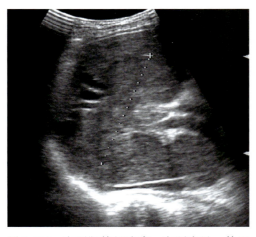

图 2-435　右肝胆管细胞癌，右肝内见一等回声团块，形态不规则，近侧胆管扩张，胆管至团块旁呈截断性改变

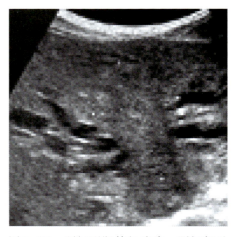

图 2-436　肝门型胆管细胞癌，肝门部见一低回声区，境界不清楚，周围胆管扩张

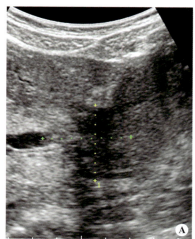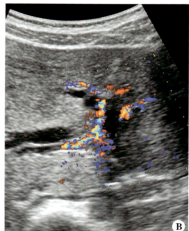

图2-437　左肝胆管细胞癌，患者12岁，A. 左肝内低回声区，境界不清楚，包绕门静脉左支矢状段，周边胆管扩张；B. 团块内门静脉血流消失，肝动脉血流丰富

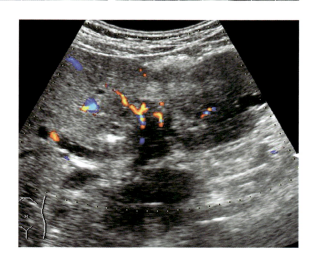

图2-438　左肝胆管细胞癌，左肝内见一回声不均区，其周围胆管扩张，团块包绕门静脉左支，彩色多普勒见门静脉血流消失，肝动脉血流丰富

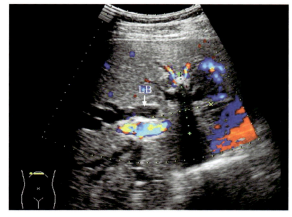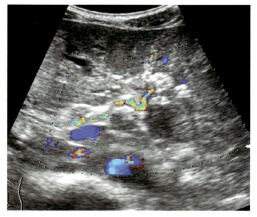

图2-439　左肝胆管细胞癌，左肝内外叶交界处可见低回声团块，周围胆管扩张，门静脉矢状段血流消失，边缘见肝动脉血流，肿块内呈乏血流区

图2-440　左肝胆管细胞癌，左肝内见一回声不均区，形态不规则，境界不清楚，其近侧胆管扩张，团块包绕门静脉左支，彩色多普勒超声见门静脉血流消失，肝动脉血流束增宽

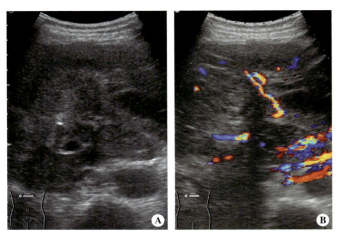

图 2-441　左肝胆管细胞癌，A. 左肝内见境界不清的回声不均区，门静脉左支矢状段管腔显像不清；B.门静脉左支矢状段血流信号消失，肝动脉血流束增粗

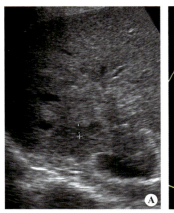
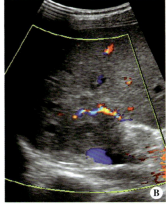

图 2-442　右肝胆管细胞癌，A. 右肝内见稍高回声团块，境界不清，包裹在团块内的胆管腔内见实体回声填塞（游标卡尺所示），团块周围胆管扩张；B. 团块内门静脉血流消失，肝动脉血流束增宽

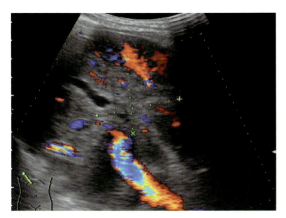

图 2-443　右肝胆管细胞癌，病灶内血流信号稀少

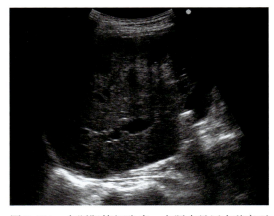

图 2-444　右肝胆管细胞癌，右肝内见回声稍高不均区，无明显境界，周边小胆管扩张

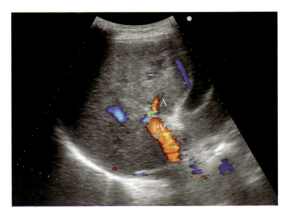

图 2-445　右肝胆管细胞癌，与图 2-444 为同一患者，肿块内无血流信号，门静脉分支显像不清，肝动脉血流束增粗

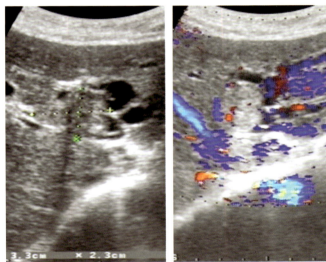

图 2-446　左肝胆管细胞癌，病灶呈稍高回声结节样表现，周边见少许血流信号

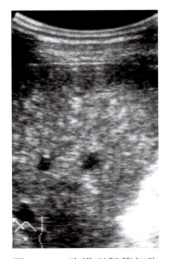

图 2-447　弥漫型胆管细胞癌，肝内见弥漫性短杆状高回声，并见小胆管扩张

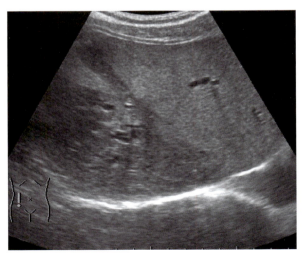

图 2-448　右肝弥漫型胆管细胞癌，右肝回声弥漫性增粗，见短杆状与粗点状强回声，并见扩张的小胆管；左肝正常，回声均匀，与右肝明显不同

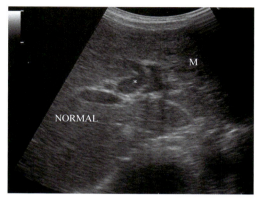

图 2-449 左肝弥漫型胆管细胞癌（M），左肝回声不均匀，与右肝正常肝回声（NORMAL）形成对比，左肝管内见癌栓实体回声（*）

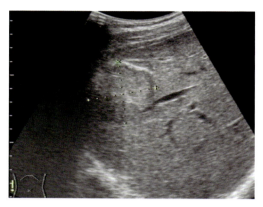

图 2-450 右肝胆管细胞癌，右肝内见一稍高回声团块，境界清楚，团块周围见一支扩张的胆管

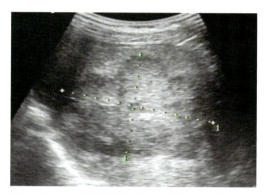

图 2-451 右肝胆管细胞癌，右肝团块呈低回声，形态不规则，边界欠清，团块周围未见胆管扩张征象

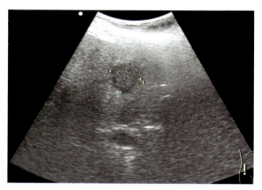

图 2-452 左肝胆管细胞癌，左肝内见一低回声结节，境界清楚，结节周围未见胆管扩张征象

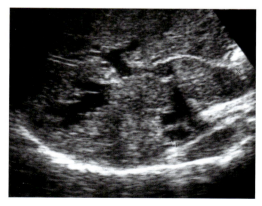

图 2-453 右肝胆管细胞癌，右肝内胆管扩张，管腔内充满实体回声，周围胆管扩张

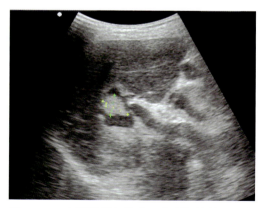

图 2-454 右肝胆管细胞癌，右肝胆管扩张，内见一乳头状高回声附壁结节

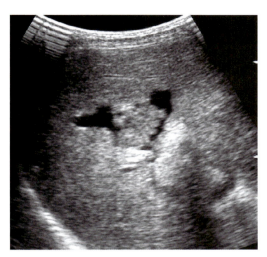

图 2-455　右肝胆管细胞癌，右肝内局部胆管扩张，胆管内见乳头状结节

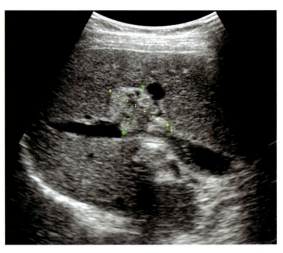

图 2-456　右肝胆管细胞癌，右肝内胆管扩张，内见乳头状结节

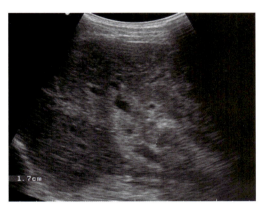

图 2-457　右肝胆管细胞癌，右肝内胆管壁回声增强，沿胆管浸润，胆管腔内见实体回声，近侧胆管扩张

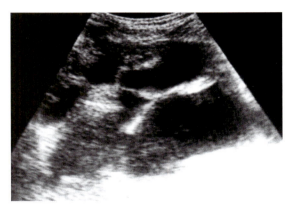

图 2-458　左肝胆管乳头状腺癌，左肝内胆管扩张，内分隔带增厚，胆管内透声差，可见黏液状絮状物回声

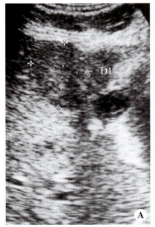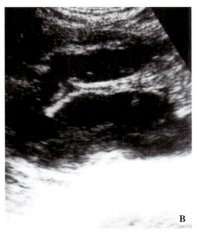

图 2-459　左肝胆管乳头状腺癌，A. 左肝内胆管扩张，内分隔带增厚，胆管内透声差，可见黏液状絮状物回声；B. 病灶旁有肝内转移

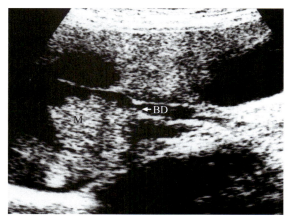

图 2-460　右肝胆管乳头状腺瘤伴不典型增生，右肝内见一囊性肿物，与其旁胆管相通，肿物内见乳头状突起。病理报告不典型增生处符合早期癌变

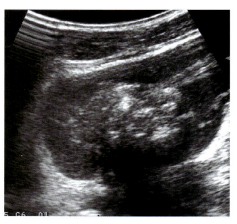

图 2-461　左肝胆管细胞癌并结石，左肝内高回声团块，境界不清，内见许多点团状强回声

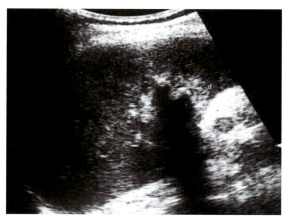

图 2-462　左肝胆管细胞癌伴结石，左肝团块内见多个点团状强回声，呈堆砌状，后伴明显声影，肝门部见一低回声淋巴结

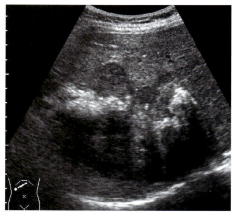

图 2-463　右肝胆管细胞癌伴结石，右肝内见一回声不均团块，形态不规则，境界不清，团块内见许多点团状强回声，呈堆砌状，后伴声影，结石所在胆管显像不清

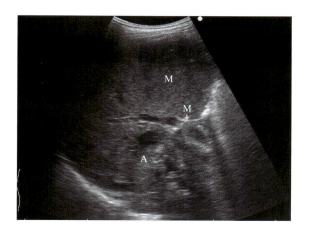

图 2-464　胆管细胞癌合并脓肿，肿块（M）与胆管内癌栓（箭头所示），脓肿（A）可见不规则液性区

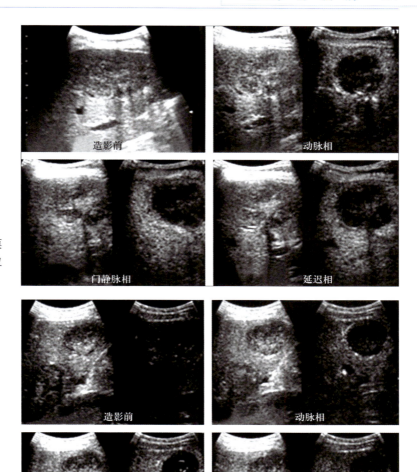

图 2-465 胆管细胞癌双模式超声造影呈造影剂"充盈缺损"型

图 2-466 胆管细胞癌双模式超声造影呈造影剂"少进快退"型

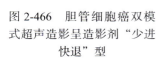

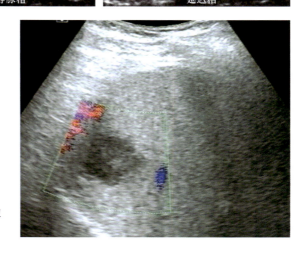

图 2-467 右肝胆管细胞癌，病灶呈低回声，边界欠清，未见血流信号

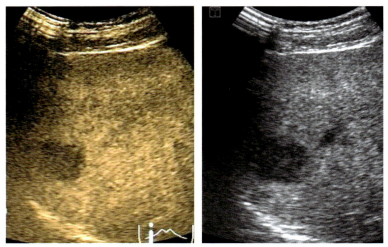

图 2-468　右肝胆管细胞癌，与图 2-467 为同一患者，超声造影呈"快退"表现

三、转移性肝癌

（一）临床与病理

　　肝是全身其他脏器与组织恶性肿瘤常见的转移部位，常见的原发病灶来自胃肠道、胆道、胰、肺、乳腺、鼻咽部、泌尿系统等肿瘤及淋巴瘤与黑素瘤等。转移途径可由血行和淋巴转移，也可由邻近脏器的直接浸润播散。

　　由于转移肿瘤的来源多样性，其肿瘤数量、大小与特征也不同。多数为多发性小结节，也可为单个小结节，晚期也可成较大的肿块，肿瘤中央部分可有出血坏死和液化，转移性肝癌的血供多不丰富，肝内也较少伴有肝硬化，早期临床症状多以原发灶的表现为主，晚期可引起肝区疼痛等改变。

（二）超声表现

　　（1）按转移的原发病灶病理特点，可有不同的声像表现，可引起肝大、形态失常、肝缘变钝，亦可使肝内管道受压变窄、移位或闭塞，可突出肝表面和（或）对肝周围脏器造成挤压等。

　　（2）肝内转移性肿瘤多呈体积小、数量多、回声低的特点，其回声类型可为无回声、低回声、高回声和特殊形态回声，如"牛眼"征、"靶环"征等。低回声型可来自各种癌瘤的肝转移，如肺癌、乳腺癌、胃癌等；高回声型多来自胃肠道尤为结直肠癌和泌尿系肿瘤的肝转移；"牛眼"征、"靶环"征多来自胃肠道肿瘤；囊状无回声型多见于分泌性腺体癌的肝转移，如来自卵巢、乳腺、胰腺等；钙化强回声型多见于胃肠、肾和骨肿瘤的肝转移；混合型回声为各种较大的转移性肝肿瘤；弥漫浸润型为肿瘤结节于肝内弥漫分布，并有结节融合成团现象，如黑素瘤肝转移致肝显著增大，肝内见细小弥漫分布的结节；造血系统的恶性肿瘤肝转移多呈弥漫浸润，回声明显减低。

　　（3）彩色多普勒超声示转移性肝肿瘤的供血血管多位于肿瘤外周，呈绕行状，其血流流速曲线与频谱特征似原发性肝癌，亦呈"高速高阻"型。

　　（4）彩色三维超声可显示肿瘤内的血供信号，多为附壁绕行状，而且其容积较原发性肝癌为低。

（5）超声造影依其原发肿瘤的病理特性而异，多数呈"快进快退"改变。

（三）鉴别诊断

肝转移癌应与多发性原发性肝癌鉴别，后者常伴有不同程度肝硬化，病灶内较易检出动脉血流信号，对于不伴有肝硬化背景的原发性肝癌，特别是没有明确原发癌病史的病例，则较难鉴别；同时表现出多种回声的多发性肝血管瘤易与肝转移癌相混淆，但肝血管瘤病灶周边多无低回声晕环，而是环绕以高回声带，病灶立体感不明显，有助于鉴别诊断；肝囊肿与无回声型肝转移癌相似，但是肝囊肿囊壁薄且回声强，后方回声增强效应更明显，可与之鉴别；多发性肝脓肿易被误认为肝转移癌，此类病灶多为低回声，边界模糊，结合临床病史有助于鉴别。

（四）典型图像

典型图像如图 2-469 ～图 2-517 所示。

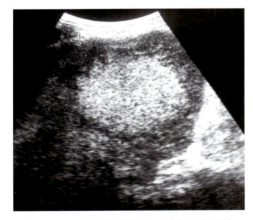

图 2-469　结肠癌肝转移，呈高回声团块

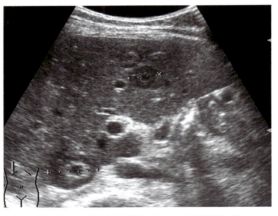

图 2-470　结肠癌肝转移，呈"牛眼"征

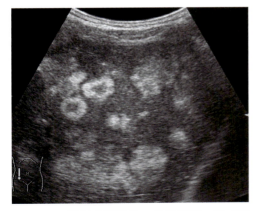

图 2-471　结肠癌肝转移，多结节型，呈"靶环"征

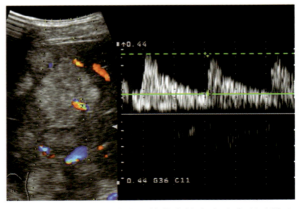

图 2-472　结肠癌肝转移，结节内检出高速高阻动脉血流频谱

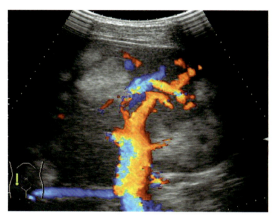

图 2-473　结肠癌肝转移，结节周边血流丰富

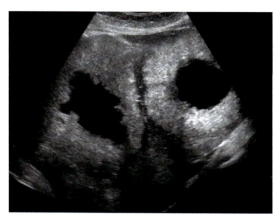

图 2-474　结肠癌肝转移，病灶呈"靶环"征，中央为液化坏死区

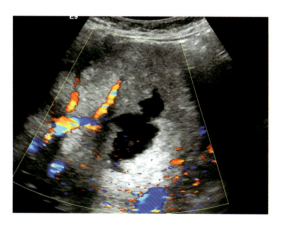

图 2-475　结肠癌肝转移，与图 2-474 为同一患者，病灶可见条形血流穿入

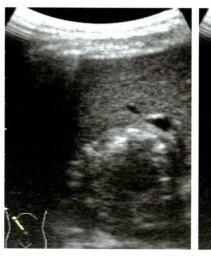
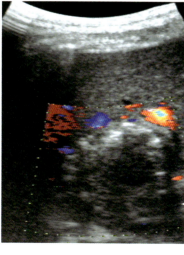

图 2-476　结肠癌肝转移，团块内探及钙化强回声，后方伴声影

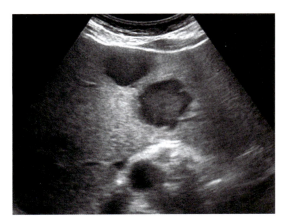

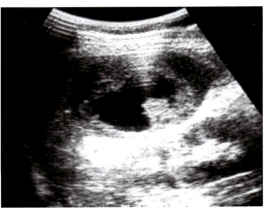

图 2-477　结肠癌肝转移，结节呈低回声，中央回声略高，边界清

图 2-478　直肠癌肝转移，内见大片坏死的无回声区

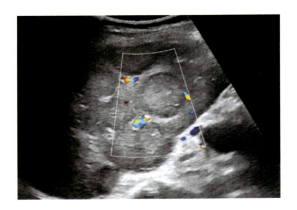

图 2-479　直肠癌肝转移，多结节型，呈稍高回声结节，周边见低回声晕，内部少血供

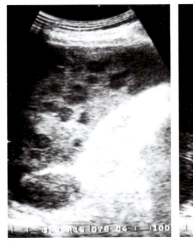

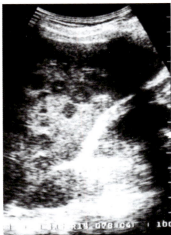

图 2-480　乳腺癌肝转移，呈弥漫性低 - 无回声结节

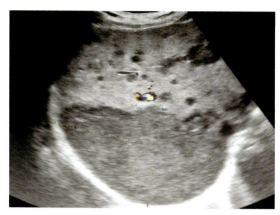

图 2-481　乳腺癌肝转移，病灶呈多发低回声结节状，另可见一片状低回声病灶

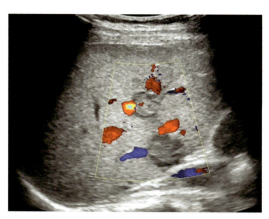

图 2-482　乳腺癌肝转移，病灶呈稍低回声结节，边界欠清，内部血流信号不丰富

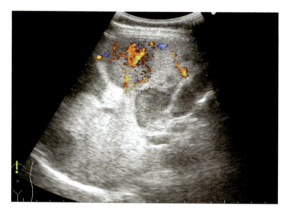

图 2-483　乳腺癌肝转移，肝内探及多发性低回声团块，可见丰富血流信号

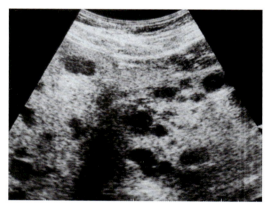

图 2-484　肺癌肝转移，呈肝内散在低回声结节

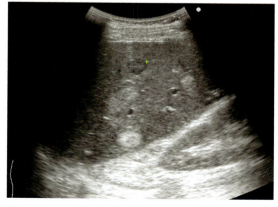

图 2-485　肺癌肝转移，肝内见散在的高、低回声结节

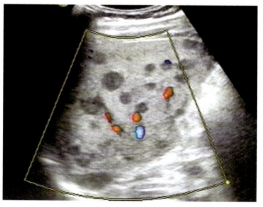

图 2-486　肺癌肝转移，呈多发性低回声结节

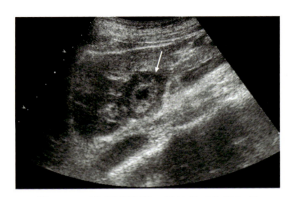

图 2-487　肺癌肝转移，病灶呈"牛眼"征

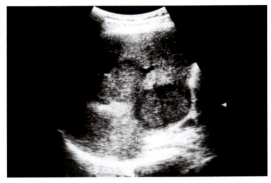

图 2-488　胃癌肝转移，呈边界清楚的多发性低回声结节

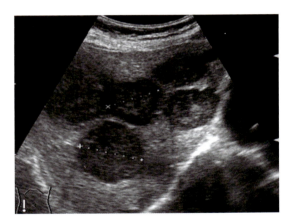

图 2-489　胃癌肝转移，呈多发性低回声结节

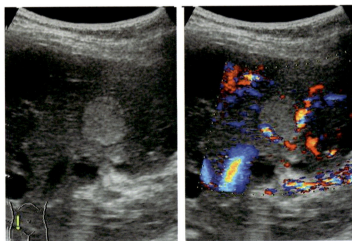

图 2-490　胃癌肝转移，结节回声稍高，周边见较丰富血流

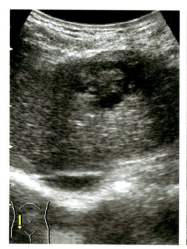
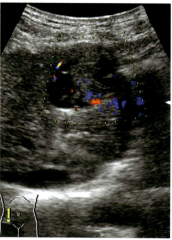

图 2-491　胃间质肉瘤肝转移，呈回声不均的混合性团块，内可检出少量血流信号

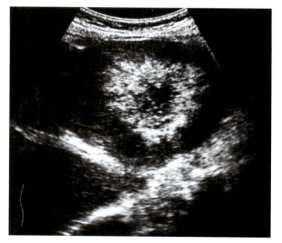

图 2-492　胃间质肉瘤肝转移，中间为低回声，周边呈高回声

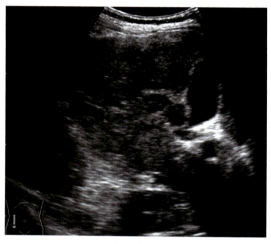

图 2-493　食管下段癌肝转移，呈多发性回声稍增高的结节，边界欠清

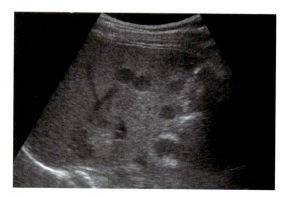

图 2-494　胰腺癌肝转移，肝内见多发性低回声结节

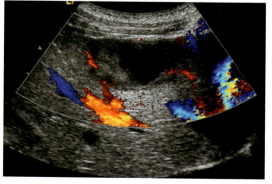

图 2-495　鼻咽癌肝转移，肝内见多发性回声不均团块，中央见液性区，周边见少量血流信号

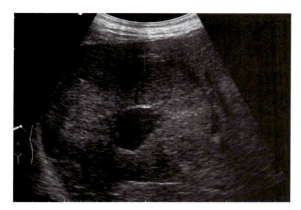

图 2-496　鼻咽癌肝转移，肝内见多发性回声不均团块，中央见液性区

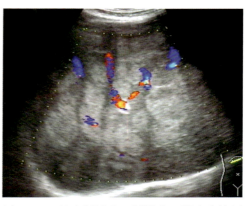

图 2-497　肾癌肝转移，肝增大，肝内病灶回声增高，边界不清，内部可见短条状血流

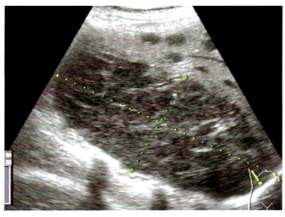

图 2-498　腹膜后神经母细胞瘤肝转移，病灶为低回声，呈多发结节样改变，部分病灶相互融合形成片状低回声区

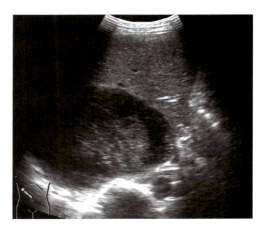

图 2-499　腹膜间皮瘤肝转移，团块中心回声高，周边回声低

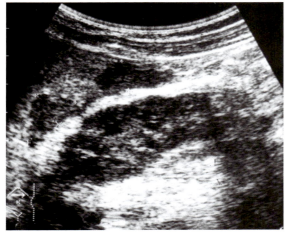

图 2-500　肝肾间隙恶性畸胎瘤直接侵犯右肝下缘，呈不规则低回声区

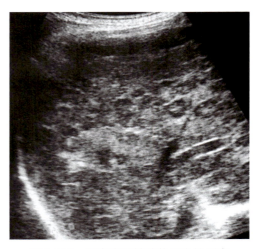

图 2-501　黑素瘤肝转移伴原发性肝癌

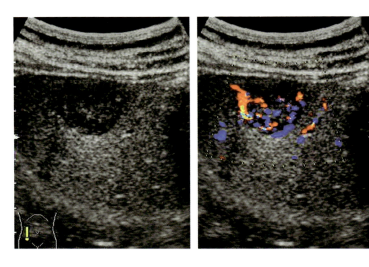

图 2-502　胸腺肿瘤肝转移，其内探及丰富的搏动性动脉血流

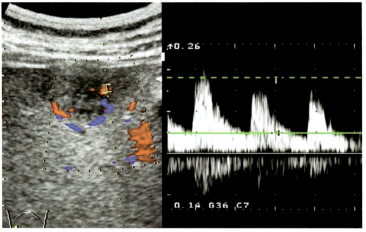

图 2-503　胸腺肿瘤肝转移，瘤体内探及高阻型动脉血流频谱

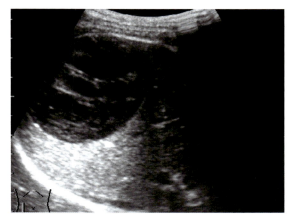

图 2-504　卵巢囊腺癌肝转移，呈一混合回声性团块，内见液性区与分隔带回声

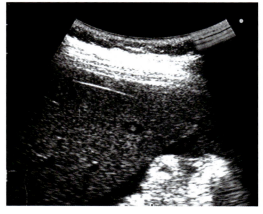

图 2-505　卵巢囊腺癌肝转移，呈"牛眼"征改变

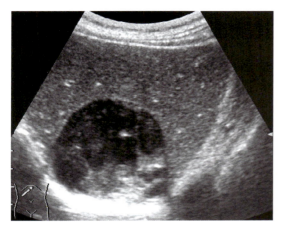

图 2-506　卵巢囊腺癌肝转移，呈一混合回声性团块

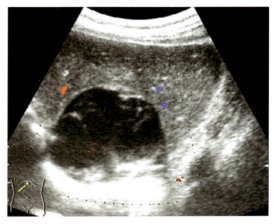

图 2-507　卵巢囊腺癌肝转移，与图 2-506 为同一患者，团块内无血流显示

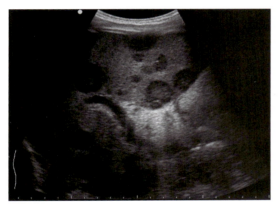

图 2-508　非霍奇金淋巴瘤肝转移，肝内见众多低回声小结节，境界清晰

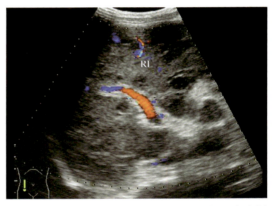

图 2-509　非霍奇金淋巴瘤肝转移，肝内见众多低回声小结节，血供不丰富

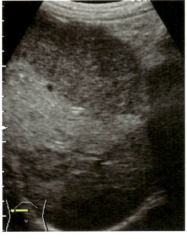
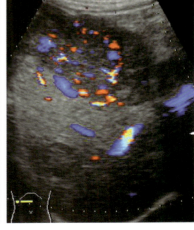

图 2-510　非霍奇金淋巴瘤肝转移，低回声团块内探及丰富血流信号

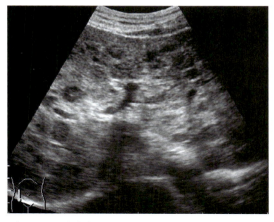

图 2-511　多发性骨髓瘤肝内转移，肝内见众多低
回声小结节

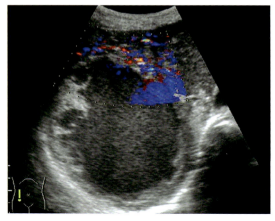

图 2-512　肝转移癌伴出血

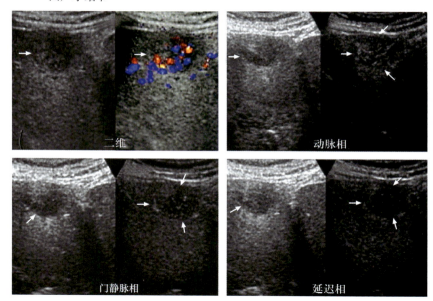

二维　　　　　　　动脉相

门静脉相　　　　　延迟相

图 2-513　转移性肝癌，超声造影呈"快进快退"表现

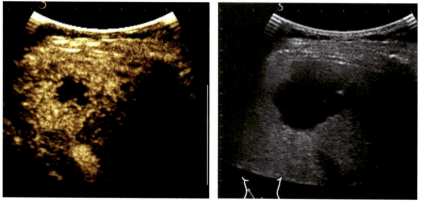

图 2-514　结肠腺癌肝转移，二维超声显示病灶呈极低回声，超声造影动脉相见病灶快速增强，中心呈"充
盈缺损"改变

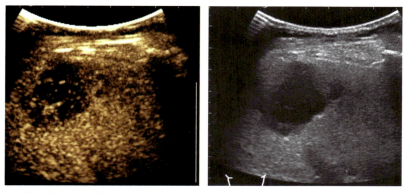

图 2-515　结肠腺癌肝转移，与图 2-514 为同一患者，延迟相肝转移病灶呈"快速消退"型

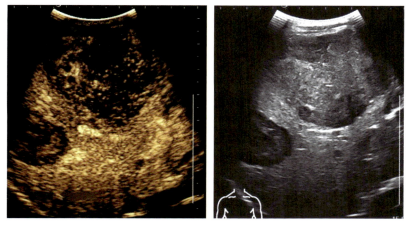

图 2-516　胃间质瘤肝转移，病灶延迟相呈"快速消退"型

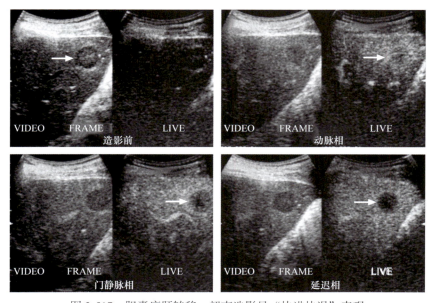

图 2-517　胆囊癌肝转移，超声造影呈"快进快退"表现

四、原发性肝淋巴瘤

（一）临床与病理

原发性肝淋巴瘤属罕见病，指病灶局限于肝，早期无淋巴结、脾、骨髓或全身其他淋巴组织及器官受累的结外淋巴瘤。其临床症状和体征主要为肝受累的表现，包括右上腹痛、右上腹肿块、黄疸等。病理上以非霍奇金淋巴瘤 B 淋巴瘤表型为主，其中又以弥漫大 B 细胞型淋巴瘤多见。

（二）超声表现

（1）表现为弥漫型者，肝体积增大，实质回声减低不均，血流信号增多。

（2）表现为局灶型者，病灶可为单发或多发的团块或结节，边界清或不清，内部回声以低回声为主，少数病灶呈等回声或稍高回声；肿瘤多为富血供，可检出低阻型动脉血流信号。

（3）超声造影呈"快进快退"改变，少数病例可见如血管瘤样的边框样增强征象。

（三）鉴别诊断

原发性肝淋巴瘤发病率低，缺乏特异的临床症状、实验室及影像学特点，其声像上多表现为血供丰富的低回声病灶，超声造影呈"快进快退"型，易与原发性肝细胞癌相混淆，但后者肿瘤内血供多为高阻型，且多伴有乙型肝炎、肝硬化、甲胎蛋白升高的病史，可作为鉴别点。当本病表现为弥漫型时，易与肝炎、弥漫型肝癌相混淆，此时应当关注患者是否有乙型肝炎、甲胎蛋白升高等病史，若患者缺乏相应病史，应警惕弥漫型原发性肝淋巴瘤的存在。

（四）典型图像

典型图像如图 2-518 ～图 2-527 所示。

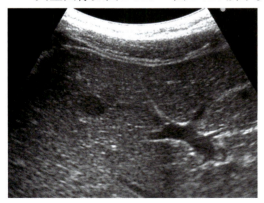

图 2-518　原发性肝淋巴瘤，呈低回声结节样表现，边界尚清晰

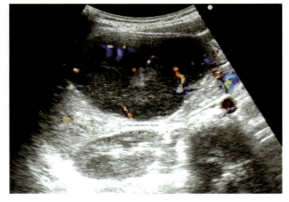

图 2-519　原发性肝淋巴瘤，病灶呈极低回声团块，边界清晰，内部见中等量血流信号

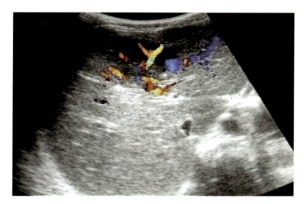

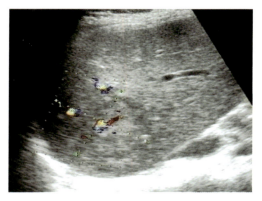

图 2-520　原发性肝淋巴瘤，低回声病灶内探及丰富血流信号

图 2-521　原发性肝淋巴瘤，右肝后叶病灶边界模糊，内部呈中等不均匀回声，病灶内可检出短条状血流

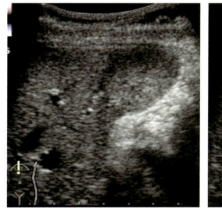

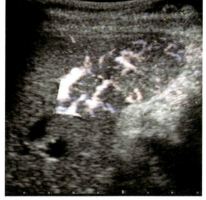

图 2-522　原发性肝淋巴瘤，左肝病灶向包膜外突出，边界清，呈稍低回声，能量多普勒超声显示病灶内丰富血流信号

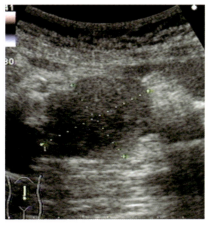

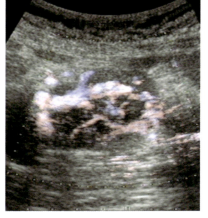

图 2-523　原发性肝淋巴瘤，左肝病灶向包膜外突出，略呈分叶状，形态不规则，病灶内部呈均匀低回声，能量多普勒超声显示病灶内丰富血流信号

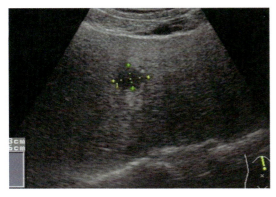

图 2-524　原发性肝淋巴瘤，呈低回声结节样表现，边界尚清晰

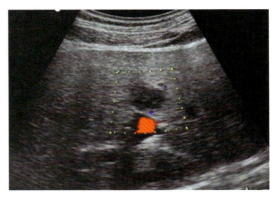

图 2-525　原发性肝淋巴瘤，与图 2-524 为同一患者，彩色多普勒超声显示未探及明显血流信号

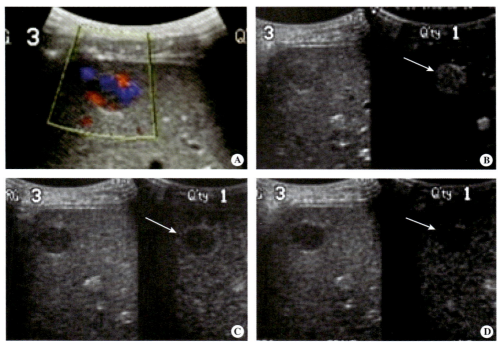

图 2-526　原发性肝淋巴瘤，超声造影呈"快进快退"型，A. 彩色多普勒超声于右肝前叶见一低回声结节，边界清，周边见高回声晕，内部血供丰富；B. 动脉相早期该结节即呈均匀高增强；C. 门静脉相结节呈低增强，边缘见边框样轻度高增强；D. 延迟相结节呈低增强

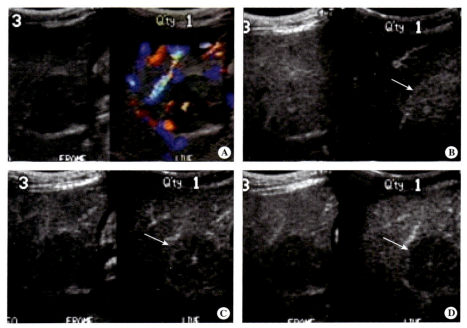

图 2-527　原发性肝淋巴瘤，超声造影呈"快进快退"型，A. 彩色多普勒超声示病灶呈低回声团块状，边界欠清，内部见短条状血流信号；B. 动脉相病灶呈均匀高增强；C. 门静脉相病灶开始消退，呈低增强；D. 延迟相病灶呈低增强

五、肝母细胞瘤

（一）临床与病理

本病是由胚胎组织发生的恶性肿瘤，3 岁以内的幼儿多见，亦为儿童期最常见的肝恶性肿瘤，多发生于肝右叶，直径可达 20cm 左右，约 50% 有包膜并有明显的血管，肿瘤内可含有骨样组织、软骨与纤维等间叶组织成分。肿瘤中心部分可有出血、坏死和液化，病理上分为三型，即上皮型、混合型与未分化型。临床上常见右上腹肿块，部分可表现为性早熟症状。

（二）超声表现

（1）肝显著增大失去常态，常向腹壁隆起。

（2）肝内肿块可呈单个或多个，境界多清晰，有回声增强包膜带，内部回声杂乱，多呈混合性肿块。

（3）肝门区可见肿大淋巴结。

（4）彩色多普勒超声于肿瘤内部与周边可检出动脉型血流信号。

（5）超声造影可呈"快进快退"改变，如肿瘤中心坏死则呈造影剂"充盈缺损"改变。

（三）鉴别诊断

肝母细胞瘤病灶内可检出动脉血流，超声造影呈"快进快退"型，应与肝细胞癌鉴别，本病多见于儿童，肿瘤往往较大，周边可见包膜回声，病灶内多为混合杂乱回声，有别于肝细胞癌；位于肝右叶的体积较大的肝母细胞瘤，由于瘤体显著突出于肝外，可与腹膜后肿瘤相混淆，应注意观察呼吸运动时肝与肿块的位移是否有关联，肿块不随肝移动而移动时考虑来源于肝外，极大可能来源于腹膜后，反之考虑为肝来源。

（四）典型图像

典型图像如图 2-528 ～图 2-534 所示。

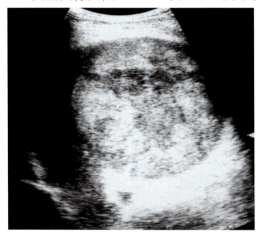

图 2-528　肝母细胞瘤，呈一回声不均的高回声团块

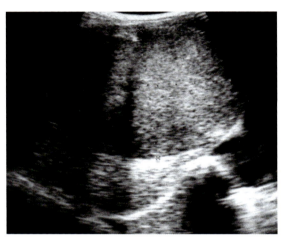

图 2-529　肝母细胞瘤，见回声增强的包膜带

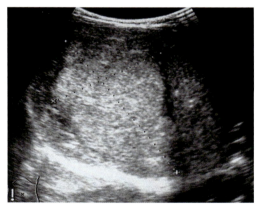

图 2-530　肝母细胞瘤，巨大肿块周边见明显的包膜

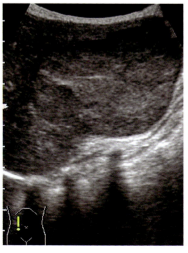

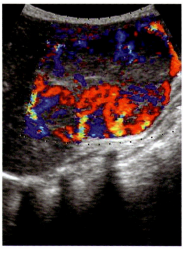

图 2-531　肝母细胞瘤，回声不均团块内探及丰富的血流信号

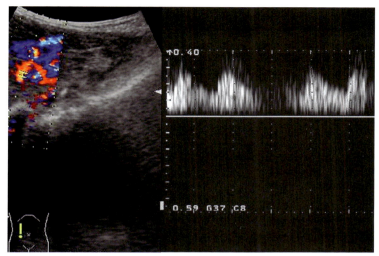

图 2-532 肝母细胞瘤，与图 2-531 为同一患者，于团块内探及动脉血流频谱

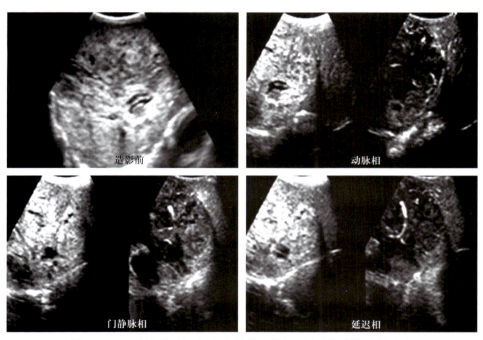

图 2-533 肝母细胞瘤，超声造影呈造影剂"快进快退"声像表现

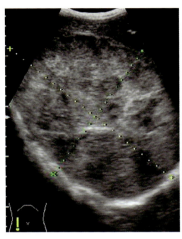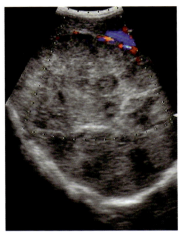

图 2-534　肝母细胞瘤，呈一巨大回声不均团块

六、肝　肉　瘤

（一）临床与病理

本病在临床上极为少见，病理类型有纤维肉瘤、间质肉瘤、肝血管肉瘤与未分化肉瘤等，较大肿瘤于中央可有出血、坏死和液化灶。

（二）超声表现

（1）肝多增大，肝内肿块常呈圆形或椭圆形，或呈多结节状，边界清楚，边缘多规则。

（2）依肿瘤的不同类型，其内部表现不同，血管肉瘤内可见分隔状的不规则区，形如海绵状，但间隔呈厚薄不等的不规则状；纤维肉瘤与间质肉瘤呈相对较均匀的偏高回声，中央可见液化的无回声区。

（3）彩色超声显示血管肉瘤血流丰富，纤维肉瘤为少血供型。

（三）鉴别诊断

血管肉瘤应与海绵状血管瘤鉴别，本病海绵状回声内可见厚薄不等的不规则间隔，病灶内血供丰富，而海绵状血管瘤呈"浮雕"征，球体感不如血管肉瘤明显，瘤体内血流信号较少。肝细胞癌多为低回声及不均回声，亦可表现为较均匀的高回声声像，病灶内可见液化坏死区，彩色多普勒可探及高速高阻血流频谱，应与纤维肉瘤及间质肉瘤相鉴别，纤维肉瘤多为少血供，有别于肝细胞癌，而间质肉瘤声像与肝细胞癌有相似之处，不易鉴别，正确诊断仍需采用穿刺活检的金标准。

（四）典型图像

典型图像如图 2-535 ～图 2-539 所示。

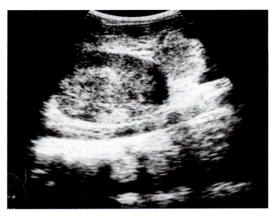

图 2-535 左肝肉瘤，可见呈椭圆形的高回声团块，边缘回声低

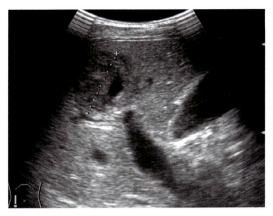

图 2-536 肝血管肉瘤，内见不规则液性区，呈筛窦状

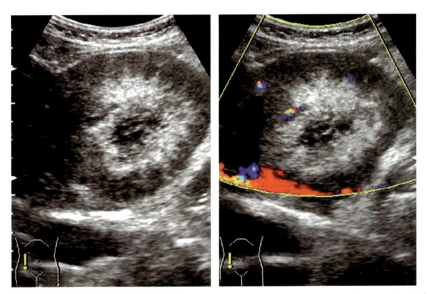

图 2-537 肝间质肉瘤，呈放射状高回声团块，内为液化的无回声区，并见少量血流信号

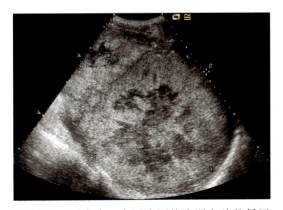

图 2-538 肝肉瘤，高回声团块内混杂片状低回声区

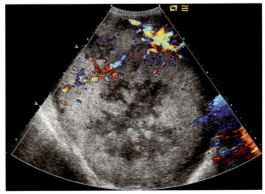

图 2-539 肝肉瘤，与图 2-538 为同一患者，肿块见较丰富血流

第六节 肝血管病变

一、门静脉扩张

（一）临床与病理

由各种肝硬化引起的门静脉高压均可引起门静脉及其分支扩张，早期临床上无明显症状，晚期引起腹水、上消化道大出血或急性肝衰竭等严重并发症。正常门静脉干内径小于14mm，门静脉高压时扩张且大于14mm，严重时可大于20mm。胃左静脉正常小于3mm，门静脉高压时可大于3mm。正常脾静脉内径小于7mm，门静脉高压时多大于10mm，并引起脾大、脾门区血管曲张及脐静脉重新开放等改变。

（二）超声表现

（1）门静脉主干内径扩张＞14mm，脾静脉内径＞10mm，胃左静脉内径＞3mm。
（2）肝圆韧带清晰，可见脐静脉重开放和（或）脐旁静脉扩张。
（3）脾大，脾门区血管曲张。
（4）彩色多普勒超声显示门静脉逆流现象与彩色镶嵌的动静脉瘘现象。

（三）鉴别诊断

门静脉主干扩张的鉴别诊断可参考各种肝硬化的病因鉴别，另外还应与非肝硬化性门静脉扩张相鉴别。

（四）典型图像

典型图像如图2-540～图2-547所示。

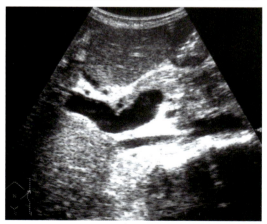

图2-540 肝硬化门静脉扩张

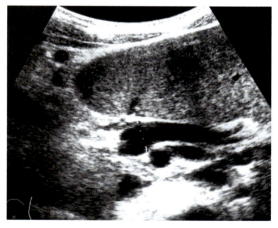

图2-541 肝硬化门静脉高压，脾门血管扩张

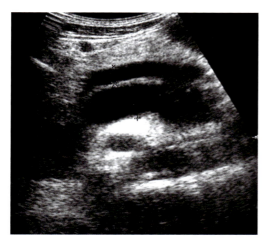

图 2-542　肝硬化门静脉高压，脾静脉与脾动脉
　　　　　扩张

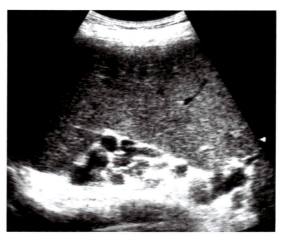

图 2-543　肝硬化脾大，脾门血管曲张

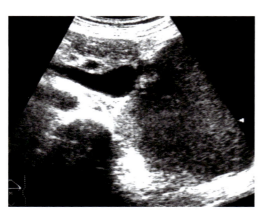

图 2-544　肝硬化门静脉高压，脾静脉扩张

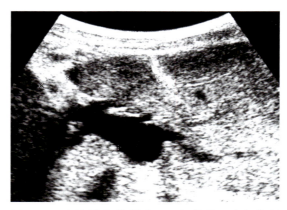

图 2-545　肝硬化门静脉高压，门静脉左支矢状段
　　　　　扩张

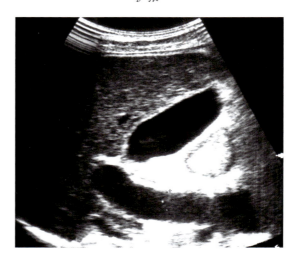

图 2-546　肝硬化门静脉扩张

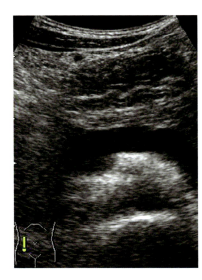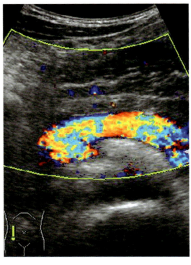

图 2-547　肝硬化门静脉高压，脾静脉扩张

二、门静脉阻塞

（一）临床与病理

门静脉阻塞的常见原因有门静脉血栓与瘤栓引起的门静脉梗死，肝内、肝外肿瘤等对门静脉压迫，外伤性引起门静脉阻塞及肝门静脉硬化症等。依据阻塞的部位与程度临床上可有不同的体征与症状，严重门静脉阻塞可引起门静脉高压并导致急性腹水、上消化道出血与急性肝衰竭等严重并发症。

（二）超声表现

（1）门静脉瘤栓多并发于肝内恶性肿瘤，也可来自消化道肿瘤转移；门静脉血栓多来自肝硬化或脾切除等手术后。

（2）门静脉内见回声不等的实体。

（3）门静脉瘤栓常侵犯门静脉管壁，使之不平滑，局部管腔呈向外膨胀性扩大。门静脉血栓常位于门静脉分支部，范围多较瘤栓局限，其管壁多平滑。

（4）彩色多普勒超声于门静脉瘤栓内部与其周边常检出动脉血流，血栓内则常未检出血流信号。

（5）超声造影对鉴别门静脉瘤栓与血栓有较大价值，瘤栓可呈"快进快退"改变，血栓则呈"充盈缺损"改变。

（6）门静脉硬化症（又称特发性门静脉高压），超声显示肝内门静脉壁增厚，回声增高，其内径变窄或闭塞，肝外门静脉系统多见扩张、脾大、脾门血管曲张等门静脉高压表现。彩色多普勒超声显示门静脉内少血流或无血流。

（三）鉴别诊断

门静脉阻塞的主要原因是血栓与瘤栓，两者的鉴别要点在于肝内有无原发病灶，栓子内有无血流信号，超声造影对于两者的鉴别有重要的意义。

（四）典型图像

典型图像如图 2-548 ～图 2-567 所示。

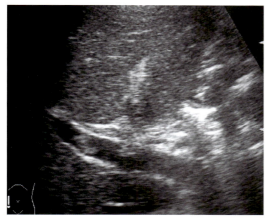

图 2-548　肝硬化门静脉血栓

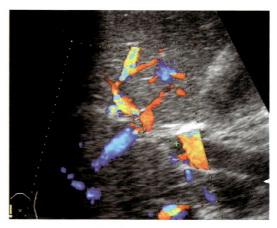

图 2-549　肝硬化门静脉血栓，栓子内未见血流

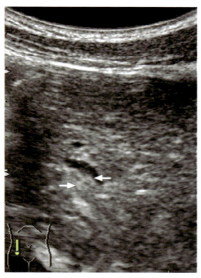
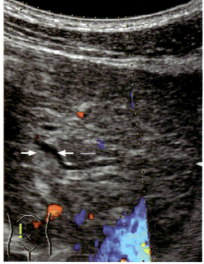

图 2-550　肝硬化门静脉
左支血栓，门静脉管腔变
细，栓子内无血流显示

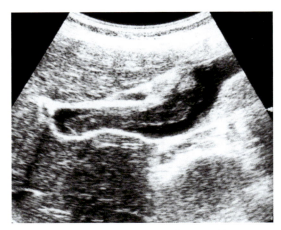

图 2-551　肝硬化门静脉主干血栓

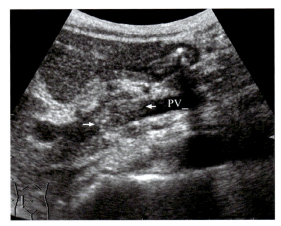

图 2-552　脾切除术后门静脉血栓形成

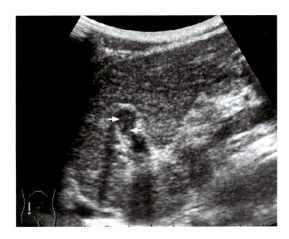

图 2-553　脾切除术后门静脉血栓形成

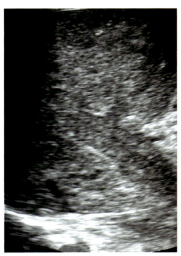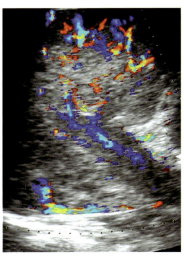

图 2-554　原发性肝癌门静脉瘤栓，肿块与栓子内均见丰富的血流信号

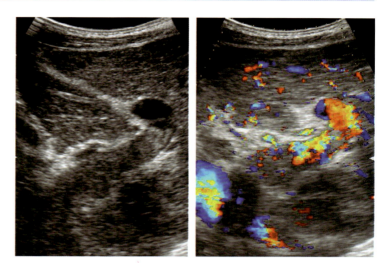

图 2-555　门静脉瘤栓，栓子内
　　　　　见丰富的动脉血流

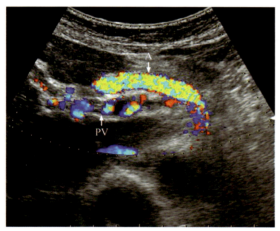

图 2-556　门静脉硬化症，肝动脉代偿性扩张

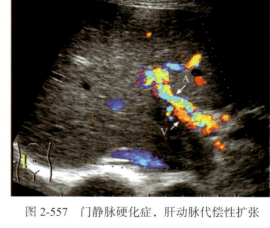

图 2-557　门静脉硬化症，肝动脉代偿性扩张

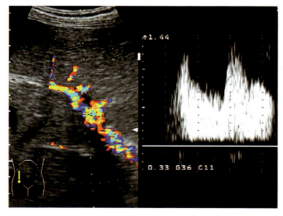

图 2-558　门静脉硬化症，肝动脉代偿性扩张

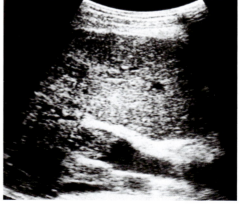

图 2-559　门静脉瘤栓，门静脉内见实体回声

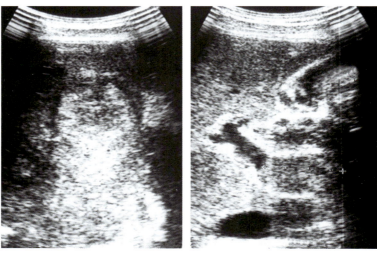

图 2-560   原发性肝癌门静脉瘤栓，门静脉右支见实体回声

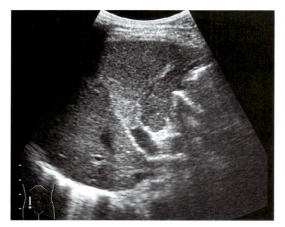

图 2-561   门静脉右支瘤栓

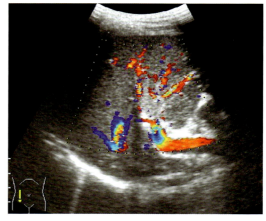

图 2-562   门静脉右支瘤栓，与图 2-561 为同一患者，栓子内探及丰富的搏动性动脉血流

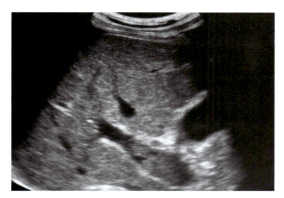

图 2-563   门静脉右支瘤栓

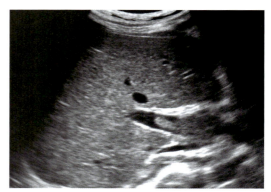

图 2-564   门静脉右支瘤栓

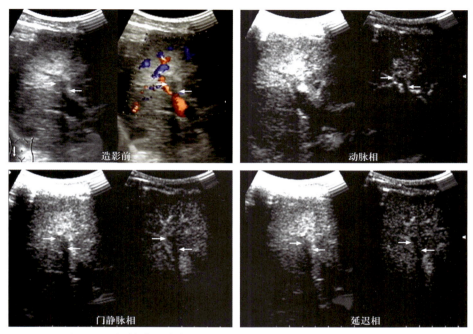

图 2-565 门静脉右前支血栓，超声造影声像图呈"充盈缺损"表现

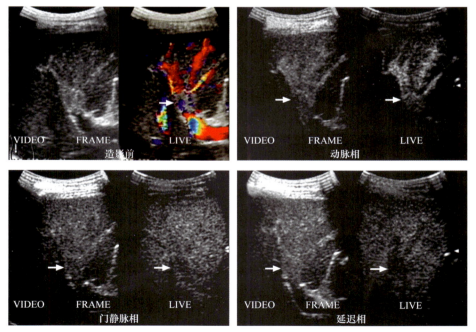

图 2-566 门静脉右支瘤栓，超声造影声像图呈典型的造影剂"快进快退"表现

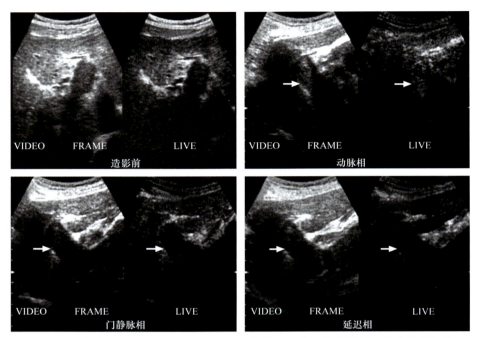

图 2-567　门静脉左支矢状段瘤栓，超声造影声像图呈典型的造影剂"快进快退"表现

三、门静脉海绵样变性

（一）临床与病理

本病是门静脉主干和（或）分支完全性或部分性阻塞后，于其周围形成大量侧支静脉，侧支血管可绕过阻塞部位与肝内门静脉分支沟通，血栓阻塞后可机化，血管再通，则血流又经门静脉入肝，如阻塞广泛并侧支循环代偿不足时可引起门静脉高压。

（二）超声表现

（1）门静脉呈海绵样改变，呈多条形态不一、弯曲管状无回声结构，亦可呈蜂窝状改变。

（2）严重病例可合并脾大等门静脉高压征象。

（3）彩色多普勒超声于门静脉海绵样改变的区域内见红色或蓝色血流信号，脉冲多普勒示低速连续静脉血流频谱。如为瘤栓引起海绵样变于其内部与周围可检出动脉血流信号。

（三）鉴别诊断

门静脉海绵样变性应与任何其他原因引起的门静脉高压相鉴别，主要是门静脉高压可引起脾大等，门静脉主干阻塞伴有周边的门静脉交通支有助于鉴别。

（四）典型图像

典型图像如图 2-568 ～图 2-578 所示。

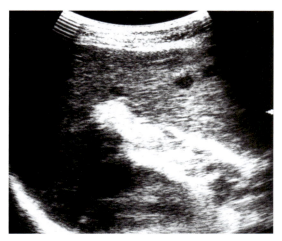

图 2-568　门静脉海绵样变，呈蜂窝状改变

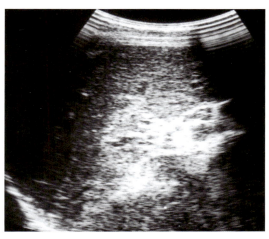

图 2-569　门静脉海绵样变，其内呈蜂窝状改变

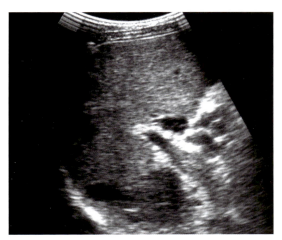

图 2-570　门静脉周围海绵样变，门静脉周围可见
弯曲的管状无回声区

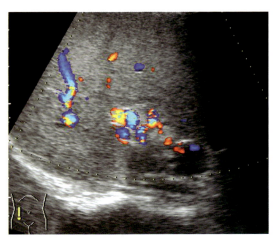

图 2-571　门静脉海绵样变，其内检出红蓝相间的
血流信号

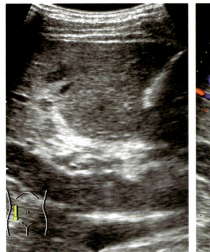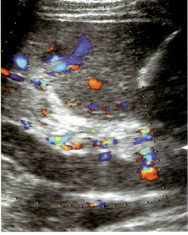

图 2-572　门静脉瘤栓伴门静脉周围海绵样变

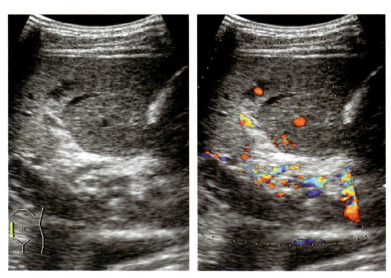

图 2-573　门静脉海绵样变，门静脉周围可见红蓝相间的血流信号

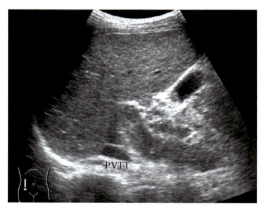

图 2-574　门静脉海绵样变性，肝门部可见众多
迂曲管状无回声区，门静脉内充满实体回声

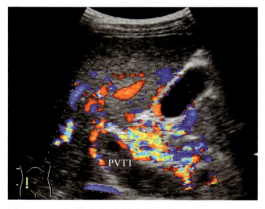

图 2-575　门静脉海绵样变性，与图 2-574 为同一
患者，肝门部为五彩血流，门静脉内无血流显示

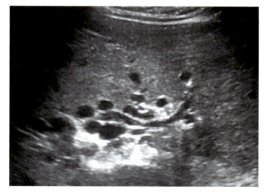

图 2-576　第一肝门部门静脉海绵样变，呈蜂窝
状改变

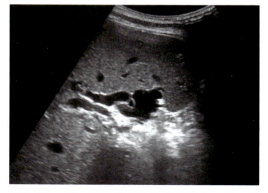

图 2-577　第一肝门部门静脉海绵样变，第一肝
门部可见迂曲扩张的管道回声

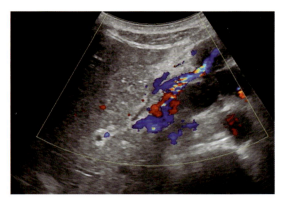

图 2-578 门静脉海绵样变，门静脉内充满实体回声，其周边可见众多迂曲管状彩色多普勒血流信号

四、门静脉变异

（一）临床与病理

正常门静脉由脾静脉与肠系膜上静脉汇合后沿胰头前斜上行于肝门处越过下腔静脉进入肝内分为左右支。正常左支于左叶内，变异的门静脉左支可于肝右叶内，并可由左支发出右支。在肝门中正常门静脉位于胆总管后方，变异时可位于胆总管前方。

（二）超声表现

（1）正常门静脉的位置改变，于肝右叶内见左支矢状段，门静脉右支发自左支。
（2）门静脉位于胆总管后方。
（3）彩色多普勒超声显示门静脉血流，并可定位。

（三）鉴别诊断

本病主要应与肝内、外胆管扩张相鉴别，彩色多普勒超声对两者的鉴别有确诊价值。

（四）典型图像

典型图像如图 2-579 ～图 2-592 所示。

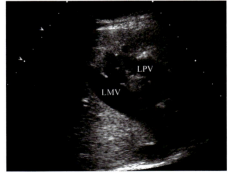

图 2-579 门静脉变异，门静脉左支矢状段与肝中静脉相通

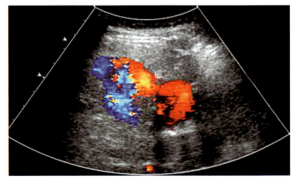

图 2-580 门静脉变异，门静脉左支矢状段与肝中静脉相通

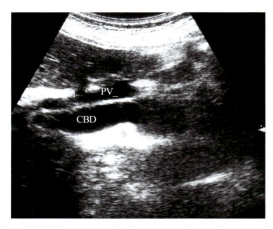

图 2-581　门静脉变异，门静脉主干位于胆总管的前方

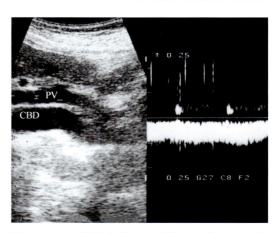

图 2-582　门静脉变异，门静脉主干位于胆总管的前方

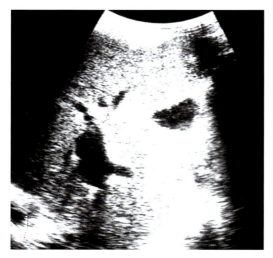

图 2-583　门静脉变异，门静脉矢状段位于右叶

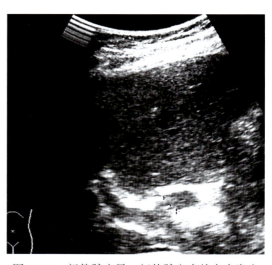

图 2-584　门静脉变异，门静脉左支从右支发出

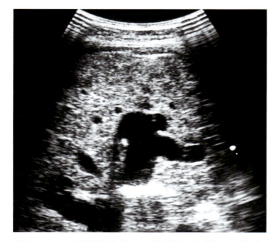

图 2-585　门静脉变异，门静脉右支从左支发出

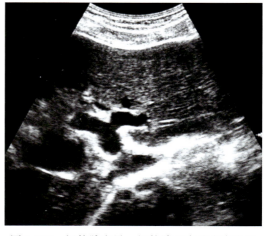

图 2-586　门静脉变异，门静脉左支从右支发出

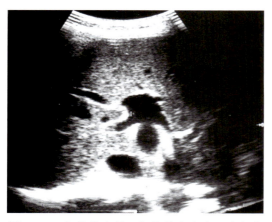

图 2-587 门静脉变异，门静脉右支自左支矢状段发出

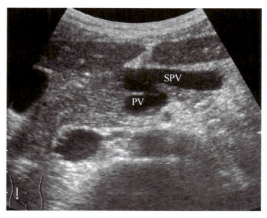

图 2-588 门静脉变异，脾静脉位于胰腺前方

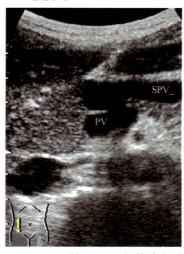
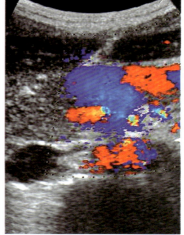

图 2-589 门静脉变异，脾静脉位于胰腺前方

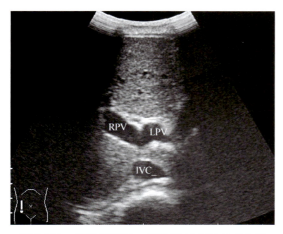

图 2-590 门静脉变异，门静脉左支自右支分出

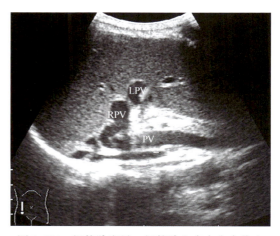

图 2-591 门静脉变异，门静脉左支自右支分出

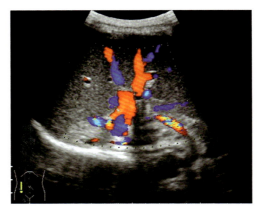

图 2-592　门静脉变异，门静脉左支自右支分出

五、门静脉瘤样扩张

（一）临床与病理

门静脉瘤样扩张是指门静脉主干或其分支局限性扩张，呈纺锤状或圆形小囊状，其膨大部分最大内径可达 2cm 以上，其病因尚不明，可能为先天性门静脉壁发育异常或后天性如慢性肝病门静脉高压引起，也有报道由于急性胰腺炎胰酶的释放消化了部分门静脉壁，薄弱的部分门静脉壁扩张形成瘤样扩张。

（二）超声表现

（1）门静脉瘤样扩张大多位于肝外，也可于肝内，小的瘤样扩张内径于 2cm 内，大者扩张的内径大于 2cm。

（2）扩张的门静脉呈纺锤形或圆形，可于一处或多处探及，并与正常的门静脉相连。

（3）彩色多普勒超声于扩张处可显示红、蓝相间杂乱或漩涡状血流信号。

（三）鉴别诊断

本病主要应与肝内胆管局限性囊状扩张相鉴别，彩色多普勒超声对两者的鉴别有确诊价值。

（四）典型图像

典型图像如图 2-593 ～图 2-605 所示。

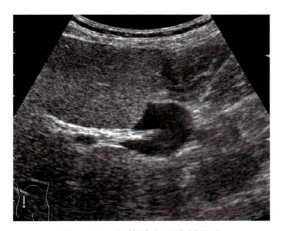

图 2-593 门静脉主干瘤样扩张

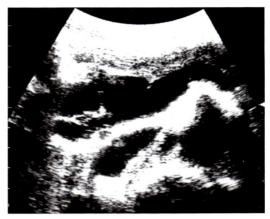

图 2-594 门静脉主干瘤样扩张

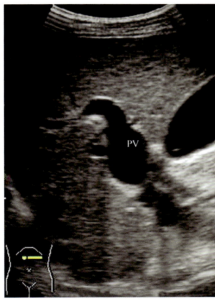

图 2-595 门静脉瘤样扩张，内血流呈涡流状

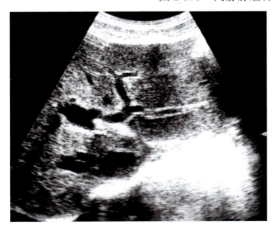

图 2-596 肝内门静脉瘤样扩张

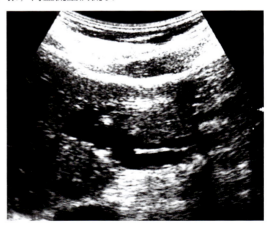

图 2-597 门静脉右支瘤样扩张

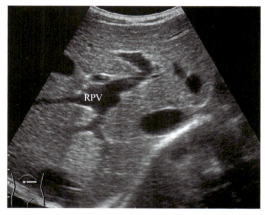

图 2-598　门静脉瘤样扩张，门静脉局部膨大

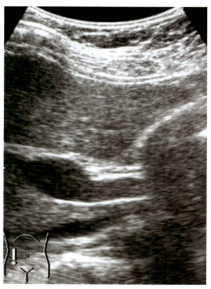

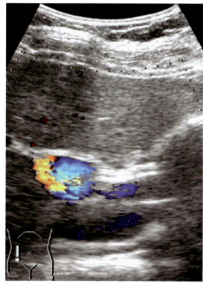

图 2-599　门静脉右支瘤样扩张，可见漩涡状血流

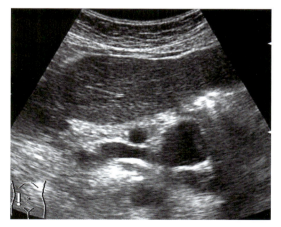

图 2-600　脾静脉瘤样扩张

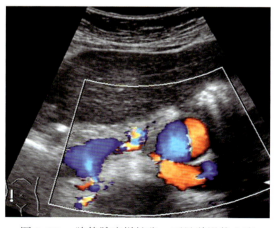

图 2-601　脾静脉瘤样扩张，可见漩涡状血流

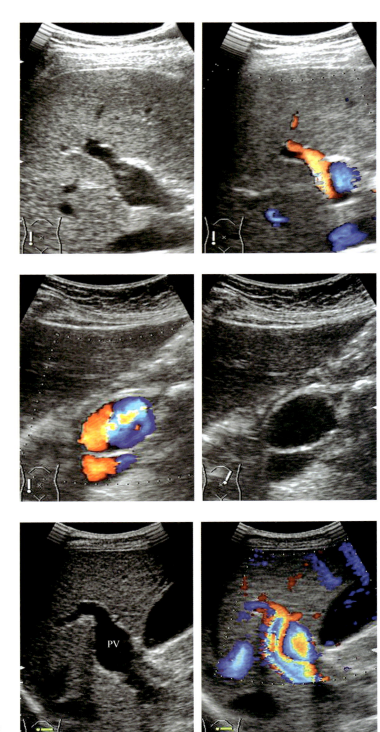

图 2-602 门静脉右支瘤样扩张

图 2-603 脾静脉瘤样扩张

图 2-604 门静脉瘤样扩张，门静脉局部膨大，内血流呈漩涡状

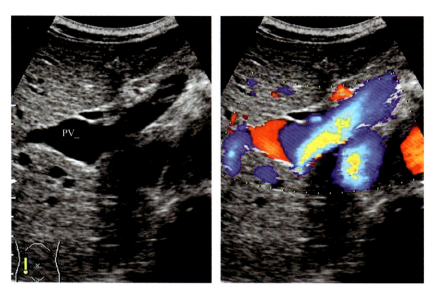

图 2-605　门静脉瘤样扩张

六、肝内静脉窦状扩张

（一）临床与病理

肝内静脉窦状扩张又称肝静脉瘤，可因先天性肝静脉发育不良引起局部管壁薄弱所致，亦可因数支小静脉汇流入同一部位的单支静脉而致局部血管扩张。

（二）超声表现

（1）沿肝静脉可见局部一个或多个圆形或椭圆形无回声区，与肝静脉或其分支相连。
（2）彩色多普勒超声显示圆形无回声区内彩色血流信号并与肝静脉相通。

（三）鉴别诊断

本病主要应与肝内小囊肿、肝内胆管扩张相鉴别，彩色多普勒超声对于鉴别诊断有极其重要的价值。

（四）典型图像

典型图像如图 2-606 ～图 2-610 所示。

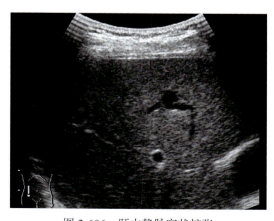

图 2-606　肝内静脉窦状扩张

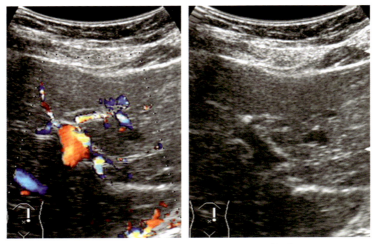

图 2-607　肝内静脉窦状扩张，可见与肝静脉相通

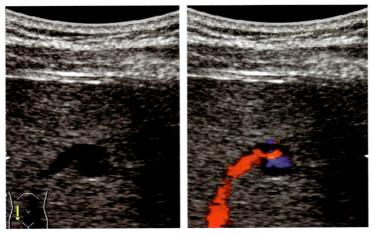

图 2-608　肝内静脉窦状扩张

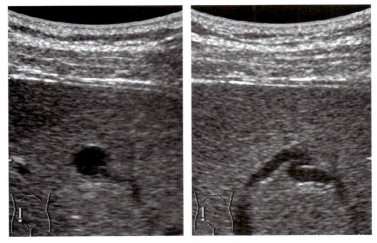

图 2-609　肝内静脉窦状扩张

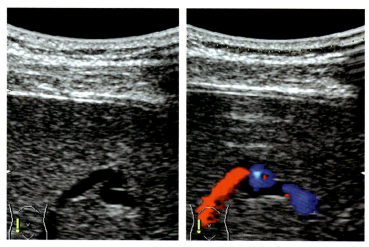

图 2-610　肝内静脉窦状扩张

七、巴德 - 吉亚利综合征

（一）临床与病理

巴德 - 吉亚利综合征是肝静脉和（或）肝段下腔静脉的阻塞所引起的临床综合征，其可由先天性肝段下腔静脉发育异常，静脉内隔膜形成和(或)管壁增厚、管腔狭窄所致，也可为后天性原因，如血管内血栓形成或瘤栓栓塞、肿瘤的压迫、下腔静脉炎和特发性静脉闭塞等引起肝静脉和（或）肝段下腔静脉闭塞，导致肝静脉回流部分或完全受阻，肝淤血性肿大，尤以尾叶为甚，最后致使肝组织变性、坏死与纤维增生，严重者发展为肝硬化，并可引起肝静脉之间的侧支循环形成。临床表现与阻塞部位及程度有关。

（二）超声表现

（1）肝大且失去常态，尾叶肿大明显，回声减弱。

（2）阻塞远段的肝静脉及下腔静脉扩张。

（3）膜型狭窄与阻塞时可于肝段下腔静脉内见高回声带或管壁增厚、管腔狭窄。

（4）静脉内血栓形成或瘤栓阻塞时，于静脉腔内可见实体回声。

（5）肿瘤压迫时则可见肿物的团块回声。

（6）肝静脉扩张，内径增大。

（7）肝静脉病变则引起近端狭窄、变细或闭塞。

（8）彩色超声示梗阻远段的肝静脉或下腔静脉扩张，无血流显示或见反向血流，不全梗阻时于狭窄处可显示湍流现象。

（9）肝静脉血流缓慢，不受呼吸与心动周期的影响。

（三）鉴别诊断

本病应与淤血肝相区别，两者均有肝大、肝静脉及下腔静脉扩张的表现，但本病的肝静脉及下腔静脉扩张为狭窄后扩张，病变静脉段有相应的管腔变窄、血流速度加快等梗阻声像特征。

（四）典型图像

典型图像如图 2-611 ～图 2-635 所示。

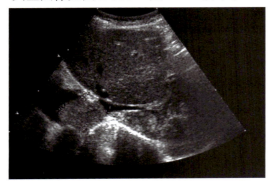

图 2-611　下腔静脉入心端实体回声引起下腔静脉阻塞

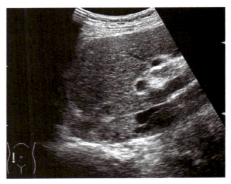

图 2-612　下腔静脉入心段实体回声引起远段下腔静脉扩张

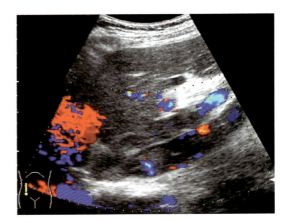

图 2-613　下腔静脉内实体引起回流受阻

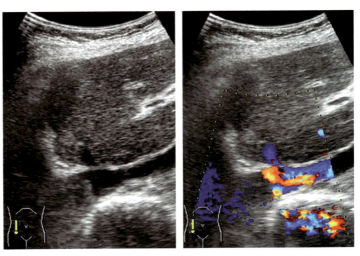

图 2-614　下腔静脉入心段内瘤栓

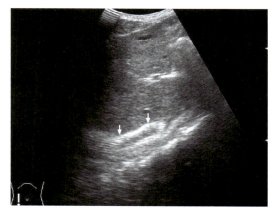

图 2-615　下腔静脉入心段狭窄

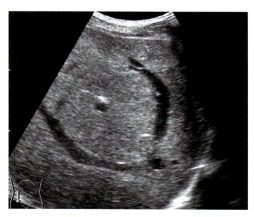

图 2-616　肝静脉病变近段狭窄变细

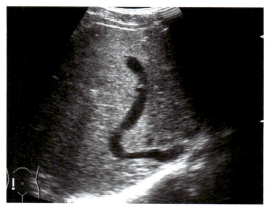

图 2-617　肝静脉狭窄变细

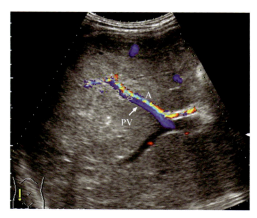

图 2-618　巴德 - 吉亚利综合征引起肝门静脉
逆流，图中示门静脉右前支血流呈逆流现象

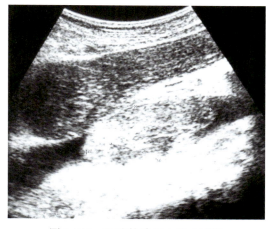

图 2-619　下腔静脉近心段内瘤栓

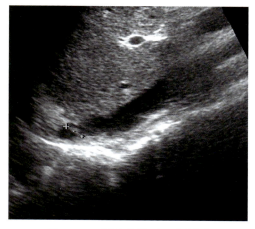

图 2-620　下腔静脉近心段隔膜

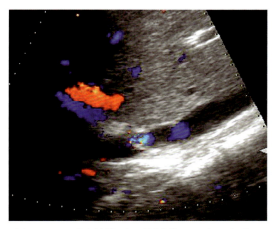

图 2-621 下腔静脉近心段隔膜，血液回流受阻

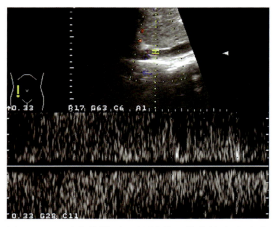

图 2-622 下腔静脉近心段隔膜，狭窄处血流速度增高

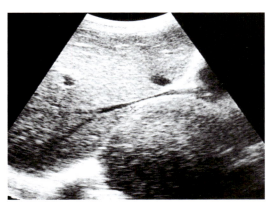

图 2-623 下纵隔肿瘤压迫，下腔静脉受压变细

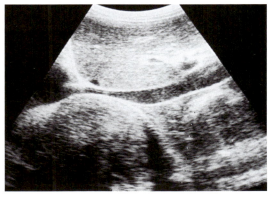

图 2-624 下纵隔肿瘤压迫下腔静脉近心段

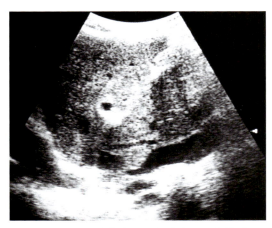

图 2-625 下腔静脉近心段狭窄，远段扩张

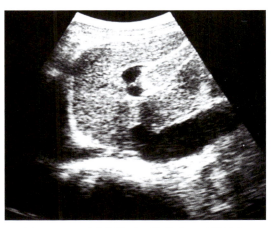

图 2-626 下腔静脉近心段狭窄，远段扩张

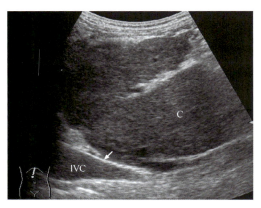

图 2-627　巴德 - 吉亚利综合征术后支架位置异常，支架斜置于下腔静脉内

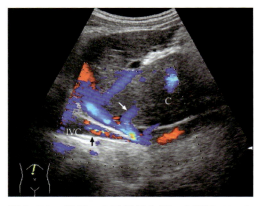

图 2-628　巴德 - 吉亚利综合征，与图 2-627 为同一患者，下腔静脉血液回流受阻

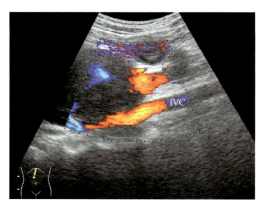

图 2-629　巴德 - 吉亚利综合征，与图 2-627 为同一患者，下腔静脉内血液反流

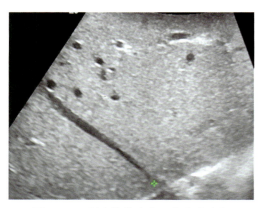

图 2-630　肝中静脉病变近段狭窄变细

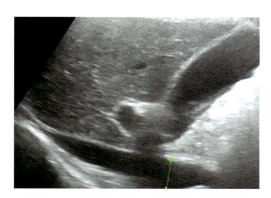

图 2-631　下腔静脉近心段狭窄，远段扩张

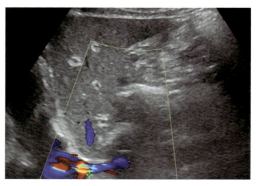

图 2-632　下腔静脉近心段狭窄，彩色多普勒超声可探及五彩斑斓血流信号

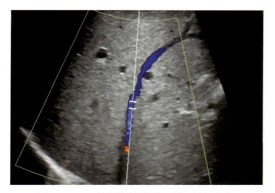

图 2-633 肝中静脉病变近段狭窄变细

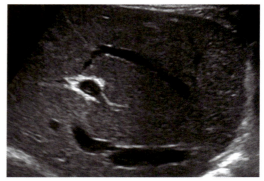

图 2-634 肝中静脉及肝右静脉病变近段闭锁

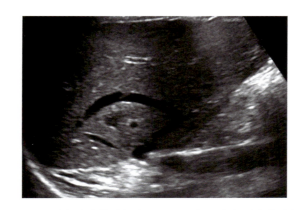

图 2-635 肝段下腔静脉闭塞，通过一交通支与肝右静脉相连

（林礼务 林学英 杨嘉嘉 林振湖 薛恩生 俞丽云 高上达）

第三章 胆道疾病

第一节 胆道解剖及正常声像图

一、胆道解剖

胆道系统是肝分泌的胆汁排入十二指肠的管道结构，分为肝内胆道系统和肝外胆道系统两部分。肝内胆道系统包括毛细胆管、肝内小叶间胆管、肝段与肝叶胆管；肝外胆道系统包括左右肝管、肝总管、胆囊、胆囊管、胆总管（图3-1）。

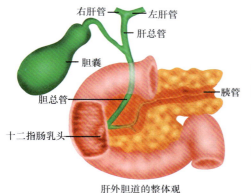

图3-1　胆道解剖图

1. 左、右肝管 左肝管长约1.6cm，右肝管长约0.8cm，左右肝管内径约2mm。

2. 肝总管 左右肝管在肝门部汇合而成肝总管，长3～4cm，内径3～4mm，下端与胆囊管汇合而成胆总管。

3. 胆囊 长7～9cm，前后径3～4cm，分为底部、体部和颈部。胆囊管长2.5～4cm，内径2～3mm。

4. 胆总管 长4～8cm，内径3～6mm。胆总管分为4段。

（1）十二指肠上段。

（2）十二指肠后段。

（3）胰腺段。

（4）十二指肠壁内段。

前两段与门静脉平行，后两段与下腔静脉平行。

二、胆道正常声像图

胆道正常声像图如图3-2～图3-6所示。

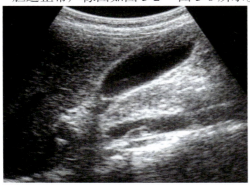

图3-2　胆囊肋缘下纵切声像图

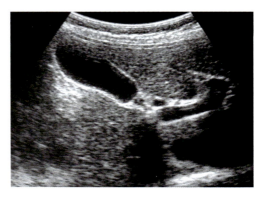

图3-3　胆囊肋缘下斜切声像图

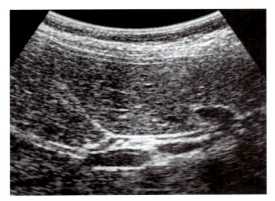

图 3-4 左右 I 级肝管肋缘下斜切声像图

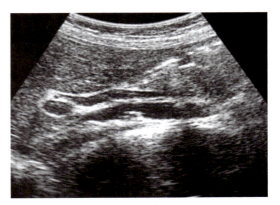

图 3-5 正常胆总管纵切声像图

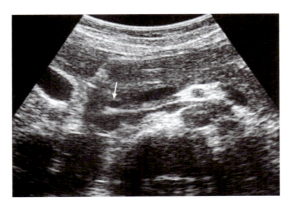

图 3-6 胆总管横切声像图，箭头示胆总管

第二节 胆囊疾病

一、胆囊急性炎症

（一）临床与病理

1. 胆囊急性炎症病理学分类 ①单纯性胆囊炎；②化脓性胆囊炎；③坏疽性胆囊炎。

2. 临床表现 右上腹疼痛，伴阵发性加剧，墨菲征（Murphy sign）阳性，右肋缘下可触及肿大的胆囊。

（二）超声表现

1. 单纯性胆囊炎 胆囊稍肿胀，壁轻度增厚，囊内透声差。

2. 化脓性胆囊炎 胆囊增大，壁增厚，呈双层或多层改变，囊内见粗细不等的点状高回声及絮状物回声。

3. 坏疽性胆囊炎 胆囊极度肿大，壁明显增厚，胆囊内除点状、线状、絮状物回声外，部分可见气体强回声，后伴"彗星尾"征。并发胆囊穿孔时可见胆囊壁连续性中断，胆囊周围见局限性积液。并发结石时于囊内见点状、团状强回声，后伴声影，常位于颈部。

（三）鉴别诊断

本病需与慢性胆囊炎和胆道梗阻时胆囊内胆泥淤积鉴别，还需与肝硬化、低蛋白血症、急性肝炎期、血液病、糖尿病患者胆囊壁增厚鉴别。急性胆囊炎的症状体征与上述疾病有显著不同，因此鉴别的要点是密切结合病史，超声墨菲征阳性是诊断和鉴别诊断的重要依据。

（四）典型图像

典型图像如图 3-7 ～图 3-20 所示。

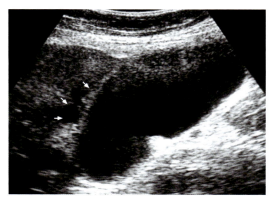

图 3-7　急性胆囊炎，胆囊肿大，周围见液性渗出

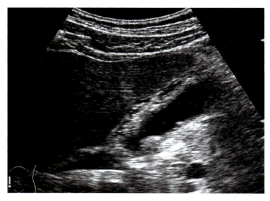

图 3-8　急性胆囊炎，胆囊壁增厚，不光整，壁内见液性区，囊内见泥沙样结石强回声

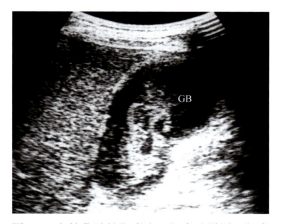

图 3-9　急性化脓性胆囊炎，胆囊壁增厚，胆囊内见絮状物回声

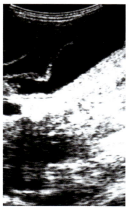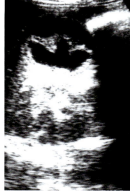

图 3-10　急性胆囊炎，胆囊肿大，囊壁出血分离

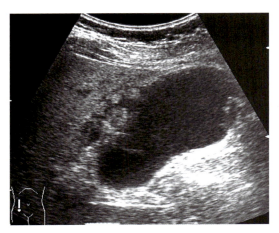

图 3-11 急性胆囊炎，胆囊坏疽伴结石

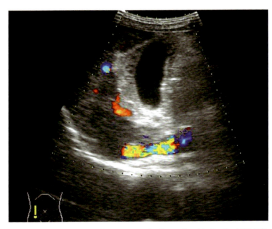

图 3-12 慢性胆囊炎急性发作，胆囊壁明显增厚

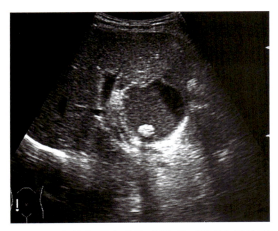

图 3-13 急性胆囊炎伴胆囊结石，胆囊内见结石
强回声团与胆泥淤积

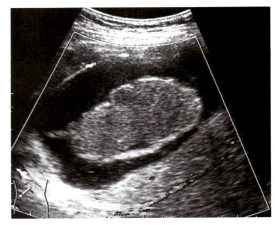

图 3-14 急性坏疽性胆囊炎，胆囊壁分离积脓，
胆囊内胆泥淤积

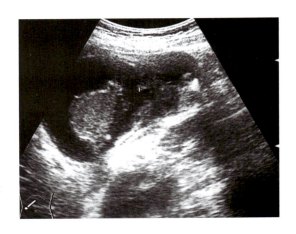

图 3-15 急性坏疽性胆囊炎，胆囊壁分离积脓并穿
孔，胆囊旁见不规则液性包块

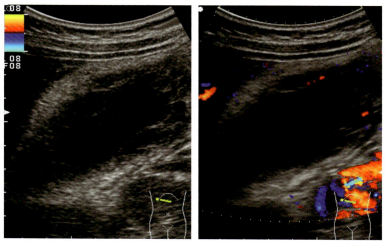

图 3-16　急性坏疽性胆囊炎，胆囊壁显著增厚，呈"多边"征，壁血流不丰富，仅探及少量星点状血流信号

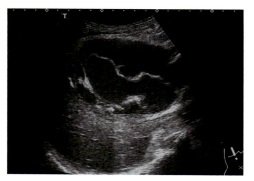

图 3-17　急性化脓性胆囊炎，胆囊显著增大呈球形，胆囊内见胆泥淤积、结石强回声团及絮状物回声

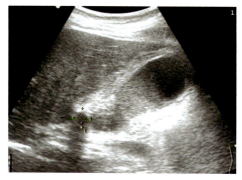

图 3-18　急性胆囊炎伴胆囊结石，胆囊壁增厚，颈部见结石强回声团，胆囊内见胆泥淤积

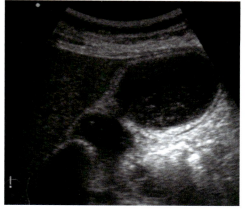

图 3-19　急性胆囊炎伴胆囊结石，胆囊肿大，壁增厚，颈部见结石强回声团，胆囊内见胆泥淤积

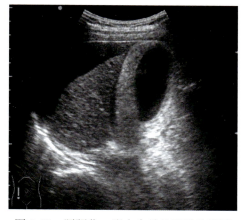

图 3-20　肝硬化、腹水合并的胆囊壁增厚

二、胆囊慢性炎症

（一）临床与病理

大多数患者有胆绞痛史，可有右上腹疼痛，并放射至右肩背部疼痛，右肋缘下压痛、不适，伴腹胀、厌食油腻等消化不良症状。慢性胆囊炎多由急性胆囊炎反复发作而来，多伴胆囊结石。

（二）超声表现

（1）胆囊可增大或缩小，形态可无明显改变，亦可见壁牵拉致胆囊呈三角形，壁可轻度增厚，也可明显增厚达 1.0cm 以上。

（2）轻度慢性炎症的胆囊内透声尚好，较严重者胆囊内见中等或较弱点状、带状回声，随体位改变而缓慢移动，为陈旧性炎性胆泥沉积。

（3）胆囊内合并结石者于囊内见强回声团，后伴声影。胆囊内充满结石者出现囊壁 - 结石 - 声影三合征，即"WES"征。

（三）鉴别诊断

1. 胆囊癌　胆囊壁增厚，以颈部、体部为主，以局部损害、弥漫浸润为特点，向腔内生长时，黏膜面凹凸不平；侵犯周围肝组织时胆囊浆膜层不完整，与肝境界不清。彩色多普勒超声于增厚的囊壁内可见丰富的血流信号。

2. 胆囊腺肌病　胆囊腺肌病除胆囊壁增厚外，囊壁内可探及小液性区及点状强回声，后伴"彗星尾"征，胆囊浆膜层完整，连续性好。脂餐试验时，胆囊收缩功能亢进。

3. 肝硬化、低蛋白血症引起的胆囊壁增厚　肝硬化患者由于低蛋白血症、门静脉高压及静脉血液回流障碍，导致胆囊壁水肿增厚，其超声表现为胆囊壁增厚，呈分层状，部分胆囊壁内可见液性区，彩色多普勒超声于胆囊壁内未见明显血流信号。

（四）典型图像

典型图像如图 3-21 ～图 3-29 所示。

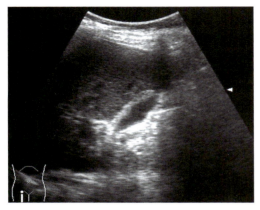

图 3-21　慢性胆囊炎，胆囊缩小，囊壁增厚，
囊内透声差

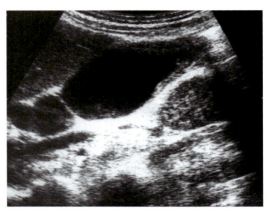

图 3-22　慢性胆囊炎，胆囊肿大伴囊壁增厚，囊
内透声差

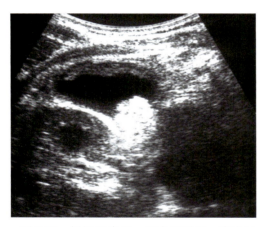

图 3-23　慢性胆囊炎，胆囊壁增厚，囊内见
结石强回声团

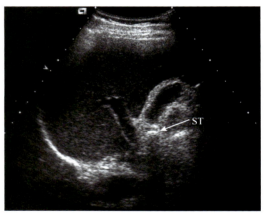

图 3-24　慢性胆囊炎伴胆囊颈部结石，胆囊缩小，
胆囊颈部见一强回声团

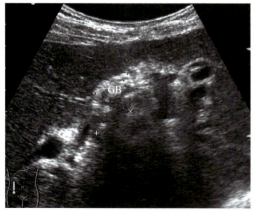

图 3-25　慢性胆囊炎伴胆囊结石，胆囊萎缩，
壁增厚毛糙，囊内充满结石强回声团

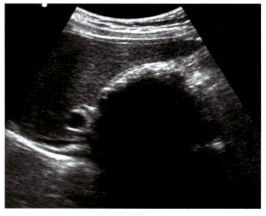

图 3-26　慢性胆囊炎伴胆囊结石，胆囊内充满点
状强回声，后伴宽阔声影，呈"WES"征

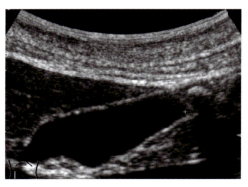

图 3-27　慢性胆囊炎伴胆囊底部结石，胆囊底部皱褶以下见一强回声团，后伴声影，因皱褶阻挡，结石不随体位改变而移动

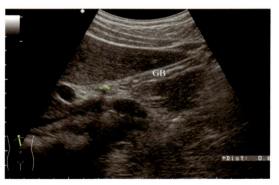

图 3-28　慢性胆囊炎伴胆囊颈部结石，胆囊缩小，腔闭，颈部见一小强回声团，后伴声影

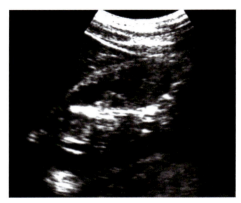

图 3-29　慢性厚壁型胆囊炎，胆囊壁弥漫性显著增厚，黏膜层与浆膜层完整

三、黄色肉芽肿性胆囊炎

（一）临床与病理

黄色肉芽肿性胆囊炎是一种少见的特殊类型的胆囊炎性病变，由于胆囊的慢性炎症和结石嵌顿，导致胆汁淤积，胆汁经胆囊黏膜溃疡和破裂的罗 - 阿窦渗入胆囊壁，引起以巨噬细胞浸润为主的炎症反应，胆汁中的脂质和胆固醇被巨噬细胞吞噬，形成泡沫细胞和多核巨细胞，并聚集成肉芽肿性病变，形成以胆囊肉芽肿、重度增生纤维化及泡沫样组织细胞为特征的炎性病变。临床表现缺乏特异性，与一般急性、慢性胆囊炎或胆囊结石病相似，大多数患者有轻、中度右上腹部反复疼痛，部分伴有阵发性绞痛，并向肩部放射，部分患者可伴有恶心、呕吐、黑便、黄疸及体重减轻等症状。

（二）超声表现

（1）胆囊增大，形态不规则。

（2）胆囊壁弥漫性或局灶性增厚，增厚的胆囊壁内见结节状低回声或不规则低回声带。

（3）胆囊内可见近等回声团块，单发或多发，形态较规则，严重者胆囊液性腔消失，代之以胆囊窝内实质性团块。

（4）病变侵犯肝时，肝局部呈低回声，与周围肝组织分界不清。

（5）大多数可伴有胆囊内结石，表现为胆囊内团状强回声，后方伴声影。

（6）彩色多普勒超声见病灶内无血流信号或仅探及稀疏的斑点状低速血流信号。

（三）鉴别诊断

黄色肉芽肿性胆囊炎主要应与胆囊癌相鉴别，胆囊癌患者一般病程较短，症状相对较重，病变来自上皮，黏膜层不完整，彩色多普勒在胆囊肿块内可探及较丰富的高速高阻的血流信号，而黄色肉芽肿性胆囊炎一般病程较长，临床症状反复，病变胆囊黏膜层完整，且黄色肉芽肿性胆囊炎病灶内无血流信号或仅有少量血流信号。但黄色肉芽肿性胆囊炎声像图表现缺乏特异性，有文献报道称黄色肉芽肿性胆囊炎有发生癌变的可能，亦可与胆囊癌并存，两者的鉴别主要依据病理。

（四）典型图像

典型图像如图 3-30 ～图 3-33 所示。

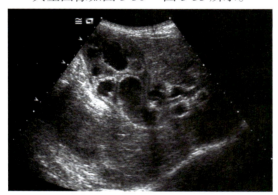

图 3-30　黄色肉芽肿性胆囊炎，胆囊壁增厚，壁内可见低回声结节及无回声区，囊内伴有结石

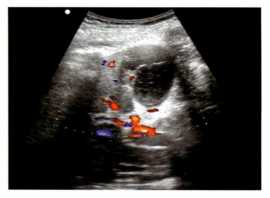

图 3-31　黄色肉芽肿性胆囊炎，胆囊壁增厚，黏膜线回声完整，胆囊壁内可见低回声结节及无回声区，囊内见胆泥回声，彩色多普勒超声见点状血流信号

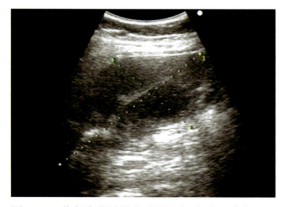

图 3-32　黄色肉芽肿性胆囊炎，胆囊明显增大，壁弥漫性增厚，可见低回声区，颈部见结石强回声团

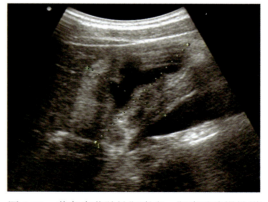

图 3-33　黄色肉芽肿性胆囊炎，胆囊壁弥漫性增厚，不规则，回声不均匀，可见结节状低回声区

四、胆囊穿孔

（一）临床与病理

胆囊穿孔常为急性化脓性胆囊炎的并发症，由于胆囊壁的炎症坏疽导致穿孔，特别是当结石嵌顿在胆囊颈部时，胆囊极度肿大，更易发生穿孔而并发局限性或弥漫性腹膜炎。患者在急性胆囊炎的基础上上腹部产生突发性剧痛，并可发展为全腹疼痛。

（二）超声表现

（1）胆囊肿大。

（2）胆囊壁明显增厚，局部见连续性中断。

（3）胆囊内透声差，可见结石强回声团与胆泥细点状回声。

（4）胆囊周围见局限性积液，体位改变时见胆囊内胆汁通过囊壁上缺损与积液交通。出现弥漫性腹膜炎时于腹盆腔内探及液性区。

（三）鉴别诊断

胆囊穿孔应与急性胆囊炎周围炎性渗出鉴别，急性胆囊炎周围炎性渗出时，胆囊壁增厚，但是其胆囊壁连续性完整，改变体位时胆囊周围液性区与胆囊内胆汁无相通。

（四）典型图像

典型图像如图 3-34 ～图 3-38 所示。

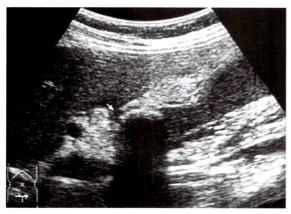

图 3-34　急性胆囊炎伴胆囊穿孔，胆囊内见强回声结石团，后伴声影，胆囊前壁见连续性中断（箭头所示）

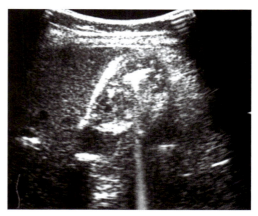

图 3-35　胆囊肠道瘘，胆囊缩小，壁厚，胆囊内见气体强回声，后伴"彗星尾"征

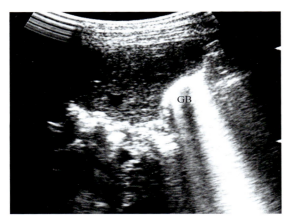

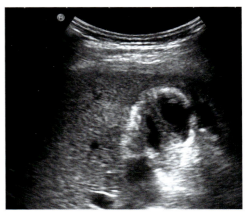

图 3-36　胆肠瘘，胆囊缩小，腔闭，胆囊内见气体　　　　图 3-37　胆囊穿孔，胆囊缩小，壁厚，胆囊
　　　　　强回声，后伴"彗星尾"征　　　　　　　　　　　　　　底部壁见连续性中断，其外侧出现局限性液
　　　　　　　　　　　　　　　　　　　　　　　　　　　　　　性区，与胆囊内胆汁相通

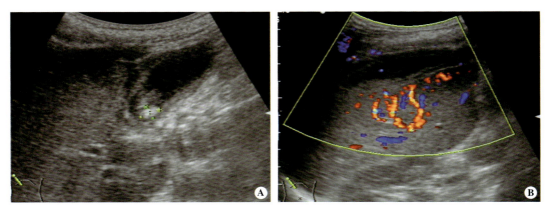

图 3-38　胆囊穿孔，胆囊壁增厚，前壁连续性中断，其周围见少量无回声区，胆囊内见强回声区（A），
　　　　　　　　　　　　　　肝前间隙见无回声区（B）

五、胆囊腺肌增生症

（一）临床与病理

　　胆囊腺肌增生症属于胆囊增生性疾病，为非炎症、非肿瘤性疾病。病理表现为囊壁增厚，可达正常的 3 ～ 5 倍，黏膜上皮增生，罗 - 阿窦增多和肌层增厚。胆囊腺肌症可分为三型：弥漫型、节段型、局限型。临床上通常无明显症状。

（二）超声表现

　　胆囊壁增厚，可呈弥漫型、节段型或局限型（常为底部）增厚，增厚的壁内见圆形无回声区，合并壁内结石者可见点状强回声，后伴"彗星尾"征。

（三）鉴别诊断

明显增厚的胆囊壁内见小囊样结构是腺肌增生症的特异性表现，但该征象不典型时需与胆囊癌和急、慢性胆囊炎相鉴别，可行脂餐试验，腺肌增生症收缩功能亢进，急性胆囊炎、慢性胆囊炎、胆囊壁水肿和胆囊癌则收缩功能减弱或丧失，故有一定鉴别诊断价值。急性胆囊炎可因感染、坏死在增厚的胆囊壁内形成大小不等的液性区或脓腔，但形态多不规则，与胆囊腺肌增生症胆囊壁内较规则的圆形壁薄的罗-阿窦不同，且前者伴有腹痛、高热等临床表现。由于胆囊腺肌增生症胆囊壁的血流不丰富，因此彩色多普勒超声示增厚的胆囊壁内无明显血流信号，与胆囊癌病灶内血供增多可资鉴别。

（四）典型图像

典型图像如图 3-39 ～图 3-47 所示。

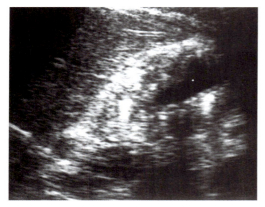

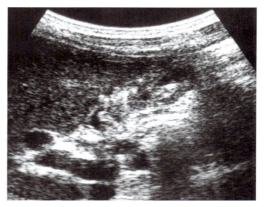

图 3-39　弥漫型胆囊腺肌增生症，胆囊壁弥漫性增厚，壁内见众多点状强回声，后伴"彗星尾"征

图 3-40　胆囊弥漫型腺肌症，胆囊壁明显增厚，壁内见许多点状强回声，后伴"彗星尾"征

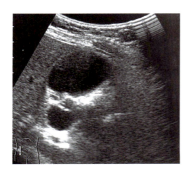

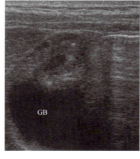

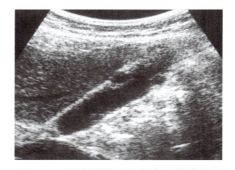

图 3-41　胆囊节段型腺肌症，胆囊体部中段壁增厚致狭窄

图 3-42　胆囊节段型腺肌症，胆囊底部壁节段性增厚，内见圆形无回声区与强回声点，局部囊腔变窄

图 3-43　胆囊局限型腺肌症，胆囊壁上见圆形无回声区

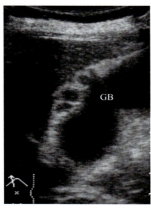
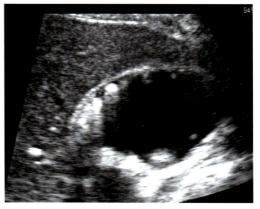

图 3-44　胆囊节段型腺肌症，胆囊体部壁增厚，内见圆形无回声区

图 3-45　胆囊弥漫型腺肌症，胆囊壁增厚，壁内见小液性区及点状强回声，后伴"彗星尾"征

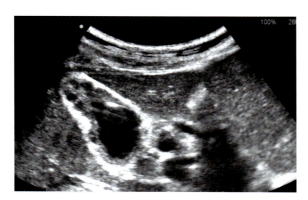
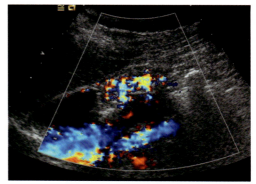

图 3-46　胆囊弥漫型腺肌症，胆囊壁明显增厚，内见圆形无回声区

图 3-47　胆囊局限型腺肌症，胆囊底部壁局限型增厚，彩色多普勒超声所见的丰富彩色信号为囊壁内强回声点产生的快闪伪差

六、胆囊结石

（一）临床与病理

　　胆囊结石可分为胆固醇结石、胆色素结石和混合性结石，胆囊结石常合并胆囊炎，由于结石的长期刺激导致胆囊壁增厚，最终胆囊缩小，严重者胆囊腔内充满结石。胆绞痛是胆囊结石急性发作的典型症状，严重者出现疼痛、高热、黄疸，即查科（Charcot）三联征。

（二）超声表现

　　胆囊内见强回声团或砂粒样粗点状强回声堆积，后伴声影，并随体位改变而移动。胆囊充满型结石患者结石无明显移动，可出现 WES 征，即胆囊前壁的强回声带后方见结石前缘的强回声带，其后方伴宽阔声影，有时于胆囊前壁与结石之间见一少量胆汁形成的无回声带。

（三）鉴别诊断

（1）胆囊颈部皱襞、螺旋瓣和迂曲的胆囊管可造成超声的折射与反射，从而产生声影，容易误诊为结石，通过改变扫查切面可以和颈部结石声影鉴别。

（2）较小的胆囊肿瘤和隆起性病变需注意与无声影的胆囊结石相鉴别，应嘱患者较大幅度地改变体位，观察病灶有无移动，以此鉴别结石与肿瘤。

（3）胆囊颈部和底部小结石还需与旁瓣效应及部分容积效应所致的超声伪像相鉴别，应从不同的方向多切面扫查，重复性强者方可明确为小结石。

（4）胆囊充满型结石需与胆囊周围胃肠内容物及气体的强回声团相鉴别，充满型结石强回声团稳定，后伴清晰声影，而肠内容物强回声形态不稳定，可见气体强回声闪动，且后方可见多重反射回声。

（四）典型图像

典型图像如图 3-48 ～图 3-59 所示。

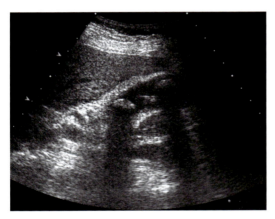

图 3-48　胆囊结石，胆囊内见强回声团，后伴声影

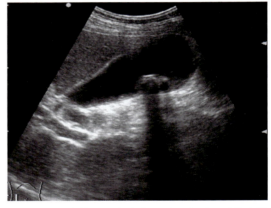

图 3-49　胆囊结石，胆囊内见强回声团，后伴声影

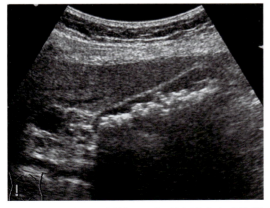

图 3-50　胆囊砂粒样结石，胆囊内见众多砂粒样强回声团，后伴宽阔声影

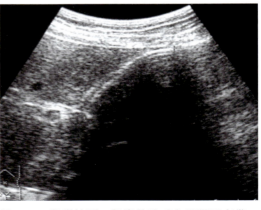

图 3-51　胆囊结石，胆囊前壁后方见强回声带，后伴宽阔声影，为 WES 征

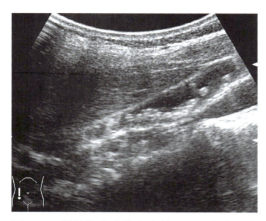

图 3-52　慢性胆囊炎伴胆囊结石，胆囊内见许多砂粒样强回声团

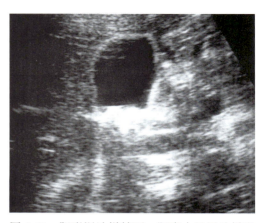

图 3-53　胆囊泥沙样结石，胆囊内见泥沙样强回声点堆积于胆囊颈部

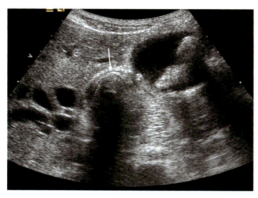

图 3-54　Mirizzi 综合征，胆囊颈部见一强回声团，后伴声影（箭头所示），结石压迫胆总管上段致肝内胆管扩张

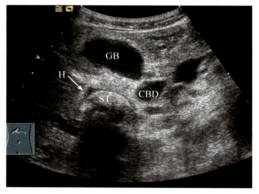

图 3-55　Mirizzi 综合征，与图 3-54 为同一患者，胆囊颈部结石压迫胆总管，横切于胆囊颈部，结石强回声团左旁见扩张的胆总管上段，ST 为结石，CBD 为胆总管，GB 为胆囊

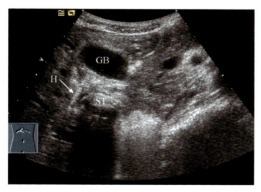

图 3-56　Mirizzi 综合征，与图 3-54 为同一患者，扫查平面稍向下移，结石左旁胆总管中下段消失，为结石压迫所致；H 为哈氏（Hartmann）囊，GB 为胆囊

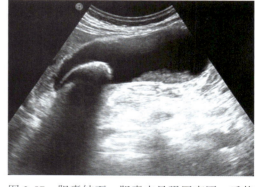

图 3-57　胆囊结石，胆囊内见强回声团，后伴声影，并见胆泥沉积

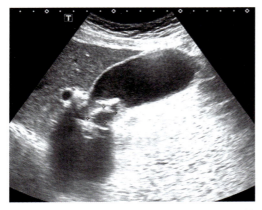
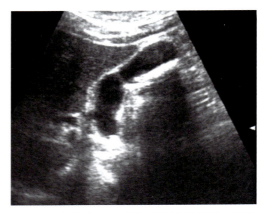

图 3-58　胆囊结石，胆囊内见强回声团，后伴声影

图 3-59　慢性胆囊炎伴胆囊泥沙样结石，胆囊内见泥沙样强回声点堆积于胆囊后壁形成强回声带，后伴较宽声影

七、胆囊息肉样病变

（一）临床与病理

胆囊息肉样病变大部分为胆囊胆固醇沉着症，属胆囊增生性疾病。胆固醇代谢的紊乱使胆汁中胆固醇含量升高，其沉积于胆囊黏膜层，逐渐形成向黏膜表面突起的小结节，临床上无明显症状。胆囊慢性炎症可使胆囊黏膜增厚，局部隆起亦呈小息肉样病变，临床上出现慢性胆囊炎症状。

（二）超声表现

胆囊壁上见高回声小结节，向囊腔内隆起，后不伴声影，不随体位改变而移动，可单发或多发，通常不超过 1cm。

（三）鉴别诊断

胆囊息肉样病变须注意与无声影的胆囊结石、胆囊腺瘤鉴别，胆囊结石可随体位改变而移动；结节直径在 10 ～ 13mm 者倾向于胆囊腺瘤。

（四）典型图像

典型图像如图 3-60 ～图 3-66 所示。

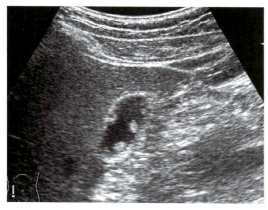

图 3-60　胆囊多发性息肉，胆囊壁上见数个高回声结节，后无声影

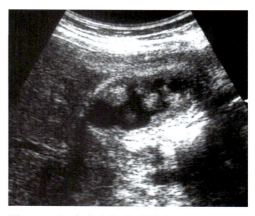

图 3-61　胆囊多发性息肉样病变，胆囊壁上见许多高回声结节，后无声影

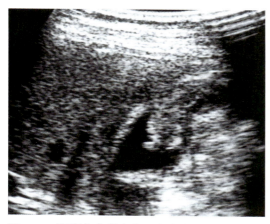

图 3-62　胆囊息肉样病变，胆囊内见一带蒂长条形结节

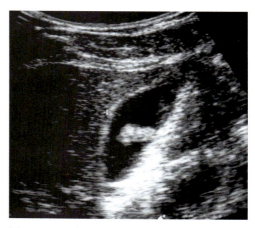

图 3-63　胆囊息肉样病变，胆囊内见一窄蒂附壁结节，后无声影

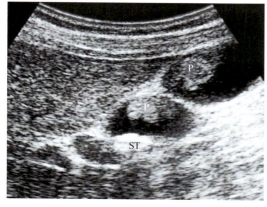

图 3-64　胆囊息肉样病变伴结石，胆囊内见两个附壁结节，于近颈部另见一结石强回声团

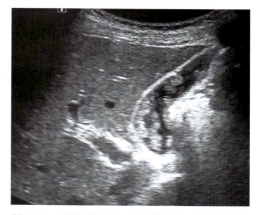

图 3-65　胆囊多发性息肉样病变，胆囊壁上见许多高回声结节，后无声影

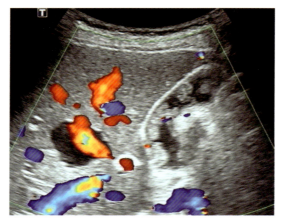

图 3-66　胆囊多发性息肉样病变，与图 3-65 为同一患者，结节内未见明显血流信号

八、胆囊腺瘤

（一）临床与病理

胆囊腺瘤为肿瘤性息肉，是最多见的胆囊良性肿瘤。腺瘤来自于胆囊黏膜上皮，好发于胆囊的颈部和底部，可单发或多发，分为单纯性腺瘤和乳头状腺瘤，后者有恶变倾向。当腺瘤体积较大时要考虑恶变可能。临床上无明显症状，合并慢性胆囊炎、胆囊结石时可出现相应症状。

（二）超声表现

胆囊壁向囊腔隆起的乳头状、长条状或团块状高回声或中等回声结节，基底较宽，内部回声较均匀，后方无声影，多数小于 15mm，不随体位改变而移动。彩色多普勒超声见血流从基底部穿入瘤体内，较大团块、血流信号丰富者应考虑重度增生或恶变。

（三）鉴别诊断

1. 在胆囊隆起性病变的超声诊断中，病变的大小是重要的鉴别诊断要点之一　直径小于 10mm 的结节多考虑胆固醇性、炎性息肉，大于 10mm 倾向于腺瘤，大于 13mm、基底较宽、无蒂的肿物应怀疑恶变的可能，特别是彩色多普勒超声于结节内探及血流束支或高速动脉血流频谱时则恶变的可能性更大。

2. 胆囊腺瘤需注意与无声影的胆囊结石相鉴别　结石可随体位改变而移动，腺瘤不随体位改变移动，以此鉴别结石与肿瘤。

（四）典型图像

典型图像如图 3-67 ～图 3-72 所示。

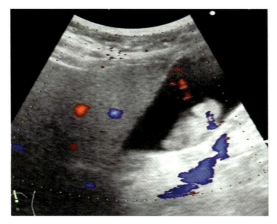

图 3-67 胆囊腺瘤，胆囊后壁见一高回声结节，境界清楚，有蒂，可见短棒状血流信号

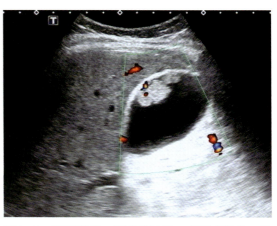

图 3-68 胆囊腺瘤，胆囊前壁见一高回声结节，境界清楚，有蒂，可见点状血流信号

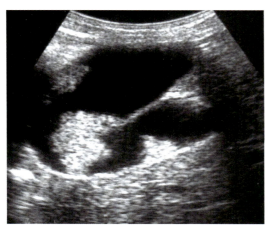

图 3-69 胆囊腺瘤，胆囊内多发性附壁高回声团块，蒂宽窄不一，病理示腺瘤伴不典型增生

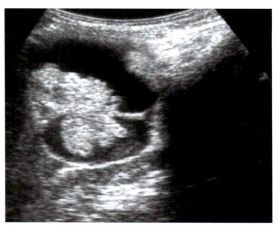

图 3-70 胆囊腺瘤，与图 3-69 为同一患者，胆囊内多发附壁高回声团块，蒂较宽，病理示腺瘤伴不典型增生

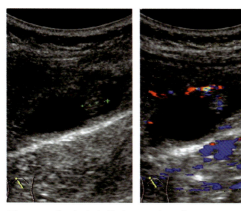

图 3-71 胆囊腺瘤伴中、重度不典型增生，胆囊内见一宽蒂等回声团块，彩色多普勒超声见血流束支穿入团块内

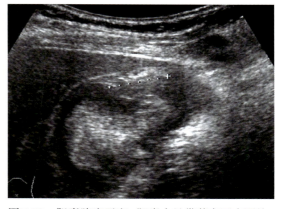

图 3-72 胆囊腺瘤恶变，胆囊内见带蒂高回声团块，肿块基底宽

九、胆囊癌

（一）临床与病理

胆囊癌发病率较低，但随着年龄的增加发病率逐渐升高，女性多于男性，发现时常为晚期，因此预后较差。提高其治愈率的关键是提高早期诊断率。胆囊癌与胆囊结石及慢性胆囊炎关系密切，约70%的胆囊癌合并胆囊结石。胆囊癌大部分为腺癌，占70%～90%，可分为浸润型腺癌、黏液型腺癌、乳头状腺癌三种。胆囊癌的最主要转移方式为直接侵犯周围肝组织，其次为淋巴转移，血行转移较少见。

胆囊癌的临床症状常与急性胆囊炎和慢性胆囊炎的症状相似，表现为右上腹疼痛，并放射至右肩、背部，为癌肿引起的胆囊排空障碍，或合并胆囊结石与胆囊炎所致。晚期患者则出现全身乏力、厌食、体重减轻等症状。患者往往在肿瘤侵犯肝门部导致黄疸出现时方就诊，此时手术切除率与存活率均下降。

（二）超声表现

胆囊癌的声像图可分为五种类型，即小结节型、蕈伞型、厚壁型、混合型、实块型。

1. 小结节型 胆囊内见一中等回声的结节自囊壁突入囊腔，基底较宽，表面不光滑，一般小于1.5cm，多位于颈部，有时可因颈部堵塞而引起胆囊积水肿大。

2. 蕈伞型 胆囊内见一低回声或中等回声的蕈伞型团块突入胆囊腔，基底宽，表面不光滑。

3. 厚壁型 胆囊壁不均匀增厚，回声低，可为局限性，也可为弥漫性，黏膜层与浆膜层均不光整。

4. 混合型 胆囊壁不规则增厚，并见乳头状或蕈伞样肿物突入胆囊腔，回声低，表面不光滑，为厚壁型与蕈伞型的混合表现。

5. 实块型 胆囊轮廓不清，胆囊腔消失，胆囊呈一低回声团块，周边与肝实质境界不清，易误认为肝内肿瘤。

胆囊癌合并胆囊结石时在胆囊腔或肿块内出现强回声团，后伴声影。彩色多普勒超声检测见团块内血流信号丰富，脉冲多普勒可测及动、静脉血流频谱。

（三）鉴别诊断

1. 实块型胆囊癌与肝癌的鉴别诊断 实块型胆囊癌表现为在胆囊窝见一低回声团块，最大径可达10cm以上，胆囊腔完全消失，团块与周围肝组织境界不清，因此极易误诊为肝细胞癌。因此，当在左右肝之间见一低回声团块时应仔细寻找正常胆囊是否存在，如胆囊未探及，而所探及团块位于胆囊窝处，应高度警惕所见团块为胆囊癌，而非肝细胞癌。部分实块型胆囊癌可于胆囊底体部形成一低回声团块，与肝组织境界不清，而部分胆囊腔仍存在，有些胆囊腔内甚至可见随体位改变而移动的结石强回声团。此时极易将剩余的胆囊腔误诊为慢性胆囊炎伴胆囊结石，而将底体部的低回声团块误认为肝细胞癌。因此，当于左右肝交界处见低回声团块，而胆囊腔仍存在时，应高度警惕是否为胆囊癌，不应因胆囊腔的存在而即刻诊断为肝癌，应仔细观察胆囊壁是否完整，连续性是否中断，如囊壁无法完整显像，虽肿块与肝脏境界不清，仍应高度怀疑是胆囊癌，而所见的胆囊腔是癌肿未侵犯的部分，而非完整的胆囊。

2. 厚壁型胆囊癌与厚壁型慢性胆囊炎的鉴别诊断 厚壁型胆囊癌的壁回声低，胆囊癌易直接侵犯肝组织，因此与肝组织的境界不清；而慢性胆囊炎的厚壁部分回声较胆囊癌回声高，且浆膜层完整，与肝组织境界清楚，此为两者的重要鉴别点。彩色多普勒超声显示胆囊癌的血流丰富，且为穿支血流，而慢性胆囊炎未见血流信号，依此可为鉴别诊断提供参考。

3. 蕈伞型胆囊癌与胆囊腺瘤的鉴别诊断 蕈伞型胆囊癌表面凹凸不平呈菜花状，基底宽，部分胆囊癌为蕈伞型合并厚壁型而成混合型胆囊癌，此类型胆囊癌实体所附着之胆囊壁明显增厚且与周围肝组织境界不清。彩色多普勒超声可见血流束自基底部伸入实体内，还可测及高速动脉血流频谱。胆囊腺瘤的基底部较窄，实体表面较为光滑，彩色多普勒超声见血流不丰富。但若于腺瘤内测及较粗大的血流束，多普勒测及高速脉频谱，应高度怀疑重度不典型增生或癌变。

（四）典型图像

典型图像如图 3-73 ～图 3-96 所示。

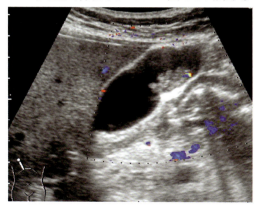

图 3-73　蕈伞型胆囊癌，胆囊内见一菜花状实体，表面凹凸不平，基底宽，内见血流信号

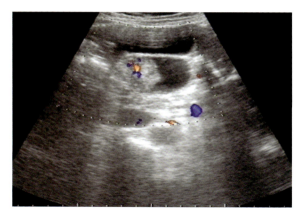

图 3-74　蕈伞型胆囊癌，胆囊内见一高回声实体，基底宽，内见粗大血流信号

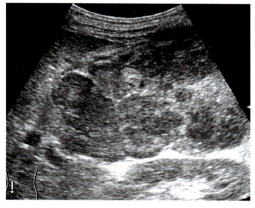

图 3-75　胆囊癌，胆囊窝内见巨大实质性肿块，内部呈结节样改变

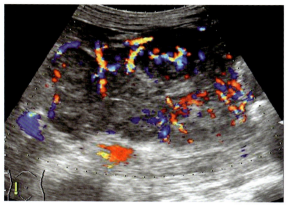

图 3-76　胆囊癌，与图 3-75 为同一患者，彩色多普勒超声于胆囊巨大肿块内见丰富血流穿支

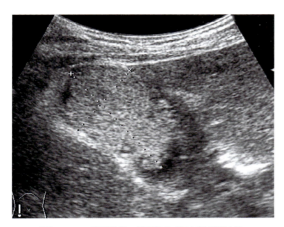

图 3-77 胆囊癌，胆囊内见实块型肿物

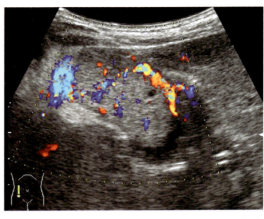

图 3-78 胆囊癌，与图 3-77 为同一患者，彩色多普勒超声见胆囊肿块内见丰富动脉血流穿支

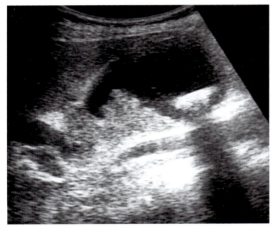

图 3-79 胆囊癌伴结石，胆囊颈部见结节状实体，囊内见一强回声团，后伴声影

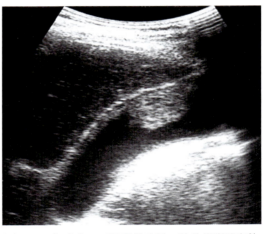

图 3-80 胆囊癌，于胆囊前壁见一结节状附壁实体

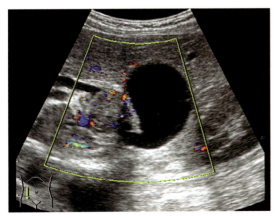

图 3-81 胆囊癌，胆囊颈部见一等回声结节，彩色多普勒超声见血流穿支

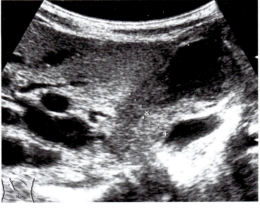

图 3-82 胆囊癌，胆囊颈部见等回声结节侵犯肝门部胆管致肝内胆管扩张

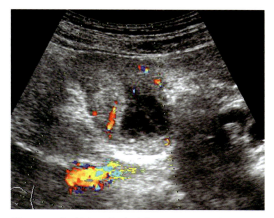

图 3-83　胆囊癌，胆囊底部壁增厚，彩色多普勒
超声见血流穿支

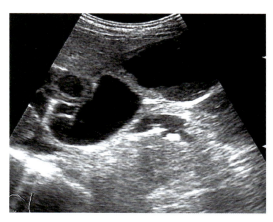

图 3-84　胆囊癌，胆囊壁局部增厚

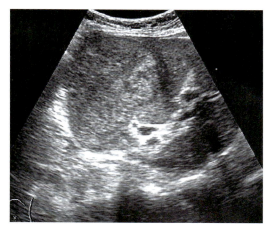

图 3-85　胆囊癌，胆囊窝内见一巨块型实体，需
与肝癌鉴别

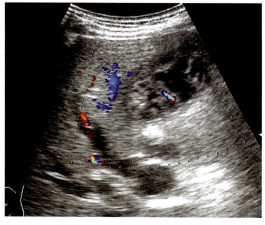

图 3-86　胆囊癌，胆囊内呈网格状实体回声，彩
色多普勒超声见血流穿支

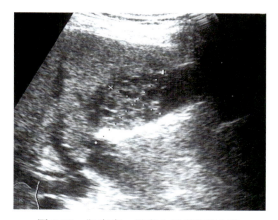

图 3-87　胆囊癌，胆囊内见蜂窝状实体

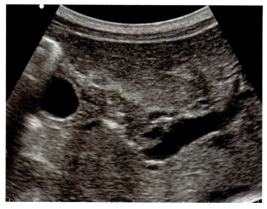

图 3-88　胆囊颈管癌，胆囊颈管内见实体回声充
填，呈弯曲状，与胆囊体相连

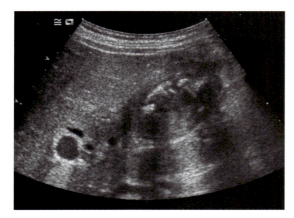

图 3-89　胆囊癌伴结石，胆囊呈实体改变，内见多个强回声团，后伴声影

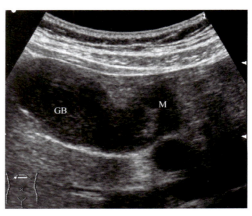

图 3-90　胆囊癌，颈部见低回声结节，胆囊内见胆汁淤积，又称为积水型

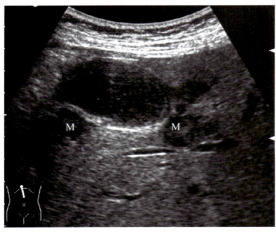

图 3-91　胆囊癌，与图 3-90 为同一患者，肝内见低回声结节，为胆囊癌肝内转移

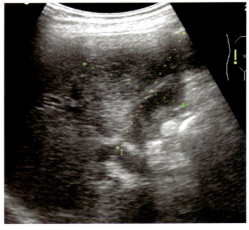

图 3-92　胆囊癌，胆囊底体部实体型胆囊癌（游标卡尺所示），剩余胆囊腔内见结石强回声

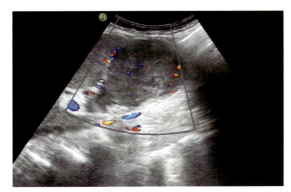

图 3-93　胆囊癌伴结石，胆囊呈实体改变，内见砂粒样强回声，彩色多普勒超声于实体内见较丰富血流信号

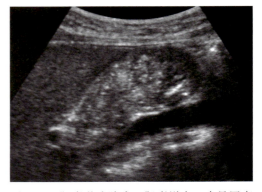

图 3-94　胆囊黏液腺癌，胆囊增大，内见回声不均实体，实体内见大量胶质回声

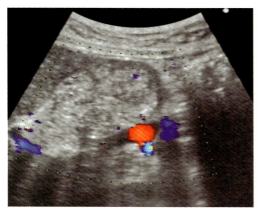

图 3-95　胆囊黏液腺癌，与图 3-94 为同一患者，彩色多普勒超声未见明显血流信号

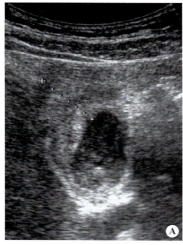

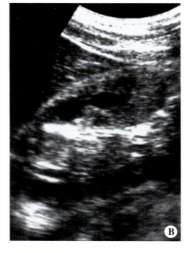

图 3-96　厚壁型胆囊癌与慢性胆囊炎的胆囊壁增厚鉴别，A. 胆囊癌，底体部壁增厚，胆囊浆膜层显像不清晰；B. 胆囊慢性炎症，胆囊壁厚，浆膜层显像清晰

十、胆泥沉积

（一）临床与病理

　　胆泥沉积可因胆道梗阻引起，如各种病因引起的肝外阻塞性黄疸、胆囊颈部梗阻等，也可因消化道疾病或长期禁食导致胆囊内胆汁排泄减少，出现胆泥沉积。

（二）超声表现

　　胆囊肿大，囊内见许多细点状高回声，沉积于胆囊后壁，可随体位改变而移动，沉积物的表面随体位改变不断形成新的平面。

（三）鉴别诊断

　　胆泥沉积需与胆囊结石、胆囊肿瘤相鉴别。胆囊结石回声较强，形态稳定，常伴声影。胆囊肿瘤不随体位改变而移动。

（四）典型图像

　　典型图像如图 3-97 ～图 3-100 所示。

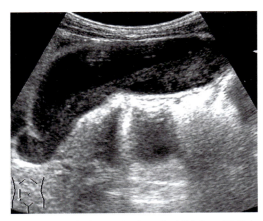

图 3-97　胆囊内胆泥沉积，胆囊肿大，胆囊内见许多点状高回声

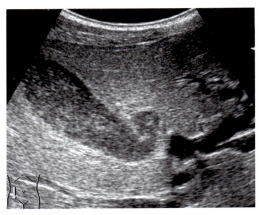

图 3-98　胆囊内胆泥沉积，胰头癌致阻塞性黄疸，胆囊内充满点状高回声

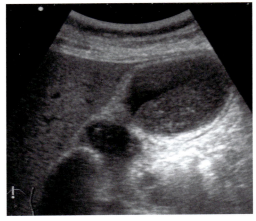

图 3-99　胆囊内胆泥沉积，急性胆囊炎胆囊颈部结石，胆囊肿大，内见许多细点状高回声沉积

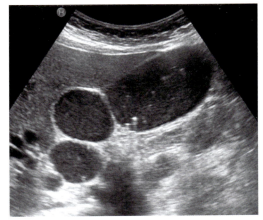

图 3-100　胆囊内胆泥沉积，胆管癌致阻塞性黄疸，胆囊内充满点状高回声

十一、先天性胆囊疾病

（一）临床与病理

先天性胆囊异常表现：①数目变异；②形态变异；③位置变异。一般无临床意义，多系影像学检查偶然发现。

（二）超声表现

1.数目变异　右上腹探及 2 个胆囊，均在右侧，或一左一右，或一上一下，或一大一小，胆囊缺如者少见，即使超声未探及胆囊也不可确定为胆囊缺如。

2.形态变异

（1）双叶胆囊（中隔胆囊）：囊腔内见分隔带回声将其完全性或部分性分成左右 2 个腔。

（2）憩室胆囊：胆囊壁向外膨出成一小囊，内常有小结石。

3. 胆囊位置变异

（1）肝内胆囊：胆囊窝内未见胆囊，胆囊全部或部分位于肝实质内。

（2）左位胆囊：胆囊位于左肝外叶下面，或全内脏转位患者胆囊于左上腹被探及。

（3）横位胆囊：于肝门部的横沟内探及横向的胆囊。

（三）鉴别诊断

　　先天性胆囊疾病需与慢性胆囊炎胆囊形态改变、胆囊旁肠管扩张并积液、胆囊底部局限型腺肌增生症相鉴别。

（四）典型图像

　　典型图像如图 3-101 ～图 3-103 所示。

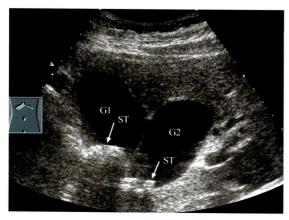

图 3-101　双胆囊伴结石，双胆囊呈左右排列，于两胆囊颈部分别见强回声团，后伴声影

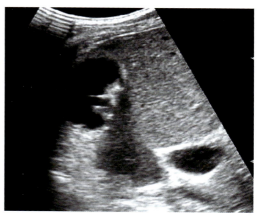

图 3-102　右肝内胆囊伴结石，胆囊位于膈下右肝上方，胆囊内见结石强回声团

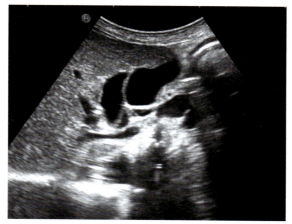

图 3-103　双胆囊，双胆囊呈上下排列，于两胆囊颈部分别见皱襞回声

第三节　胆管疾病

一、胆总管结石

（一）临床与病理

胆总管结石多为胆色素结石，胆总管一般呈不同程度的扩张，管腔内见泥沙样结石或球形结石。胆总管结石一般不发生完全性梗阻，当嵌顿于胆总管内时可导致全胆道系统的完全性梗阻与急性感染。患者多有长期反复发作的胆系感染病史，急性发作时出现腹痛、高热、寒战与黄疸，即查科三联征，重症患者出现休克、意识障碍，以致死亡。

（二）超声表现

胆总管扩张，管壁增厚，管腔内见泥沙样强回声点或强回声团，后伴声影，结石堵塞管腔时见其近端胆管扩张，胆囊肿大。结石未完全堵塞胆管时，胆总管可无扩张。

（三）鉴别诊断

胆总管结石需与胆总管蛔虫、凝血块、胆泥、脓团、气体、胆总管肿瘤、壶腹癌、胆囊颈部或胆囊管结石、肠道气体、肝门部肿大钙化淋巴结、胆管外的术后瘢痕组织相鉴别。

（四）典型图像

典型图像如图 3-104 ～图 3-111 所示。

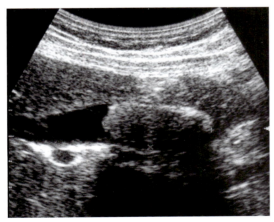

图 3-104　胆总管结石，胆总管内见一强回声团，后伴声影

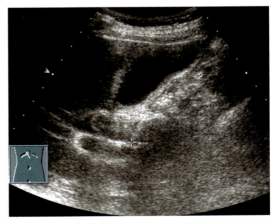

图 3-105　胆总管结石，胆总管内见多个强回声团排列成行，后声影不明显

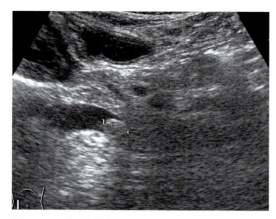

图 3-106　胆总管结石，胆总管内见强回声团，
后伴弱声影

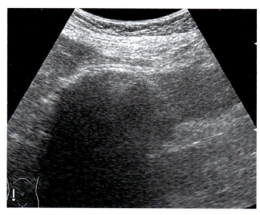

图 3-107　胆总管结石，胆总管内见一巨大强回
声团，后伴宽阔声影

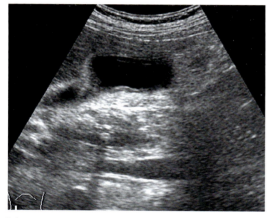

图 3-108　胆总管壁炎症伴结石，胆总管壁明显增
厚，管腔内见一小强回声团，后伴声影

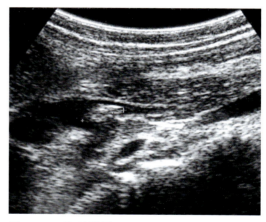

图 3-109　胆总管结石，胆总管内见强回声团，
与胆管壁之间见间隙

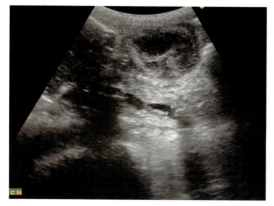

图 3-110　胆总管结石，胆总管下段结石，下段
见一强回声团，后伴声影，胆总管未见扩张

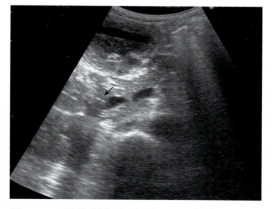

图 3-111　胆总管结石，与图 3-110 为同一患者，
横切于胆总管内见一强回声团（箭头所示），后
伴声影

二、肝内结石

（一）临床与病理

肝内结石多为胆色素结石，好发于左肝内胆管与左右肝管汇合部，常多发，有的呈泥沙样结石，有的呈颗粒状填满扩张的胆管。肝内结石的主要病理变化为肝胆管的梗阻、炎症，导致胆管壁增厚，胆管闭锁，胆汁淤滞，以致出现不同程度的肝实质损害，感染严重者并发肝脓肿。

（二）超声表现

（1）沿肝内胆管走向见点状强回声或强回声团，后方伴声影，泥沙样结石有时声影不明显，但可见随体位改变而流动的声像表现。结石所在部位的胆管壁可清晰也可不清晰，结石以上小胆管扩张。

（2）肝内胆汁淤积时可见梗阻侧肝大，肝实质回声增粗，合并脓肿时于肝内见境界不清的液性区，液性区内透声差或呈蜂窝状。

（3）长期肝内结石患者可见结石所在肝叶萎缩，其余肝叶代偿性增大，肝形态失常。

（三）鉴别诊断

肝内结石需与肝肿瘤，如肝血管瘤，原发性与转移性肝癌并钙化，胆管细胞癌并结石相鉴别，另需与肝内胆管胆气、肝内钙化灶、正常肝圆韧带相鉴别。

（四）典型图像

典型图像如图 3-112 ～图 3-117 所示。

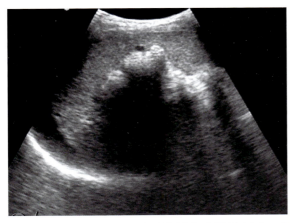

图 3-112　右肝内结石，右肝内见众多强回声团，后伴明显声影

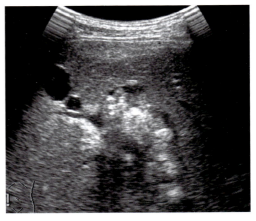

图 3-113　右肝内结石，右肝内胆管见众多强回声团，后伴声影，近端胆管扩张

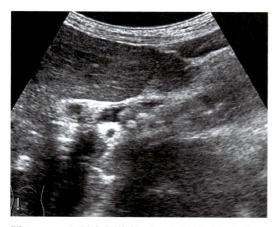

图 3-114 左肝内胆管结石，左肝外叶胆管内见
多个强回声团堵塞管腔

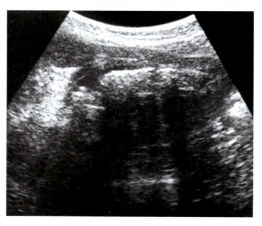

图 3-115 左肝内结石，左肝内胆管见数个强回
声团，后伴明显声影

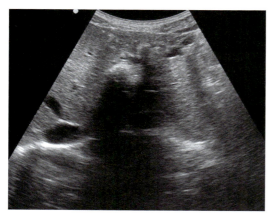

图 3-116 左肝内胆管结石，左肝内胆管见数个
强回声团，后伴声影

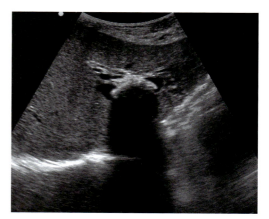

图 3-117 左肝内胆管结石，左肝内胆管见一强
回声团，后伴声影，与管壁间可见间隙

三、胆　管　炎

（一）临床与病理

　　胆管炎包括急、慢性胆管炎和原发性硬化性胆管炎，前者最主要的病因为胆道结石导致胆道的反复感染，梗阻严重者易引起急性化脓性梗阻性胆管炎，梗阻部位以上的胆管扩张，脓性胆汁淤积，患者出现上腹部剧烈绞痛、发热与黄疸，即查科三联征，严重者出现休克、严重的败血症、高热和昏迷，甚至死亡。胆道蛔虫、胆肠吻合术后肠道细菌的感染及胆道介入术后的感染亦可引起急、慢性胆管炎。胆道结石的长期刺激及胆管的不完全梗阻引起的胆管炎症导致胆管壁增厚、纤维化，最终胆管狭窄，因此慢性胆管炎胆管常轻度扩张或扩张不明显。患者长期右上腹不适甚至低热、反复轻度黄疸，最终将导致胆汁性肝硬化。

　　原发性硬化性胆管炎是较为少见的胆管炎，是一种以慢性胆管纤维化梗阻性炎症为特征的原发性肝内、外胆管疾病。其病因可能与感染或自身免疫有关，病变可仅累及某一肝叶胆管,或肝内外胆管弥漫性受侵,甚至可累及胆囊壁、胰管,管壁弥漫性均匀性增厚,胆管节段性或弥漫性狭窄。其病程长,癌变率高,患者出现乏力、消瘦、腹痛、间歇性寒战发热和反复的黄疸等,最终导致胆管阻塞、胆汁性肝硬化和肝衰竭。

（二）超声表现

1. 急性化脓性梗阻性胆管炎　肝内、外胆管扩张,胆管内透声差,可见点状、絮状回声,扩张胆管远端可见结石强回声团堵塞,后伴声影,梗阻远端胆管未见扩张。梗阻部位位于胆总管者可见胆囊肿大,壁厚,囊内见胆泥细点状回声淤积或絮状回声,合并结石者可见强回声团,后伴声影。

2. 慢性胆管炎　胆管壁增厚,管腔狭窄或轻度扩张,内透声差,管腔内有结石时可见结石强回声团,因狭窄引起胆泥淤积时可于管腔内见细点状回声。

3. 原发性硬化性胆管炎　多累及大胆管,常见左右肝管与胆总管壁明显增厚,累及胆囊时囊壁亦弥漫性增厚,增厚的胆管壁与胆囊壁层次多清晰,可清楚显示黏膜层、肌层与浆膜层。病变累及肝内小胆管时见肝内小胆管壁弥漫性增厚,回声增强,呈"树枝状"改变。胆管壁呈纤维化改变,因此病变胆管外径无明显增大,胆管腔不扩张甚至狭窄,近侧无病变的肝内小胆管轻度扩张。

（三）鉴别诊断

胆管炎需与胆管癌相鉴别,胆管癌管壁增厚,无层次显示,管腔堵塞,呈实体改变。肝门部胆管癌见肝内胆管扩张,胆囊腔闭塞;胆总管中下段癌见上段胆管与肝内胆管扩张,胆囊肿大。

（四）典型图像

典型图像如图 3-118 ～图 3-127 所示。

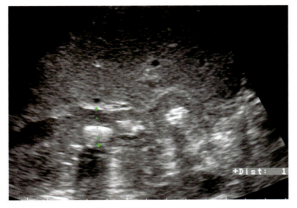

图 3-118　急性化脓性胆管炎,右肝内胆管扩张,内见数个结石强回声团,并见许多点状回声淤积

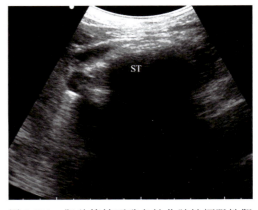

图 3-119　胆总管结石致急性化脓性梗阻性胆管炎,胆总管内见一巨大强回声团,后伴宽阔声影

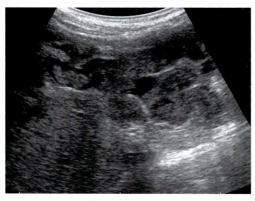

图 3-120　胆总管结石致急性化脓性梗阻性胆管炎，与图 3-119 为同一患者，肝内胆管重度扩张，内见众多化脓性絮状物回声与胆泥回声

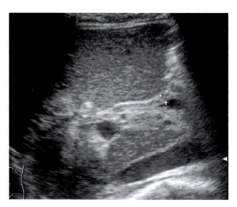

图 3-121　慢性胆管炎，胆管壁明显增厚，管腔狭窄

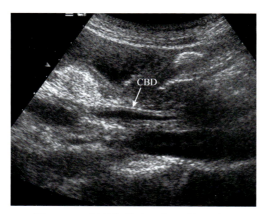

图 3-122　慢性胆管炎，胆总管壁增厚

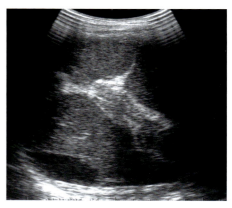

图 3-123　慢性胆管炎并胆汁性肝硬化，右肝内胆管壁增厚，回声增强，患者因长期慢性胆管炎致胆汁性肝硬化

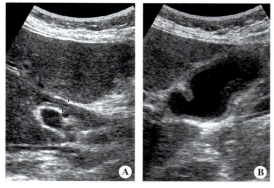
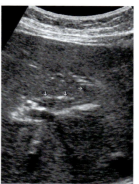
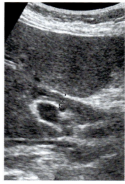

图 3-124　原发性硬化性胆管炎，肝门部胆管壁增厚，管腔狭窄，胆管外径无增大（A）；胆囊壁弥漫性增厚，层次均清晰（B）

图 3-125　原发性硬化性胆管炎，肝内外胆管壁增厚，黏膜层、肌层、浆膜层显像清晰，胆管腔狭窄，胆管外径无增大

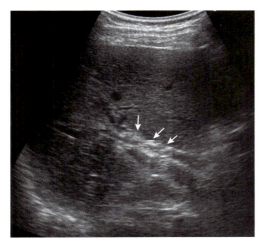

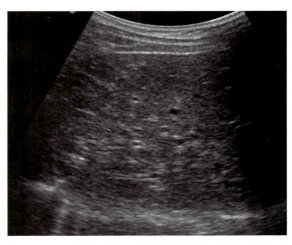

图 3-126　右肝局限性原发性硬化性胆管炎，肝内局部胆管壁增厚，回声增强（箭头所示），近侧小胆管轻度扩张

图 3-127　右肝局限性原发性硬化性胆管炎，右肝内小胆管呈节段性回声增强，可见病变胆管之间局部小胆管轻度扩张

四、胆道蛔虫

（一）临床与病理

　　胆道蛔虫是肠蛔虫病的并发症，蛔虫经 Oddi 括约肌钻入胆道，刺激胆总管括约肌阵发性痉挛而产生剧痛，并引起胆道炎症、梗阻，继发化脓性胆管炎、胆囊炎、胆管周围炎、胆道出血、肝脓肿、败血症及急、慢性胰腺炎等。蛔虫死后以蛔虫残体为核心形成结石。蛔虫多见于肝内外胆管，可钻入肝内小胆管，偶可见钻入胆囊。

（二）超声表现

　　1. 胆总管蛔虫　胆总管扩张，管腔内见长条形双线状平行高回声带，头端圆钝，高回声带内的低回声区为蛔虫的假体腔。

　　2. 肝内胆管蛔虫　肝内胆管扩张，管腔内见长条形平行双线高回声带，部分见卷曲成团。

　　3. 胆囊内蛔虫　胆囊内见卷曲的平行双线高回声带。

　　4. 活的虫体可于实时超声下见到蛔虫蠕动

（三）鉴别诊断

　　胆道蛔虫需与胆管和胆囊内结石、胆泥、脓性絮状物、气体及胆肠吻合术后进入胆管的肠道内容物相鉴别，另需与正常肝动脉相鉴别。

（四）典型图像

　　典型图像如图 3-128 ～图 3-131 所示。

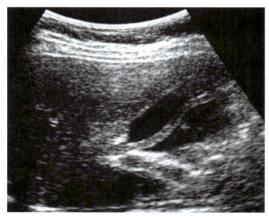

图 3-128　胆总管蛔虫，患者行胆肠吻合术后，可见一长条蛔虫平行双线自吻合口钻入胆管

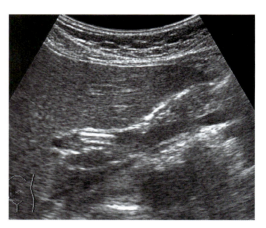

图 3-129　胆总管蛔虫残体钙化，胆总管内见高回声平行双线征

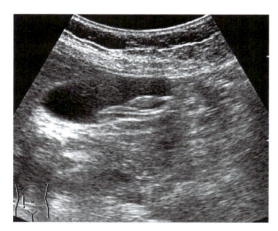

图 3-130　胆囊蛔虫，胆囊内见卷曲成麻花状的蛔虫平行双线征

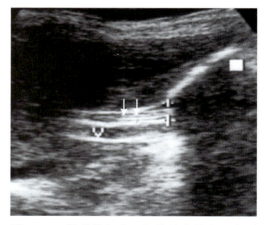

图 3-131　胆总管蛔虫，胆总管内见高回声平行双线征（箭头所示）

五、胆管息肉

（一）临床与病理

胆管息肉极为罕见，病因不明，常多发，可能与胆管结石、创伤、T 管引流后等因素引起管壁黏膜充血、水肿，甚至溃疡，促使纤维组织增生，形成息肉样病变有关，部分患者合并胆囊息肉。胆管息肉虽多数为良性病变，但常呈恶性生长方式，手术切除后不久又再次发生，且多发性息肉易堵塞胆管腔而引起阻塞性黄疸。多发性或较大（＞ 1cm）的息肉应予以手术切除。

（二）超声表现

肝内或肝外胆管扩张，胆管内见单个或数个稍高回声结节，结节与结节之间为正常胆管，因结节有蒂，因此可见结节于胆管内抖动，抖动频率与患者心率相同，可能是受周围动脉搏动的影响。结节后方无声影，不随体位改变而移动。

（三）鉴别诊断

1. 胆管结石 胆管内见强回声团，后伴声影。

2. 胆管乳头状瘤 于胆管内见高回声结节，大小不一，小至数毫米，大至1cm，质脆，易脱落，可随胆汁漂流到其他部位的胆管种植，形成多发性乳头状瘤，称为胆管乳头状瘤病。

3. 结节型胆管癌 胆管内见等回声或高回声结节，常单发，附着于胆管壁的基底较宽，结节堵塞管腔致近侧胆管扩张，患者常出现进行性加深的黄疸，结节无抖动现象。

（四）典型图像

典型图像如图 3-132～图 3-137 所示。

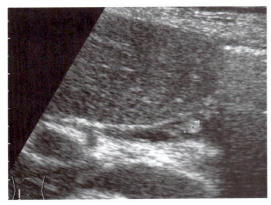

图 3-132　胆总管息肉，胆总管扩张，内见两个附壁小结节

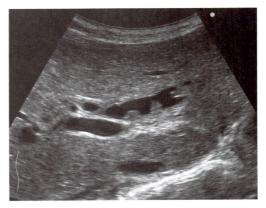

图 3-133　肝内胆管多发性息肉，肝内胆管扩张，内见数个附壁小结节

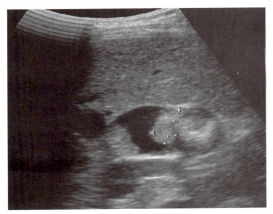

图 3-134　肝内胆管多发性息肉，肝内胆管扩张，内见数个附壁高回声结节，可见有蒂附壁

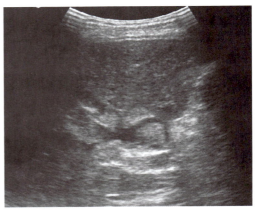

图 3-135　肝内胆管多发性息肉，肝内胆管扩张，内见数个附壁略高回声结节

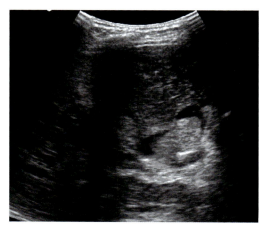

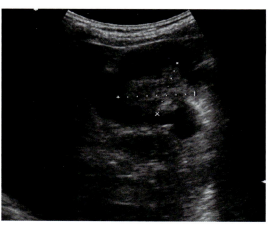

图 3-136　肝内胆管多发性息肉，肝内胆管扩张，内见数个附壁高回声结节，可见有蒂附壁

图 3-137　胆囊息肉，与图 3-136 为同一患者，胆囊内见附壁高回声团块，基底较窄，与胆管内息肉回声相同，可见其与心率同步抖动

六、肝门部胆管癌

（一）临床与病理

　　肝门部胆管癌又称 Klatskin 瘤，包括来自左肝管、右肝管、左右肝管汇合部和肝总管上端的癌。临床病理分型为息肉样或乳头状癌、结节型癌、硬化型癌、浸润型癌。临床分型一般采用 Bismuth 分型法，根据肿瘤侵犯的部位分成 4 型，即 Ⅰ 型：肿瘤位于肝总管分叉部以下；Ⅱ 型：肿瘤位于肝管分叉部；Ⅲ a 型：肿瘤位于肝总管侵犯右侧一级肝管分支，并同侧二级分支阻塞；Ⅲ b 型：肿瘤位于肝总管侵犯左侧一级肝管分支，并同侧二级分支阻塞；Ⅳ 型：肿瘤位于肝总管，同时侵犯双侧一、二级肝管分支以上。

　　肝门部胆管癌患者临床表现为腹痛、食欲缺乏、消化不良，以进行性黄疸为主要症状。

（二）超声表现

1. 肝大，肝内胆管扩张，至肝门部呈截断性改变

2. 肝门部肿块可分为四型

　　（1）结节型：肝门部管腔内见一略高回声或等回声结节状团块堵塞管腔，直径为 2～3cm，境界清楚，肿瘤所在胆管壁尚完整。

　　（2）团块型：肝门部见一等回声或稍高回声团块，境界不清，团块与周围扩张的胆管形成一"蝴蝶"征声像改变，肝门部胆管被包绕于团块内，胆管壁显像不清，管腔内充满实体，胆管与周围受侵犯的肝组织境界不清。

　　（3）硬化型：肝门部胆管壁增厚，回声增强，管腔狭窄或闭塞。

　　（4）栓塞型：肝门部胆管扩张，管腔内充满实体，周围肝组织回声正常。

3. 胆囊萎缩，腔闭塞

4. 胆管癌为少血供型 彩色多普勒超声见血流信号不丰富。门静脉受侵犯时团块所在部位门静脉彩色多普勒血流信号消失，有时肝动脉代偿性扩张，多普勒测及高速动脉流速曲线。肝动脉也受侵犯时团块所在部位门静脉与肝动脉彩色多普勒血流信号均消失。

5. 肝门部淋巴结转移时于肝门部探及低回声结节 境界清楚。

（三）鉴别诊断

1. 胆管结石、脓团、血块、胆泥淤积 胆管结石患者于扩张胆管内见强回声团，后伴声影。胆管内脓团、血块、胆泥淤积回声较松散，可见移动。

2. 胆管慢性炎症改变 胆管壁增厚，但黏膜线与浆膜层显像清晰，管腔未见阻塞。原发性硬化性胆管炎可见胆管壁增厚，但黏膜层、肌层、浆膜层显像清晰，胆管外径无增宽，但原发性硬化性胆管炎癌变率高，如见增厚的胆管壁层次不清，应高度怀疑恶变。

3. 原发性肝细胞癌侵犯胆管 于肿块旁见胆管扩张，内见实体充填，实体与团块相连。

（四）典型图像

典型图像如图 3-138 ～图 3-153 所示。

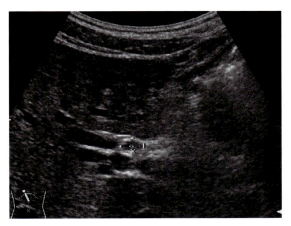

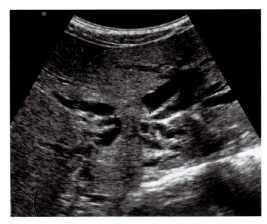

图 3-138　肝门部胆管癌，于肝门部胆管内见一低回声实体，实体近端胆管轻度扩张，手术证实为 I 型胆管癌

图 3-139　肝门部胆管癌（II 型），肝门部见一等回声实体，左右肝内胆管扩张至实体旁截断

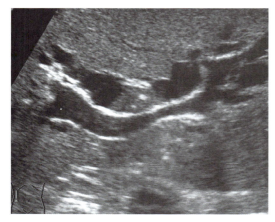

图 3-140 肝门部胆管癌（Ⅱ型），横切于左右肝管汇合处见一实体堵塞致左右肝管扩张

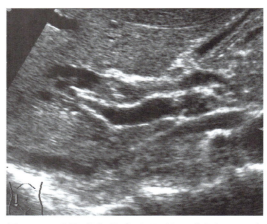

图 3-141 肝门部胆管癌（Ⅱ型），与图 3-140 为同一患者，纵切见肝总管内一实体，胆囊萎缩，胆总管下段管腔可见

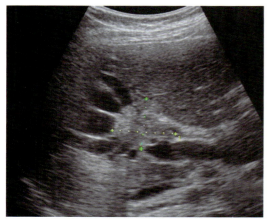

图 3-142 肝门部胆管癌（Ⅲa 型），肝门部胆管并延伸至右肝管见一略高回声团块堵塞管腔，近侧胆管扩张

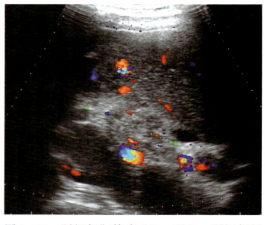

图 3-143 肝门部胆管癌（Ⅲa 型），肝门部胆管并延伸至右肝内胆管，管壁增厚，管腔见实体堵塞，回声增强，门静脉受侵，血流束消失

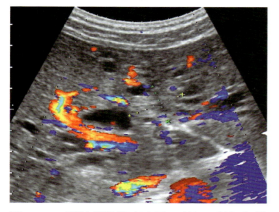

图 3-144 肝门部胆管癌（Ⅲb 型），肝门部并向左肝延伸见一等回声团块，境界不清，周围胆管扩张，团块血流信号不丰富

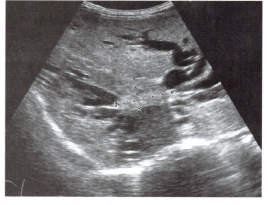

图 3-145 肝门部胆管癌（Ⅳ型），肝门部实体，形态不规则，境界不清楚，堵塞肝门部胆管致肝内胆管扩张，呈"蝴蝶"征

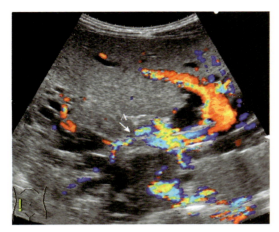

图 3-146 肝门部胆管癌，与图 3-145 为同一患者，肿瘤侵犯门静脉，彩色多普勒超声于肿块中未见门静脉血流，肝动脉血流丰富

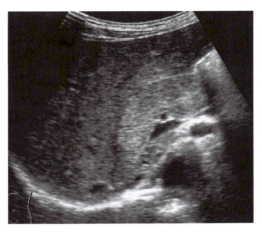

图 3-147 肝门部胆管癌，肝门部胆管扩张，内充满实体回声

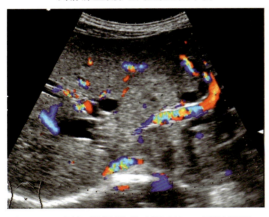

图 3-148 肝门部胆管癌（Ⅳ型），肝门部见一形态不规则肿块，境界不清楚，肝内胆管扩张，彩色多普勒超声于肿瘤内未探及血流信号，可见正常门静脉血流中断

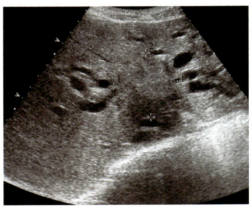

图 3-149 肝门部胆管癌（Ⅳ型），左右肝内胆管扩张至肝门部呈截断性改变，肝门部等回声团块与扩张胆管呈"蝴蝶"征改变，肝门部胆管被包绕于肿块内

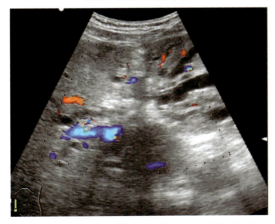

图 3-150 肝门部胆管癌（Ⅳ型），胆管壁明显增厚致管腔堵塞，近侧胆管扩张

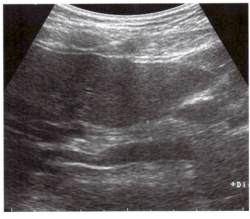

图 3-151 肝门部胆管癌（Ⅳ型），肝门部胆管壁增厚，回声增强呈"枯枝状"，近侧胆管轻度扩张

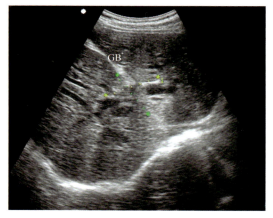
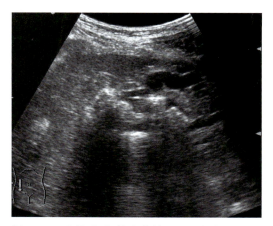

图 3-152　肝门部胆管癌，左右肝管汇合处见一实体堵塞致左右肝内胆管扩张，胆囊萎缩，腔闭

图 3-153　肝门部胆管癌伴结石，肝门部肿块境界不清楚，内见许多结石，呈"堆砌状"，与胆管壁之间无界线

七、中、下段胆管癌

（一）临床与病理

中、下段胆管癌侵犯胆囊管开口以下至进入十二指肠壁之前的胆总管，也称胆总管癌，临床病理分为浸润型、结节型、乳头状型。临床以进行性阻塞性黄疸为主要症状。

（二）超声表现

1. 肝大　肝内外胆管扩张，根据胆管癌的不同病理类型，胆总管内可出现不同的超声表现。

（1）胆总管内见稍高回声或等回声结节，直径为 1.5 ～ 5cm，后无声影。

（2）胆总管内见乳头状突起，可见多发性乳头状实体堵塞管腔。

（3）胆总管壁明显增厚，回声增强，管腔狭窄或闭塞。

2. 胆囊肿大　胆囊内见胆泥淤积的细点状回声沉积。

3. 可见肝门区淋巴结肿大

4. 发生肝内转移时于肝实质及肝内胆管见低回声结节

（三）鉴别诊断

中、下段胆管癌需与胆总管结石、脓团、血块、胆泥淤积、胆管炎症改变、原发性硬化性胆管炎、原发性肝细胞癌胆管内转移相鉴别。

（四）典型图像

典型图像如图 3-154 ～图 3-161 所示。

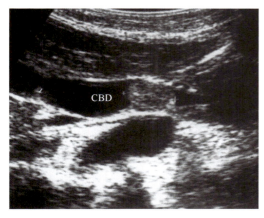

图 3-154 胆总管癌，胆总管下段见一等回声结节，后不伴声影

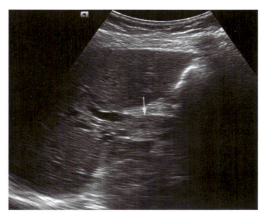

图 3-155 胆总管癌，胆总管内见实体栓塞（箭头所示）

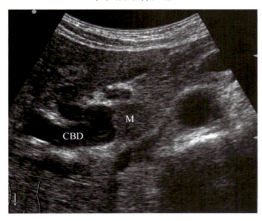

图 3-156 胆总管下段癌，胆总管下段见一结节样实体堵塞管腔

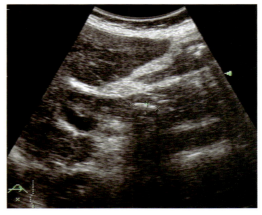

图 3-157 胆总管癌伴结石，胆总管扩张，内见实体回声充填，并见结石强回声团，后伴声影

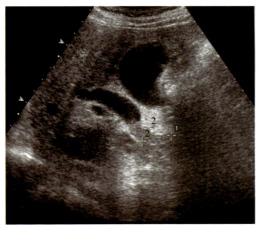

图 3-158 胆总管癌，胆总管内见实体堵塞（游标卡尺所示），胆总管上段扩张

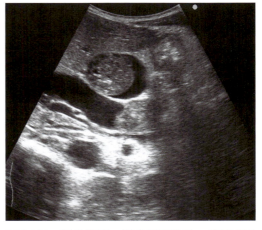

图 3-159 胆总管癌，胆总管下段见一等回声团块堵塞管腔，胆总管上段扩张，胆囊内见胆泥团回声

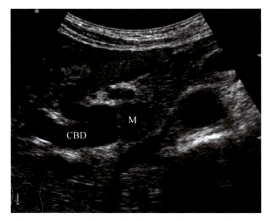

图 3-160　胆总管癌，胆总管中下段内见实体栓塞

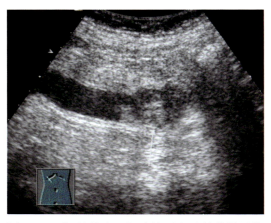

图 3-161　胆总管癌，胆总管下段见结节样团块堵塞和胆总管扩张

八、先天性胆管囊状扩张症

（一）临床与病理

先天性胆管壁薄弱，合并胆道不同程度的梗阻使胆管腔内压升高，胆管扩张形成囊肿。其可发生于自肝内胆管至胆总管末端的任何胆管分支，但不累及胆囊。其可分为肝外胆管囊状扩张症（或称为先天性胆总管囊肿）、肝内胆管囊状扩张症（即 Caroli 病）和肝内外胆管囊状扩张症。其分型如下：

1. Ⅰ型（普通型）　可分为Ⅰa型（囊肿型）、Ⅰb型（节段型）、Ⅰc型（梭状型）。

2. Ⅱ型（憩室型）　起源于肝外胆管的憩室。

3. Ⅲ型（胆总管疝）　十二指肠壁内段的胆总管扩张。

4. Ⅳ型　多发性囊肿，此型又可分为ⅣA、ⅣB两型。

（1）ⅣA型：肝内、外胆管多发性囊肿。

（2）ⅣB型：肝外胆管多发性囊肿。

5. Ⅴ型　肝内胆管囊肿（单发或多发）。

典型的临床表现为三联征：腹痛、黄疸和腹部包块，腹痛与黄疸多在感染时出现，并伴有发热、恶心、呕吐。

（二）超声表现

1. 肝外胆管囊状扩张症　胆总管囊状扩张，可延及肝门部胆管，亦有表现为胆总管呈憩室样囊状扩张。囊肿壁薄，囊内透声好。囊肿与上下端胆管相通，可见一狭小的入口与出口，胆囊无肿大。

2. 肝内胆管囊状扩张症（Caroli 病）　肝内胆管多发性阶段性囊状扩张，囊肿与胆管相通，囊肿内见强回声带呈"桥样"结构，彩色多普勒超声于带内测及动脉血流。有时可见合并肝外胆管囊状扩张。合并结石时囊肿内见强回声团，后伴声影。

3. 先天性胆管囊状扩张伴癌变时的表现　于扩张的胆管内见附壁实体回声，或见胆管壁增厚，回声增强。

（三）鉴别诊断

1. 肝内多发性囊肿　肝内见多发圆形无回声区，与胆管不相通。

2. 胆总管下端由结石、蛔虫、肿瘤、炎症狭窄等引起的胆管扩张　胆总管下端见结石、蛔虫、肿瘤等相应的声像改变，并见肝内外胆管均匀性扩张，呈"树枝状"，胆囊肿大，内见胆泥淤积。

（四）典型图像

典型图像如图 3-162 ～图 3-177 所示。

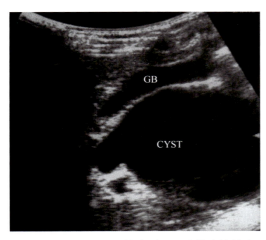

图 3-162　先天性胆总管囊肿，胆总管囊状扩张，其上端与肝门部胆管相通，胆囊大小正常

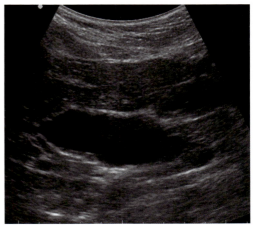

图 3-163　先天性胆总管囊肿，胆总管囊状扩张，呈梭形

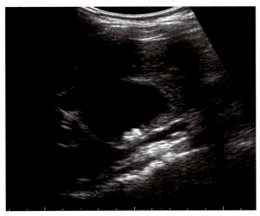

图 3-164　先天性胆总管囊肿伴结石，胆总管囊状扩张，内见两个相邻的强回声团

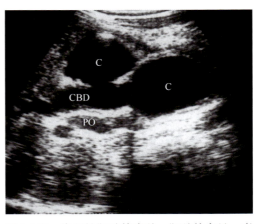

图 3-165　先天性胆总管囊肿，胆总管旁见一囊性无回声，与胆总管相通，呈憩室型

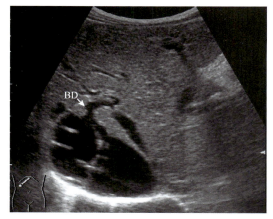

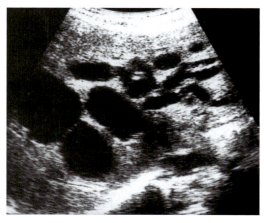

图 3-166 Caroli 病，右肝内胆管囊状扩张，可见
与胆管相通（箭头所示）

图 3-167 Caroli 病，肝内胆管囊状扩张，可见
与胆管相通

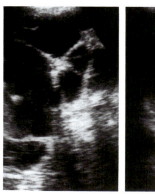
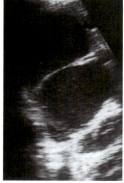

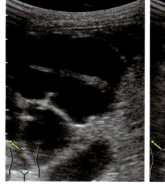
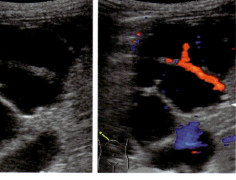

图 3-168 Caroli 病，肝内胆管囊状扩张，内
见"桥样"强回声分隔带

图 3-169 Caroli 病，肝内胆管弥漫性扩张，内见分隔，
呈"桥样"结构，并见血流束

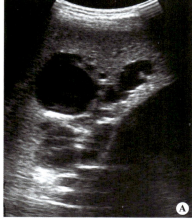
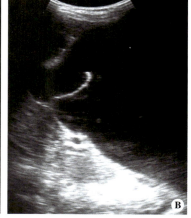

图 3-170 肝内外胆管囊状扩张，肝内胆管囊状扩张，胆总管囊状扩张（A）；巨大胆总管囊肿（B）

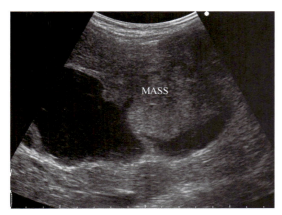

图 3-171 先天性胆总管囊肿恶变，胆总管囊状扩张，可见实体回声（MASS）突入管腔

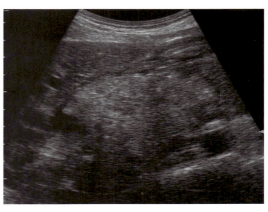

图 3-172 先天性胆总管囊肿恶变（纵切），胆总管囊状扩张，内见高回声实体充填，其上端见与胆管相通

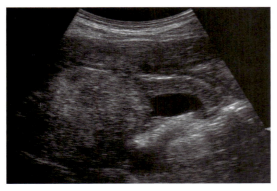

图 3-173 先天性胆总管囊肿恶变（横切），与图 3-172 为同一患者，于胰头部见一高回声团块堵塞胆总管

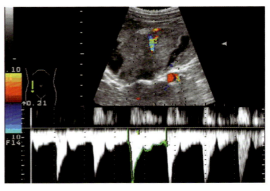

图 3-174 胆总管囊肿恶变，胆总管囊状扩张，内见实体回声，实体内见血流穿支，多普勒超声测及高速高阻动脉流速曲线

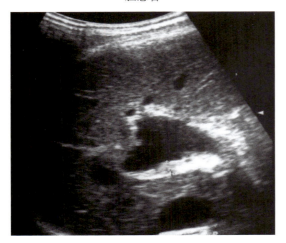

图 3-175 先天性胆总管囊肿部分切除术后 14 年，囊状扩张的胆管壁明显增厚，回声增强，为纤维化改变

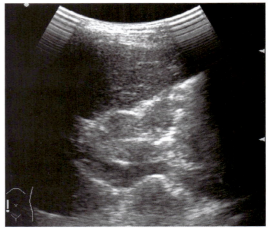

图 3-176 先天性胆总管囊肿行胆肠吻合术后 10 年恶变，囊状扩张的胆总管内见充满实体回声，实体内见由胆肠吻合口进入的气体强回声

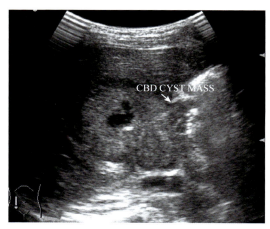

图 3-177　先天性胆总管囊肿行胆肠吻合术后 10 年恶变，与图 3-176 为同一患者，胆总管内见实体回声，
中间尚余一小管腔，旁边见气体强回声

九、肝胆管囊腺瘤

（一）临床与病理

　　肝胆管囊腺瘤是比较罕见的肝良性囊性肿瘤，患者多为中年女性，肿瘤生长缓慢，多为单发，较大时对周围组织或器官产生压迫症状，少数因压迫胆管而出现黄疸。临床症状不典型，患者常于肿块较大时以腹部包块就诊。病理分为浆液型与黏液型，浆液型很少恶变，黏液型可出现恶变。大体形态呈多房状，境界清楚，常直径＞ 10cm，囊内含有清亮或混浊的黏液或胶冻样液体，部分上皮细胞增生明显可形成乳头，即乳头状囊腺瘤。

（二）超声表现

　　肝内见类圆形或椭圆形的囊性肿物，境界清楚，包膜完整，壁薄且均匀，肿物内大部分为液性区，其内可见分隔带回声，呈蜂窝状改变，部分囊壁可见乳头状高回声突起，囊内见细点状高回声。

（三）鉴别诊断

　　1. 肝脓肿　于肝内见低回声或含液性包块，形态不规则，境界不清晰，与正常肝实质之间可见移行带。患者有发热、右上腹痛的临床症状，血液检查见白细胞数增多等。

　　2. 肝囊肿　壁细薄而均匀，少见分隔。

　　3. 肝包虫病　囊壁厚，囊液内常有子囊、孙囊等超声特征性表现，有明确疫区接触史。

（四）典型图像

　　典型图像如图 3-178 ～图 3-185 所示。

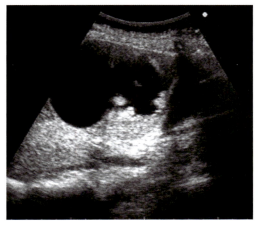

图 3-178　肝胆管囊腺瘤，右肝见一液性团块，境界清楚，囊壁可见乳头状高回声突起

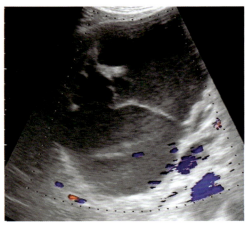

图 3-179　肝胆管囊腺瘤，肝内见一液性团块，境界清楚，内见分隔带回声，并见许多细点状回声

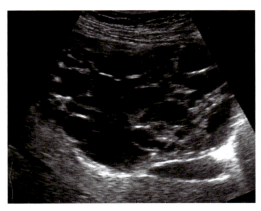

图 3-180　肝胆管囊腺瘤，肝内见一液性团块，境界清楚，团块内见许多分隔带回声，呈蜂窝状改变

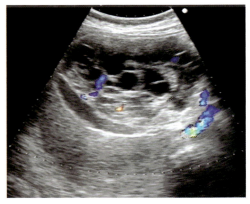

图 3-181　肝胆管囊腺瘤，右肝内见一液性团块，境界清楚，内见众多分隔带，彩色多普勒超声于分隔带上见血流信号

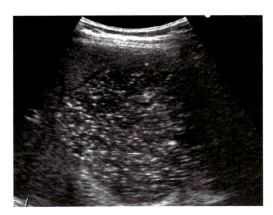

图 3-182　肝胆管囊腺瘤，肝内见一含液性团块，境界清楚，内见密集分隔与细点状高回声

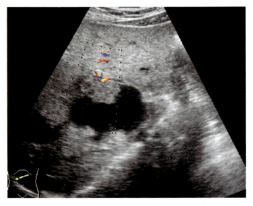

图 3-183　肝胆管乳头状囊腺瘤，肝内见一含液性团块，壁上见数个乳头状突起，彩色多普勒超声见点状血流信号

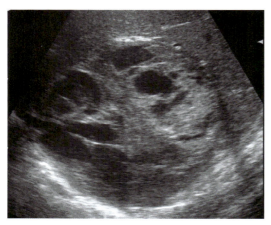 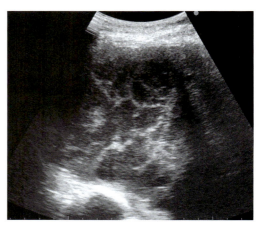

图 3-184　肝胆管囊腺瘤，肝内见一含液性团块，境界清楚，内见粗大分隔带，部分呈片状分隔，团块呈蜂窝状改变　　图 3-185　肝胆管囊腺瘤，肝内见一含液性团块，内见众多分隔带回声，呈蜂窝状改变

十、肝内胆管乳头状瘤与乳头状瘤病

（一）临床与病理

肝内胆管乳头状瘤较为罕见，病因不明，为胆道的良性上皮肿瘤，多发生于左肝内胆管，肿瘤所在胆管呈囊状扩张。其病理特点为胆管黏膜表面多发性的乳头状腺瘤，大小在 0.2～2cm，肿瘤一般不侵犯胆管壁深层，其质软而脆，易脱落，尖端分泌大量黏液，导致胆管堵塞，黏液无色，有黏性，不含胆汁也不含色素。患者病史长，可出现间歇性的梗阻性黄疸，并多因出现黄疸而就诊。

由于胆管乳头状瘤易脱落，其漂浮于黏液中，被称为"勒普泰岛"（Laputa），并种植于其他胆管黏膜，可于胆管树内形成大量的乳头状瘤而成为胆管乳头状瘤病，又称胆管腺瘤病。虽为良性或低度恶性，但手术切除困难，预后差，需行肝移植。

（二）超声表现

一侧肝叶内见胆管重度扩张成胆汁湖状，壁厚，内膜不光滑，可见大小不等的高回声乳头状突起，乳头大小为 0.2～2cm，扩张的胆管内透声极差，可见大量黏液状、胶冻状液体，追踪黏液可见其顺胆管进入胆总管内，致胆总管重度扩张，黏液回声呈细条状，不流动，胆总管下端未见实质性结构堵塞。胆囊增大，内亦见充满黏液回声。健侧肝叶胆管轻度扩张。

如见胆管乳头状瘤的乳头明显增大，黏液透声极差，呈类实性回声，失去清晰的线条状回声时，应警惕其恶变。

（三）鉴别诊断

Caroli 病为先天性肝内胆管囊状扩张，肝内胆管呈节段性扩张，或肝内胆管弥漫性重度扩张致肝内充满分隔状的液性回声，内见高回声带呈"桥样"结构，彩色多普勒超声于"桥样"结构内见血流束。Caroli病扩张的胆管内为胆汁，而胆管乳头状瘤内黏液不含胆汁与色素。

（四）典型图像

典型图像如图3-186～图3-197所示。

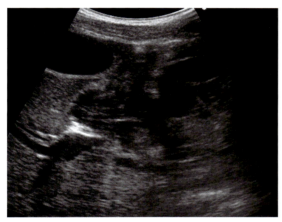

图3-186　肝内胆管乳头状瘤，左肝内胆管重度扩张呈囊状，壁上见乳头状高回声结节，囊内透声极差，可见线条样黏液状回声

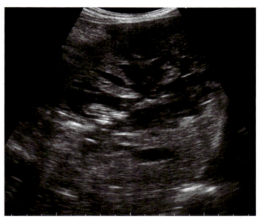

图3-187　肝内胆管乳头状瘤，左肝内胆管弥漫性重度扩张，壁上见乳头状高回声突起，囊内透声极差，可见线条样黏液状回声

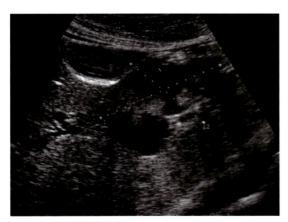

图3-188　肝内胆管乳头状瘤，左肝内胆管扩张呈纺锤状，壁上见乳头状高回声突起

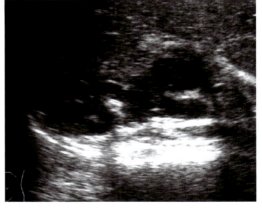

图3-189　肝内胆管乳头状瘤，右肝后叶胆管重度囊状扩张，壁厚，内透声极差，可见线条样黏液回声

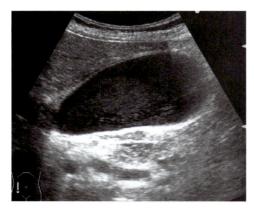

图 3-190　肝内胆管乳头状瘤，与图 3-188 为同一患者，胆囊肿大，内亦见黏液回声堆积

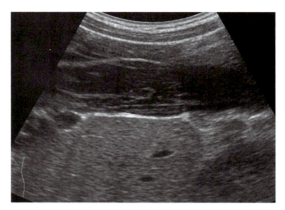

图 3-191　肝内胆管乳头状瘤，肝内胆管大量黏液流入胆总管致管腔堵塞，胆总管内见大量线条样黏液状回声

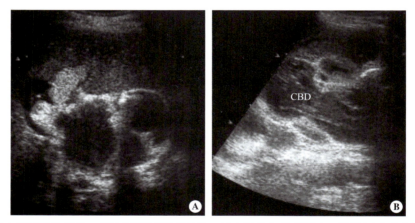

图 3-192　肝内胆管乳头状瘤，肝内胆管扩张成囊状，壁上见乳头状高回声，液性区内透声差（A）；胆总管扩张，内见众多黏液样回声呈线条状（B）

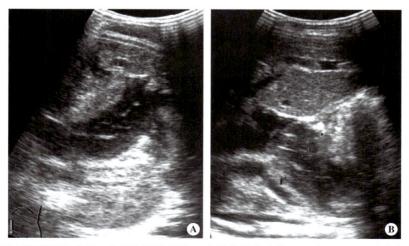

图 3-193　左肝内胆管乳头状瘤，左肝内胆管扩张，内见大量黏液状回声（A）；大量黏液自左肝内胆管流入胆总管致胆总管堵塞，右肝胆管扩张，内未见黏液状回声（B）

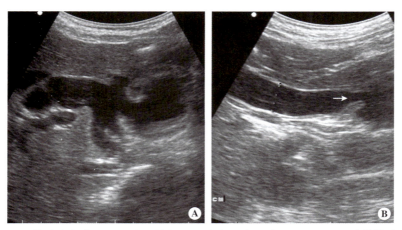

图 3-194　左肝内胆管乳头状瘤，左肝内胆管扩张呈囊状，内透声差（A）；胆总管扩张，内见黏液状
回声充填，十二指肠乳头部未见堵塞（箭头所示）（B）

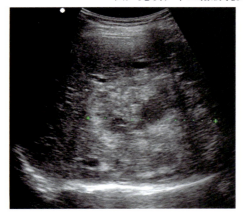

图 3-195　右肝内胆管乳头状瘤恶变，肝内
胆管扩张呈囊状，壁上见众多高回声实体

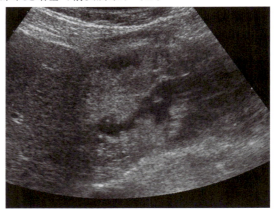

图 3-196　肝内胆管乳头状瘤恶变，肝内胆管囊状
扩张，内见大量高回声实体，表面呈菜花状，液性
区内透声差，可见线条样黏液回声

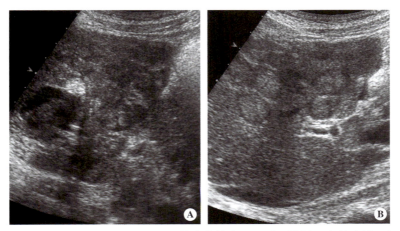

图 3-197　肝内胆管乳头状瘤病恶变，肝内见胆管囊状扩张，无明显境界，内见液性区与多发性结节样
改变（A）；肝内多发性等回声结节，周围见声晕，为转移灶（B）

十一、肝内胆汁淤积症

（一）临床与病理

肝内胆汁淤积症又称为内科黄疸，其可见于原发性胆汁性肝硬化、病毒性肝炎、某些药物（如乙醇、氯丙嗪等）损害的患者及个别孕妇。患者因肝细胞和毛细胆管的弥漫性病变，导致胆汁排泌障碍，胆汁外溢入窦周隙，进而进入血窦，血中结合胆红素升高而出现黄疸。患者黄疸极深，总胆红素增高均在正常值2倍以上，并以结合胆红素升高为主，其临床表现与梗阻性黄疸类似，但患者无明显胆道阻塞征象，影像学检查见肝内外胆管均未扩张，因此极易排除梗阻性黄疸疾病。患者肝功能破坏严重，除谷丙转氨酶、谷草转氨酶、谷氨酰转肽酶等升高外，部分患者甲胎蛋白亦可升高。由于胆汁排泌完全障碍，导致胆囊内无胆汁储存，胆囊腔闭，胆囊壁明显增厚。在消除病因，经治疗好转后，胆汁排泌，胆囊腔内出现胆汁储存，胆囊壁变薄。

（二）超声表现

1. 肝大小正常或增大　肝内回声致密增强，为肝内淤胆表现，肝内外胆管均未见扩张。

2. 胆囊壁明显增厚　部分表现为囊壁皱缩，彩色多普勒超声于增厚的胆囊壁内少见血流信号，胆囊腔闭塞。

3. 治疗后复查　与肝功能各项指标下降同时，超声见胆囊壁变薄，囊腔出现，肝内回声逐渐恢复正常。

（三）鉴别诊断

1. 肝外胆管阻塞性黄疸　超声见胆囊肿大，肝内外胆管扩张，顺扩张胆管探查，可于扩张远端见结石、肿瘤、炎症狭窄等梗阻病因。

2. 慢性厚壁型胆囊炎　有慢性胆囊炎病史，胆囊壁增厚，胆囊可缩小，短期内复查胆囊壁无明显变薄征象。

3. 慢性萎缩性胆囊炎　胆囊缩小，胆囊腔闭塞，短期内复查无明显囊腔扩张征象。

4. 厚壁型胆囊癌　胆囊壁增厚，囊腔可缩小或消失，彩色多普勒于超声增厚的囊壁内可见穿支血流信号，与周围肝组织境界不清。

（四）典型图像

典型图像如图3-198～图3-201所示。

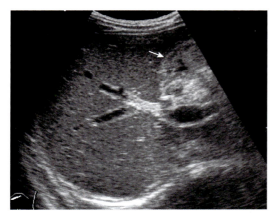

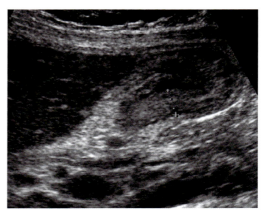

图 3-198　肝内胆汁淤积症，肝实质回声增强致
密，胆囊壁增厚，胆囊腔闭塞（箭头所示）

图 3-199　肝内胆汁淤积症胆囊声像改变，胆囊
壁明显增厚达 1cm，囊腔闭塞

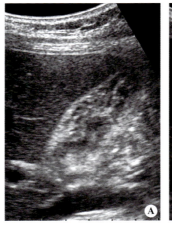

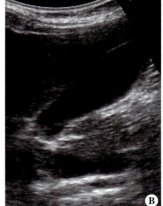

图 3-200　肝内胆汁淤积症胆囊声像改
变，同一患者，胆囊壁明显增厚皱缩，
胆囊腔闭塞（A）；治疗 1 周后复查见
胆囊恢复正常，囊壁薄，囊腔出现（B）

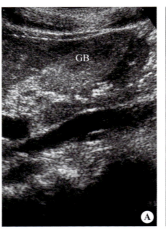

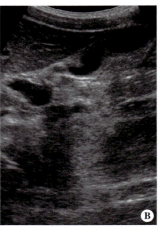

图 3-201　肝内胆汁淤积症胆囊声像改
变，同一患者，胆囊壁明显增厚，胆囊
腔闭塞（A）；于治疗 1 周后复查，见
胆囊壁较前明显变薄，胆囊腔出现（B）

（高上达　吴丽足）

第四章　胰腺疾病

第一节　胰腺解剖

一、胰腺解剖

胰腺位于腹膜后方，紧贴于腹后壁，长 12 ～ 15cm，厚 1.5 ～ 2.5cm，宽 3 ～ 4cm，在正中线横跨第 1 ～ 2 腰椎前方，其腹侧表面有腹膜被覆，可分为头部、颈部、体部、尾部等部分。头部扁宽，在正中线的右侧，其足侧后部形成钩状突；颈部界限不清，为头部与体部之间的狭窄区；胰腺体尾部一般位于正中线左侧，也无明显界线，尾部向上倾斜至脾门，与头部的倾斜角为 15° ～ 30° 。根据各部分大小的不同可将胰腺分为三种形态：①哑铃形，胰腺的头尾部粗大而体部细小；②蝌蚪形，胰头粗而尾部逐渐变细，此形占大多数；③腊肠形，胰腺头体尾部粗细几乎相等。胰腺在体表的投影：其上缘约在脐上 10cm 处，其下缘约在脐上 5cm 处。

胰腺的毗邻脏器有前面的小网膜囊和胃后壁，前下为横结肠，右侧胰头被十二指肠曲环抱，左侧尾部和脾门相接，胰体和胰尾的后上方分别为左肾和左肾上腺。

胰腺周围的管道，其后面有腹主动脉、下腔静脉、脾静脉、门静脉、肠系膜上动脉、肠系膜上静脉，左肾静脉及后上缘的脾动脉。胰头右侧后上方有一浅沟，胆总管经此进壶腹入十二指肠腔，也有经胰头实质进入十二指肠。

胰液流经小叶内导管、小叶间导管和叶间导管汇合至与胰腺长轴一致的主胰管，在乏特壶腹部与胆总管汇合或分别开口于十二指肠乳头。

二、正常胰腺解剖与声像图

正常胰腺解剖及声像图如图 4-1 ～图 4-10 所示。

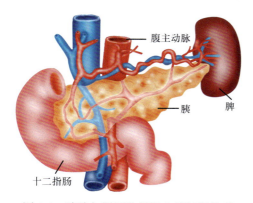

图 4-1　胰腺与周围脏器及血管解剖关系
示意图

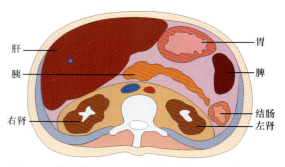

图 4-2　胰腺横切图，示胰腺与周围脏器毗邻关系

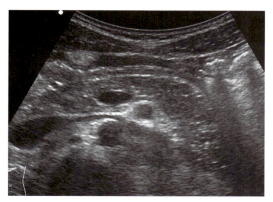

图 4-3　正常胰腺，显示腹膜后血管

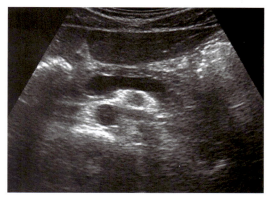

图 4-4　正常胰腺，剑突下横切，显示腹膜后血管

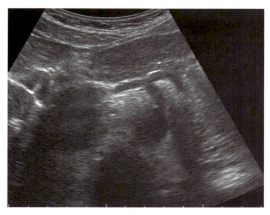

图 4-5　正常胰腺，显示腹腔动脉及其分支呈"海鸥"征

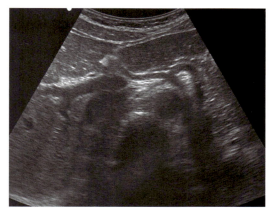

图 4-6　正常胰腺，显示正常腹腔动脉及其分支呈"海鸥"征

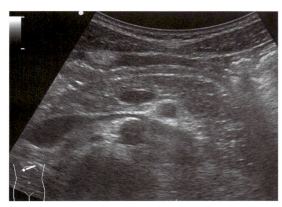

图 4-7　剑突下横切，显示正常的胰腺及胰周血管

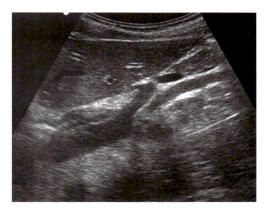

图 4-8　剑突下纵切，显示胰腺与后方的腹主动脉及其分支

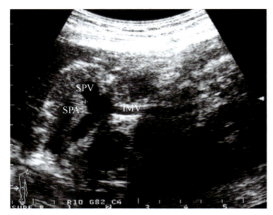
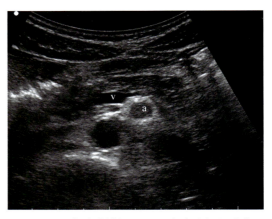

图 4-9　正常胰腺，显示肠系膜下静脉汇入脾静脉　　图 4-10　正常胰腺横切，显示胰腺后方肠系膜上动脉与肠系膜上静脉横断面

第二节　胰腺弥漫性疾病

一、急性胰腺炎

（一）临床与病理

　　本病是常见急腹症之一，女性多见，病理类型分为急性水肿型与急性出血坏死型。水肿型胰腺炎症状较轻，临床上多于 1 周内痊愈，少数患者之后可反复发作。出血坏死型胰腺炎为重型胰腺炎，易并发胰周组织的蜂窝织炎、腹水、假性囊肿和脓肿等，胰腺组织有较大片的脂肪坏死、出血及胰腺组织的凝固性坏死。临床表现为腹痛、发热、黄疸及水电解质和酸碱平衡紊乱等。

（二）超声表现

　　（1）胰腺肿大，约 50% 胰腺呈弥漫性肿大，仅少数可呈局限性肿大。

　　（2）胰腺内部回声减低，后方见回声轻度增强。

　　（3）胰周血管如下腔静脉、肠系膜上静脉受压变形。

　　（4）出血坏死型胰腺炎胰腺显著增大，形态不规则，边缘轮廓模糊。

　　（5）胰腺内部回声不均，可见小片低回声或液性无回声区。

　　（6）胰周可见假性囊肿所致的无回声区或胰周积液征象。

　　（7）胰腺脓肿，发病率约为 4%，是急性重症胰腺炎的严重并发症，急性期脓腔内部回声增粗、增高、不均匀，亚急性期至慢性期，脓肿逐渐变为无回声区，其内见漂动的点状回声，脓腔壁逐渐增厚。

　　（8）腹水与胸腔积液征象。

　　（9）胆道扩张等征象。

（三）鉴别诊断

1. 慢性胰腺炎 胰腺无肿大，回声增高、不均，常见胰管扩张，临床可见消化不良、脂肪泻等症状，但无急腹症表现。

2. 胰腺癌 胰腺局部或全部弥漫性增大，可于胰腺局部见低回声团块或弥漫性团块样改变，见腹膜后大血管受推移或包裹，胰管扩张至肿块处截断。

3. 胰腺囊肿 胰腺内见圆形无回声区，界清。

4. 胰周淋巴结肿大、淋巴瘤、胰腺后肿瘤 上述病变均位于胰腺外，胰腺无肿大，回声正常。

（四）典型图像

典型图像如图 4-11 ～图 4-20 所示。

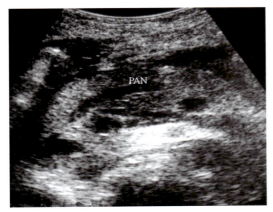

图 4-11 急性胰腺炎，胰腺弥漫性肿大伴胰管扩张

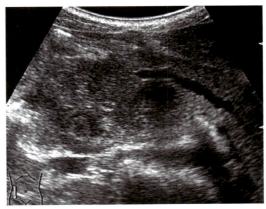

图 4-12 急性胰腺炎，胰头弥漫性肿大，内呈境界不清的结节样改变，胰管扩张，需与胰头癌鉴别

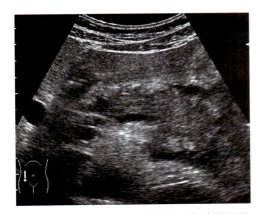

图 4-13 急性胰腺炎，胰腺体尾部弥漫性肿大，回声不均

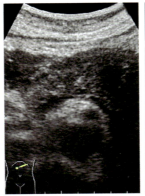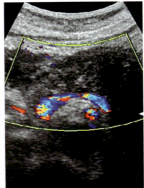

图 4-14 急性胰腺炎，胰腺弥漫性肿大，回声减低

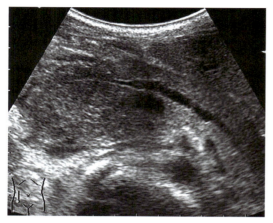

图 4-15　急性胰腺炎，胰腺弥漫性肿大，胰头回声减低，胰管扩张，周围血管受压显示不清

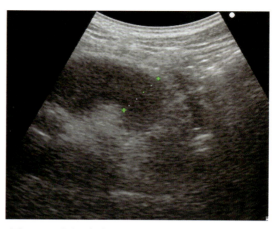

图 4-16　急性胰腺炎，胰腺弥漫性肿大，回声低

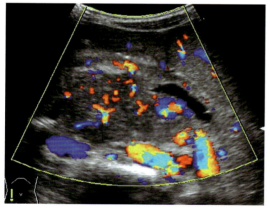

图 4-17　急性胰腺炎，胰头肿大，血供丰富

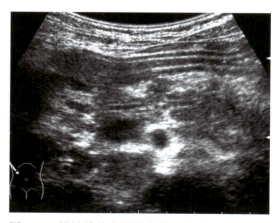

图 4-18　慢性胰腺炎急性发作，胰腺回声高低不均，周围血管显像不清

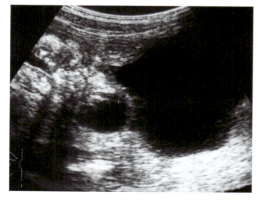

图 4-19　慢性胰腺炎急性发作，胰尾部见巨大潴留性囊肿

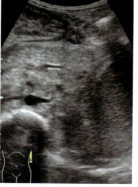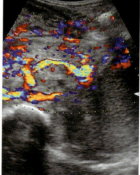

图 4-20　结核性胰腺炎，胰腺肿大，胰尾假性囊肿形成

二、慢性胰腺炎

（一）临床与病理

本病多因急性胰腺炎的病因长期存在所致，常见病因为胆道结石与慢性胆道感染，或长期饮酒。病理变化早期为弥漫性或局限性肿大，晚期弥漫性纤维组织增生或钙化，胰管内有结石，引起胰管不规则扩张或狭窄，可并发假性囊肿或潴留性囊肿。临床上分为慢性复发性胰腺炎和慢性无症状性胰腺炎两种。

（二）超声表现

（1）胰腺大小可正常，典型者胰腺体部萎缩，少数可表现为胰头或体尾部局限性增大。

（2）胰腺外形不规则，边缘可呈锯齿状或结节状，不整齐。

（3）胰腺内部回声由于纤维化而增强、增粗，呈不均匀点状或结节状。

（4）主胰管扩张多大于3mm，管壁不规则呈串珠状。

（5）胰管内可见单发或多发性结石的强回声及其后的声影，结石远端胰管可显著扩张。

（6）常伴有假性囊肿形成。

（三）鉴别诊断

1. 胰腺癌 胰腺弥漫性或局限性肿大，可见低回声团块或弥漫性结节状改变，回声低，腹膜后大血管可被推移或包裹。

2. 胰腺囊腺瘤与囊腺癌 囊腺瘤见胰腺局部增大，内见一囊实性团块，境界清楚，内部回声为液性区，其内见分隔带，呈蜂窝状改变。囊腺癌内部分隔带增粗呈片状，可见血流信号。

3. 老年性胰腺 胰腺均匀性回声增强，未见胰管扩张，患者无消化不良等临床症状。

（四）典型图像

典型图像如图4-21～图4-37所示。

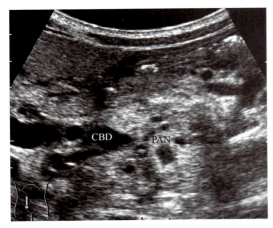

图4-21 慢性胰腺炎，胰头肿大，边界不清

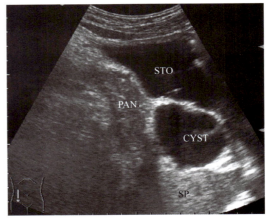

图4-22 慢性胰腺炎，胰腺（PAN）回声不均，胰尾旁见假性囊肿（CYST）

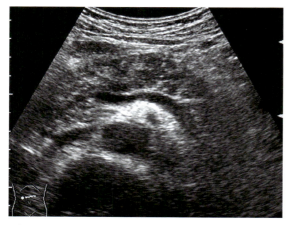

图 4-23　慢性胰腺炎，胰腺回声不均，呈网格样改变

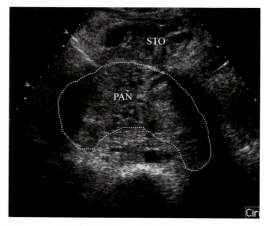

图 4-24　慢性胰腺炎，胰腺弥漫性肿大，回声不均

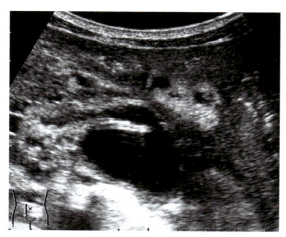

图 4-25　慢性胰腺炎，胰尾部不规则增大，回声不均，胰管扩张

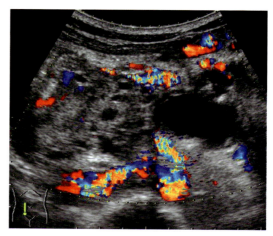

图 4-26　慢性胰腺炎，胰头局限性增大，内部回声不均，血供少，伴胰管重度扩张

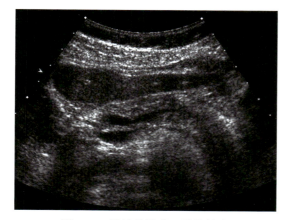

图 4-27　慢性胰腺炎，胰管扩张

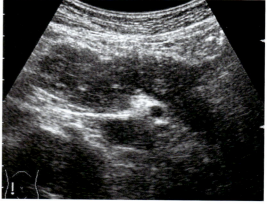

图 4-28　慢性胰腺炎，边界不规整，腺体回声不均匀

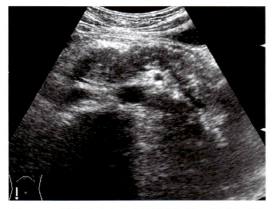

图 4-29　慢性胰腺炎，边界呈锯齿样，内回声不均

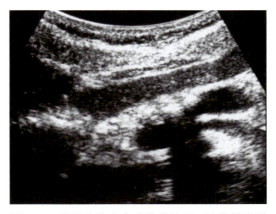

图 4-30　慢性胰腺炎合并胰管结石，胰管扩张明显，内见结石强回声团块，后伴声影

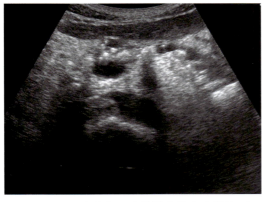

图 4-31　慢性胰腺炎，胰管扩张伴多发性结石，后伴声影

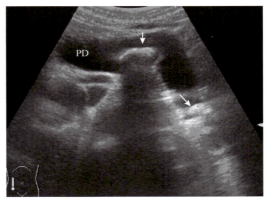

图 4-32　慢性胰腺炎，胰管扩张，体尾部胰管内见多发性结石（箭头所示）

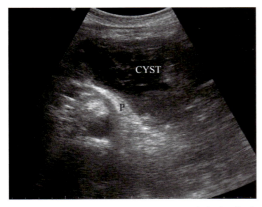

图 4-33　慢性胰腺炎，胰尾（P）旁假性囊肿（CYST）内透声差

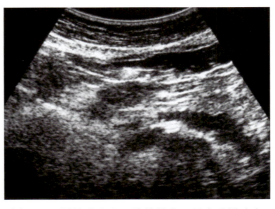

图 4-34　慢性胰腺炎，胰管扩张，呈串珠样改变

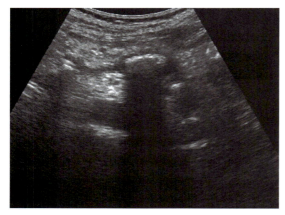

图 4-35 慢性胰腺炎，胰体部胰管扩张，内见结石

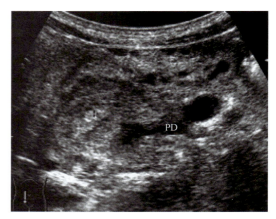

图 4-36 慢性胰腺炎胰管沉积物

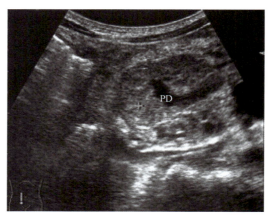

图 4-37 慢性胰腺炎胰管沉积物

第三节　胰腺局限性疾病

一、胰 腺 囊 肿

（一）临床与病理

胰腺囊性疾病的病理类型可分为真性囊肿与假性囊肿，真性囊肿来自胰腺组织，又分为先天性囊肿、潴留性囊肿与寄生虫性囊肿（包虫囊肿）。以潴留性囊肿多见，是由胰管阻塞引起的局部胰管扩张，常与慢性胰腺炎胰管结石等有关。假性囊肿占胰腺囊肿的 50% 以上，由于胰腺炎症或外伤等流出的胰液、渗出液与坏死组织等积聚于胰腺腺泡内或胰周围及小网膜囊内而逐渐形成假性囊肿。

（二）超声表现

1. 先天性囊肿于胰腺实质内可见单个或多个圆形或椭圆形无回声区　囊肿呈单房或多房，边缘清晰，后壁与后方见回声增强效应，常伴有多囊肝或多囊肾。

2. 潴留性囊肿于胰腺实质内见囊肿回声　单发多见，常可见扩张的胰管与囊肿相通，并常见胰管内结石或胰腺回声增高、不均匀等慢性胰腺炎改变。

3. 包虫性囊肿于胰腺内较为少见　其特点是于囊肿内见子囊和头节的高回声表现。

4. 胰腺假性囊肿多并发于胰腺急慢性炎症之后或外伤与手术之后　于胰腺某一局部或胰周围出现一个或多个不规则的低回声或无回声区，可见增厚不规则的囊壁，其后方有回声增强效应。内部回声可为透声良好的无回声，亦可在液性区内见坏死组织的点状、碎片状回声，合并感染时可见许多漂浮的点状或块状坏死物。

（三）鉴别诊断

1. 胰腺脓肿　胰腺内见液性包块，内透声差，可见点状絮状物回声。

2. 胰腺血肿　有外伤史，胰腺内或周围见液性包块，形态不规则，内见点状回声。

3. 胰腺囊腺瘤与囊腺癌　胰腺局部肿大，内见囊实性团块，境界清楚，团块内回声为液性区，内见许多粗细不等的分隔带，呈蜂窝状改变。

（四）典型图像

典型图像如图 4-38 ～图 4-51 所示。

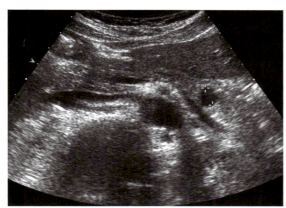

图 4-38　胰腺囊肿

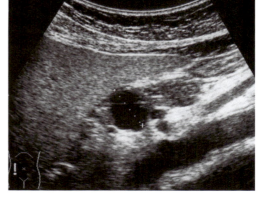

图 4-39　胰头囊肿

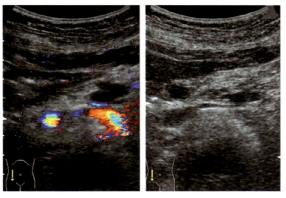

图 4-40　胰腺多发性囊肿

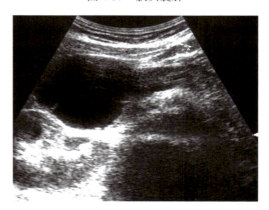

图 4-41　胰头囊肿，压迫右肾

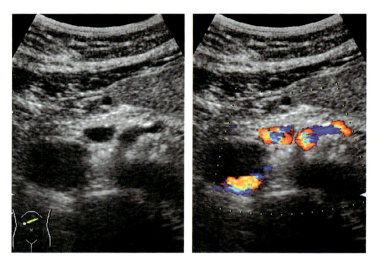

图 4-42　胰头部囊肿

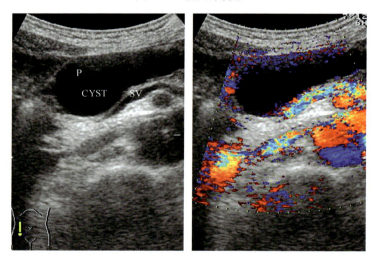

图 4-43　胰腺头体部囊肿

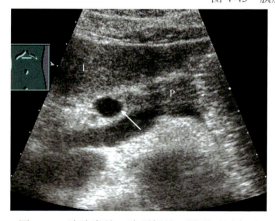

图 4-44　胰腺囊肿，胰颈部见一圆形无回声区

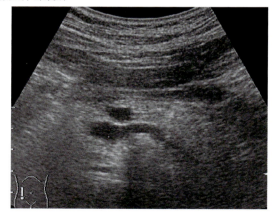

图 4-45　胰腺囊肿

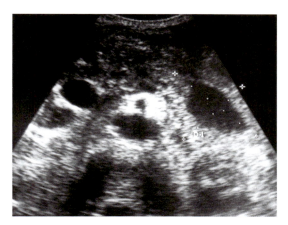

图 4-46 胰尾潴留性囊肿

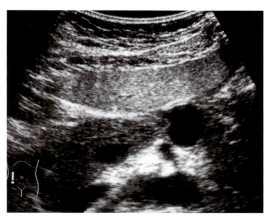

图 4-47 胰腺体尾部潴留性囊肿

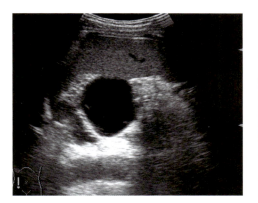

图 4-48 胰尾潴留性囊肿

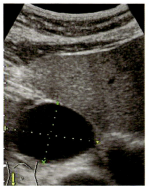

图 4-49 胰腺潴留性囊肿，囊内无血流信号

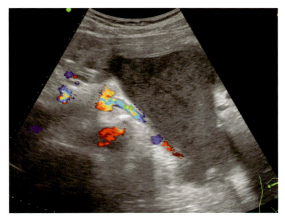

图 4-50 胰管潴留性囊肿，见胰尾部胰管重度扩张，内见密集的细点状回声

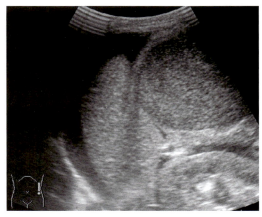

图 4-51 胰腺炎胰尾假性囊肿，于脾侧探及囊性包块，内见密集细点状回声

二、胰腺血肿

（一）临床与病理

因外伤或手术损伤胰腺组织，引起胰腺内血管破裂致胰实质组织内积血，如血肿与胰管相通可引起胰液外漏。

（二）超声表现

（1）有外伤或手术史，见胰实质内不规则无回声区，内可见细点状回声。

（2）胰腺破裂可见胰轮廓线连续性中断，于胰周见积血的包块。

（3）血肿可与胰管相通。

（三）鉴别诊断

胰腺血肿需与胰腺囊肿、胰腺脓肿、胰腺囊腺瘤相鉴别，有外伤史是胰腺血肿与上述疾病的重要鉴别点。

（四）典型图像

典型图像如图 4-52 ～图 4-54 所示。

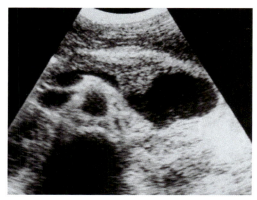

图 4-52　外伤引起胰尾部血肿，内见少许点状回声

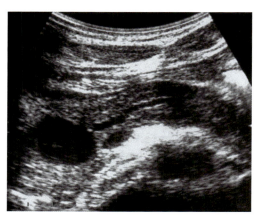

图 4-53　外伤引起胰头部血肿，胰管扩张

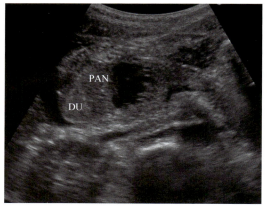

图 4-54　外伤引起胰头部血肿，胰头（PAN）见无回声区，边缘不规整

三、胰腺神经内分泌肿瘤

胰腺内分泌腺的肿瘤称为胰腺神经内分泌肿瘤或胰腺内分泌肿瘤，分为胰岛素瘤、胃泌素瘤，高血糖素瘤、血管活性肠肽瘤，生长抑素瘤、胰多肽瘤等，多因特定激素水平的异常升高而产生不同的临床症状。有些胰腺神经内分泌肿瘤不分泌激素，称为非功

能性肿瘤，多为胰腺巨大肿瘤，因出现临床压迫症状而经影像学检查诊断。

（一）胰岛细胞瘤

1. 临床与病理　本病多发年龄为 20 ～ 60 岁，女性稍多于男性，90% 为良性，80% 为单发，肿瘤多位于胰腺的体尾部，胰岛细胞瘤分为功能性胰岛细胞瘤和非功能性胰岛细胞瘤，功能性胰岛细胞瘤由胰岛内 B 细胞产生，可分泌过多胰岛素，临床上表现为阵发性低血糖或昏迷、发作时血糖低于 2.24mmol/L，经静脉注射或口服葡萄糖或进食后可迅速缓解，以上表现称为 Whipple 三联征。非功能性胰岛细胞瘤不分泌胰岛素，临床症状不明显，恶变率较高。

2. 超声表现

（1）胰岛细胞瘤体积小（1 ～ 2cm），多位于胰腺体尾部。

（2）肿瘤直径大于 1cm 时，可呈圆形结节，边界规整，内部为低回声。

（3）如肿瘤体积较大，位于胰体尾部，无明显症状，应考虑为无功能性胰岛细胞瘤。

3. 鉴别诊断

（1）胰腺癌：于胰腺内见低回声团块，境界欠清，胰管扩张。

（2）胰腺囊腺瘤：非功能性胰岛细胞瘤呈囊实性改变时需与胰腺囊腺瘤相鉴别。胰腺囊腺瘤于胰腺内探及境界清楚的团块，内呈多房囊性改变，部分囊壁及分隔带上可有乳头状实体突入囊腔。

（3）胰腺实性假乳头状瘤：胰腺内见实性或筛网状囊实性团块，肿瘤较大，境界清楚，多见于中年女性。

4. 典型图像　如图 4-55 ～图 4-62 所示。

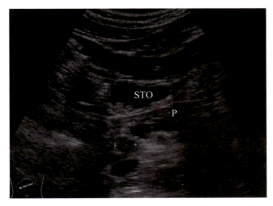

图 4-55　胰尾部胰岛细胞瘤，胰尾部（P）纵切见一低回声结节（游标卡尺所示），饮水后以胃（STO）作为透声窗，结节显像清晰

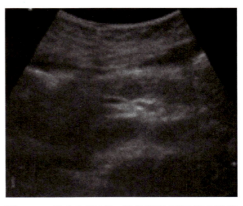

图 4-56　胰岛细胞瘤，胰体部见低回声小结节

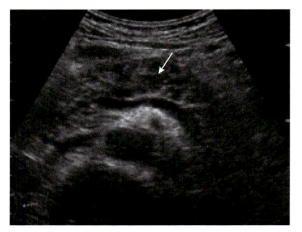

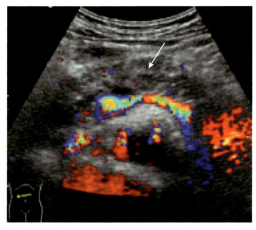

图 4-57　胰岛细胞瘤，胰体部低回声小结节（箭头所示）　图 4-58　胰岛细胞瘤，与图 4-57 为同一患者，胰体部低回声小结节内未见明显血流信号

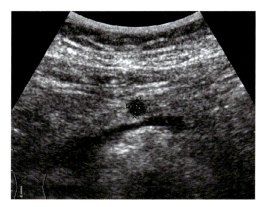

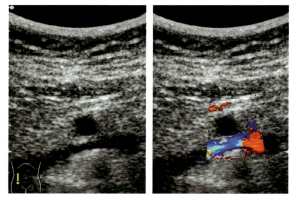

图 4-59　胰岛细胞瘤，胰体部见境界清楚的低回声小结节　　　图 4-60　胰岛细胞瘤，结节内无明显血流

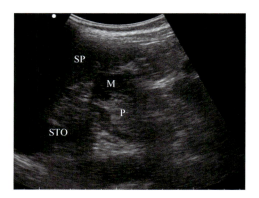

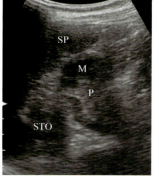

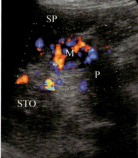

图 4-61　胰尾部非功能性胰岛细胞瘤，胰尾见一低回声团块（M），形态不规则，境界欠清，内部回声欠均匀　　　图 4-62　胰尾部非功能性胰岛细胞瘤，与图 4-61 为同一患者，团块内血流信号丰富

（二）胰腺血管活性肠肽瘤

1. 临床与病理　血管活性肠肽瘤主要发生于胰腺，占胰腺内分泌肿瘤的 5%，仅次于胰岛细胞瘤和胃泌素瘤，肿瘤直径多为 1.5 ～ 10.0cm，45% ～ 55% 为恶性，可发生周围浸润与转移。由于血管活性肠肽分泌过多可出现相应的临床症状，主要为周期性发作的水样腹泻、低血钾症、无胃酸或低胃酸分泌，简称 WDHA 综合征。

2. 超声表现　于胰腺内见一低回声团块，呈圆形或不规则形，边缘不光滑，境界尚清楚，内部回声不均匀，可见高低回声相间，彩色多普勒超声见血流信号丰富。

3. 鉴别诊断　胰腺癌：胰腺内见低回声团块，形态不规则，境界欠清，内部回声低于血管活性肠肽瘤。结合血管活性肠肽瘤的临床症状易于鉴别诊断。

4. 典型图像　如图 4-63 ～图 4-64 所示。

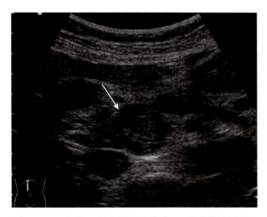

图 4-63　胰头血管活性肠肽瘤，胰头部见低回声团块（箭头所示），内部回声不均匀，见高低回声相间

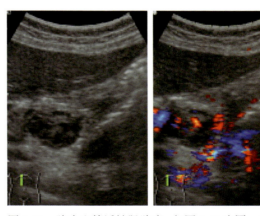

图 4-64　胰头血管活性肠肽瘤，与图 4-63 为同一患者，见团块血流信号丰富

四、胰腺外分泌肿瘤

（一）胰腺实性假乳头状瘤

1. 临床与病理　胰腺实性假乳头状瘤好发于年轻女性，是一种罕见的具有恶性潜能的良性肿瘤、交界性肿瘤或低度恶性肿瘤，组织起源及发病机制等尚不明确，仅占胰腺肿瘤的 0.17% ～ 2.7%，无特异性临床表现。肿瘤剖面常见出血、坏死、液化及囊性变，组织病理学见体积较小肿瘤为实性，较大肿瘤常具特异性的假乳头状结构。肿瘤生长缓慢，较大肿瘤甚至达 15 ～ 20cm，患者往往因肿瘤压迫出现临床症状方来就诊，或在影像学检查中发现，手术切除是最有效的方法，预后良好。

2. 超声表现　胰腺局部肿大，内见一圆形或椭圆形团块，直径多在 5cm 以上，包膜光滑，边界清晰整齐，内呈实性或囊实相间回声，可见分隔带或强回声钙化灶。肿瘤以囊性为主时内部见不规则无回声区；肿瘤以实性为主则呈中等偏高回声或低回声，内可见细小无回声区，呈筛窦样改变。彩色多普勒超声探测见肿瘤血流信号不丰富。

3.鉴别诊断

（1）胰腺浆液性囊腺瘤（癌）与黏液性囊腺瘤（癌）：肿瘤境界清楚，包膜完整，内为液性区，见许多房隔带回声，囊腺癌分隔带较囊腺瘤粗大，实质成分增多。

（2）无功能性胰岛细胞瘤：肿瘤一般较大，形态欠规则，边缘不光滑，内部回声不均，可伴不规则液性区，肿瘤恶变时可出现周围浸润及转移征象。

（3）胰腺癌：肿瘤形态不规则，周边呈蟹足样改变，内为实质性低回声，后方回声衰减，可见胰管扩张。

4.典型图像　如图 4-65 ～图 4-73 所示。

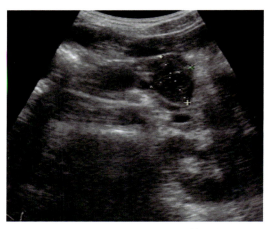

图 4-65　胰腺实性假乳头状瘤，胰体尾部见一圆形低回声团块，境界清楚，周边光滑完整，内为实质性回声，可见细小无回声带

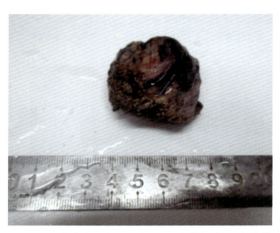

图 4-66　胰腺实性假乳头状瘤，大体标本示肿瘤体积较大，境界清晰，内部呈囊实性，以实性为主

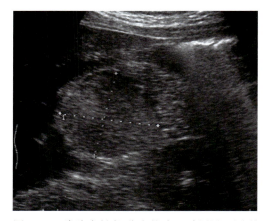

图 4-67　胰腺实性假乳头状瘤，胰尾见一圆形略高回声团块，境界清楚，内见细小筛状改变

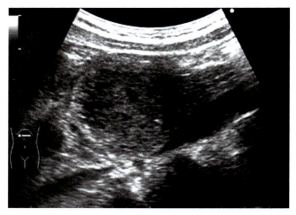

图 4-68　胰腺实性假乳头状瘤，胰腺头体部见一圆形略高回声团块，包膜光滑，境界清楚，内大部分为实质性回声，可见蜂窝状的小无回声区，呈筛状改变

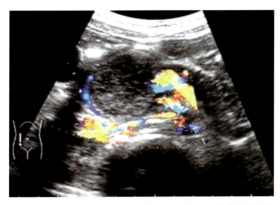

图 4-69　胰腺实性假乳头状瘤，彩色多普勒见肿瘤
血流信号不丰富

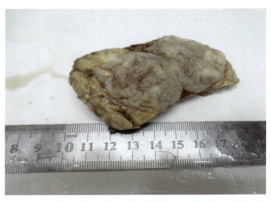

图 4-70　胰腺实性假乳头状瘤，大体标本示肿瘤
体积较大，境界清晰，内部以实性为主

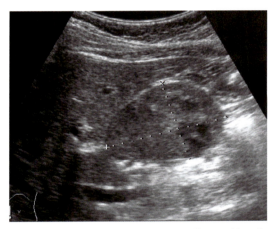

图 4-71　胰腺实性假乳头状瘤，胰体见一等回声
团块，包膜光滑，境界清楚，内见筛窦状液性区

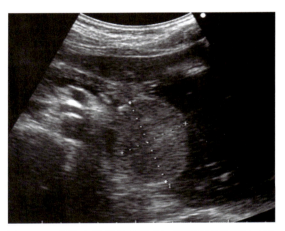

图 4-72　胰腺实性假乳头状瘤，胰尾实质性团块（游
标卡尺所示），境界清楚，内见细条状无回声

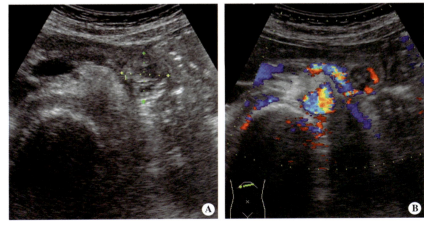

图 4-73　胰腺实性假乳头状瘤，A. 于胰尾见一囊实性团块（游标卡尺所示），境界清楚，内见囊实性回
声相间，呈蜂窝状改变；B. 于团块周边见血流信号环绕

（二）胰腺腺泡细胞癌

1. 临床与病理　胰腺腺泡细胞癌少见，占胰腺外分泌肿瘤的 1%～2%，属于一种高度恶性的肿瘤，患者预后差，多发生于中老年人。临床可见体重减轻、腹痛或触及腹部肿块等症状与体征，15% 的患者可出现多发的皮下脂肪坏死、多动脉炎及嗜酸性细胞增多，为血液中脂肪酶增加所致。肿瘤可累及胰腺任何部位，以胰头部多见。肿瘤边界清楚，部分有包膜，平均直径约为 11cm，部分肿瘤内可出现广泛的出血和坏死。部分患者于体检行超声检查时可被早期发现，肿瘤较小，患者手术预后较好。

2. 超声表现　肿瘤较小者，胰腺大小正常，腺体内见一低回声结节，境界清楚，可见胰管扩张。肿瘤大者见胰腺增大，内见一低回声不均团块，边界欠清晰，内可出现不规则液性区，肿瘤较大时可出现周围浸润及转移征象。

3. 鉴别诊断

（1）胰腺内分泌肿瘤：功能性内分泌肿瘤具有相应的临床症状，非功能性内分泌肿瘤因无相应的临床症状，与腺泡细胞癌较难鉴别，需依靠病理检查。

（2）胰腺癌：胰腺癌边界不规则，大多呈蟹足状改变，内部多呈实质性低回声，周围血管受压推移。

（3）胰腺实性假乳头状瘤：肿瘤直径多在 5cm 以上，境界清楚，包膜光滑完整，内部多呈实质性回声与细小无回声区。

4. 典型图像　如图 4-74、图 4-75 所示。

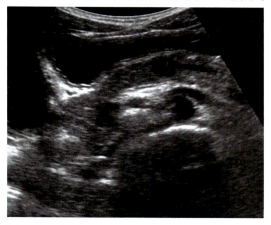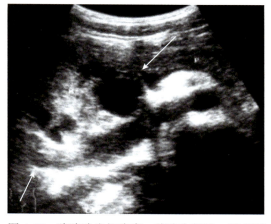

图 4-74　胰腺腺泡细胞癌，胰体部见一低回声结节，境界清楚，胰体尾部胰管扩张

图 4-75　胰腺腺泡细胞癌，胰腺头部见一回声不均团块（箭头所示），内部见实质性回声与不规则液性区相间

（三）胰腺囊腺瘤与囊腺癌

1. 临床与病理　胰腺囊腺瘤是由胰导管上皮发生的良性肿瘤，较为少见，生长缓慢，体积多较大，但也有的直径仅 1～2cm，呈圆形或分叶状，有完整的纤维包膜，内为多房性或蜂窝状囊腔，囊壁与间隔较薄、光整，部分纤维间隔与壁可见钙化；囊腺癌呈多囊腔，囊壁或间隔不规则增厚，或见乳头状实体突入腔内或充满囊腔。早期临床无明显症状，晚期可出现腹痛与腹部肿块及压迫征象。

2. 超声表现

（1）于胰体、尾部或头部见囊性团块，包膜光滑，境界清楚，内见分隔，呈多房性或蜂窝状改变，囊壁回声增强。

（2）肿块较小时可表现为实质性团块，但后方多见回声增强，较大肿块以囊性为主。

（3）肿块内部分隔带厚薄不均，如分隔带明显不规则增厚，并见乳头状实体突入囊腔则多为囊腺癌。

（4）胰头部囊腺瘤可出现胆管受压征象。

（5）彩色多普勒超声可见环绕囊腺瘤周边的血流信号，有时可见分隔壁上小点状血流信号。

3. 鉴别诊断

（1）胰腺假性囊肿：多位于胰腺外，患者有胰腺炎病史，囊肿形态不规则，内透声差，少见分隔带回声。

（2）胰腺癌：胰腺实质性肿块，形态不规则，境界不清，周围血管受压推移。

4. 典型图像 如图 4-76 ～图 4-89 所示。

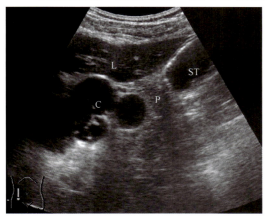

图 4-76 胰头部囊腺瘤，呈多房性囊性结构

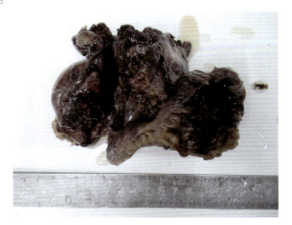

图 4-77 胰头部浆液性囊腺瘤，大体标本示肿瘤内部囊实性，以囊性为主

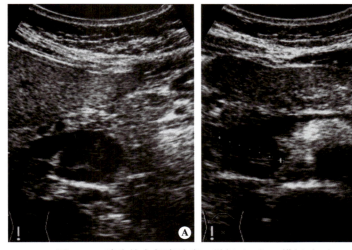

图 4-78 胰头钩突部囊腺瘤，纵切（A）；横切（B）

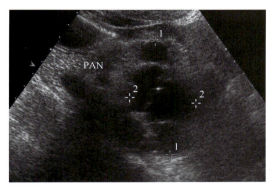

图 4-79　胰体尾部囊腺瘤，内见高回声分隔带

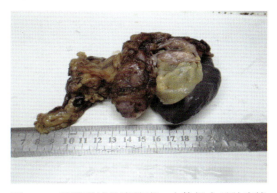

图 4-80　胰腺黏液性囊腺瘤，大体标本示肿瘤境界清晰，内部囊实性，以囊性为主

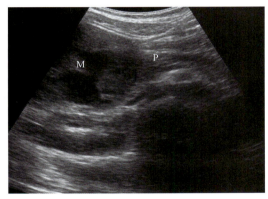

图 4-81　胰头部囊腺瘤

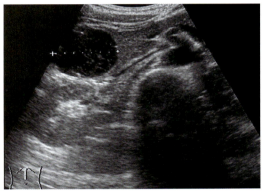

图 4-82　胰头部囊腺瘤伴出血，囊性团块内透声差，可见点状高回声

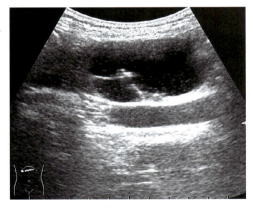

图 4-83　胰头部囊腺瘤伴出血，与图 4-82 为同一患者，纵切面清楚显示团块内高回声分隔带

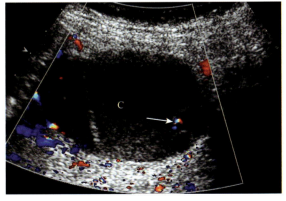

图 4-84　胰尾部囊腺瘤，于分隔带上测出少许血流（箭头所示）

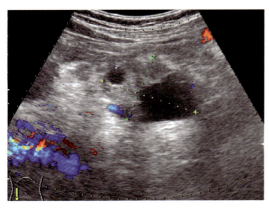

图 4-85　胰尾部囊腺癌，团块内实质性回声增多

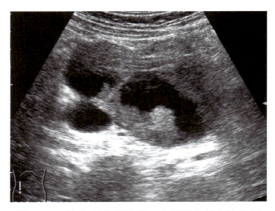

图 4-86　胰体尾部囊腺癌，内见乳头状实体突起

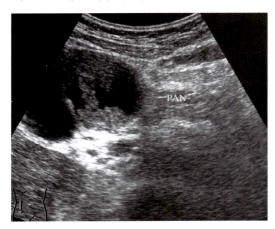

图 4-87　胰头部囊腺癌，呈一囊实性团块，囊壁及分隔增厚，并见不规则实体

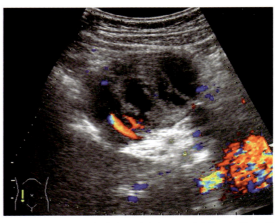

图 4-88　胰头部囊腺癌，与图 4-87 为同一患者，囊壁及分隔带上见血流信号

（四）胰腺癌

1. 临床与病理　胰腺癌多发于 40 岁以上，男性多见，其发病率近年来有增高趋势。其可发生于胰腺导管，由柱状肿瘤细胞组成，也可来自腺泡上皮，由小细胞组成，多发生于胰头部，占 3/4，胰体、尾部约占 1/4。临床上早期表现为腹部不适、食欲减退，中晚期有不同程度腹痛和腰背痛、进行性消瘦及阻塞性黄疸等，上腹部扪及肿块多为胰体、尾部晚期癌肿。

2. 超声表现

（1）胰腺呈局限性肿大，也有呈弥漫性

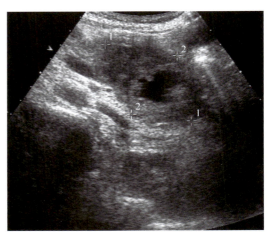

图 4-89　胰尾部囊腺癌，团块边缘不光整，内部呈囊实性改变

肿大而失去正常形态，其轮廓不规则，边缘不光整。

（2）小的胰腺癌（直径≤2cm）多呈圆形或近圆形，内部多呈低回声，少数可呈无回声。

（3）绝大多数胰腺癌内部呈低回声型，部分呈高回声型或混合型，大的肿块内部可见坏死液化的无回声区，肿块后方常见衰减现象，小的肿块多无衰减。

（4）常见肿瘤压迫管道征象，胰头癌常见胆管扩张、胰管扩张。

（5）肿瘤周围血管与脏器受压移位，可见脾静脉或腹腔动脉、肠系膜上动脉等移位，亦可使左肾、胃与脾移位。

（6）彩色多普勒超声可显示胰周围血管受压移位、走行异常及管腔内血流紊乱、局部狭窄等改变，或血管受压绕行的彩色血流环，胰腺癌肿块内亦可见血流显示。

（7）周围脏器浸润与淋巴结转移征象。

（8）胰腺癌超声造影表现不一，可表现为造影剂"快进快退"改变，也可呈造影剂"充盈缺损"改变。

3. 鉴别诊断

（1）胰腺囊腺瘤与囊腺癌：肿瘤包膜光整，肿瘤内为囊实性改变，可见分隔带与细点状回声。

（2）胰腺局限性炎症：胰腺局限性肿大，无明显肿瘤边界，回声不均匀。

（3）胰腺囊肿、血肿：胰腺内见液性回声，境界清楚。

（4）壶腹部癌：胆管与胰管扩张，于胆总管与胰管末端见肿块实体回声，与十二指肠呈零距离改变。

（5）腹膜后肿瘤与胃肠肿瘤：肿瘤位于胰腺外，可见正常胰腺回声。

4. 典型图像 如图 4-90～图 4-121 所示。

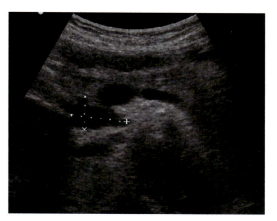

图 4-90 胰头钩突部癌，钩突部见低回声团块

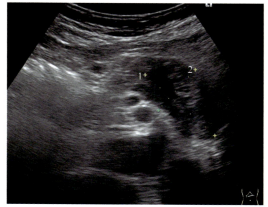

图 4-91 胰体尾部癌，见回声不均团块

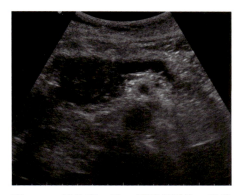

图 4-92 胰头癌，呈一低回声团块，伴胰管扩张

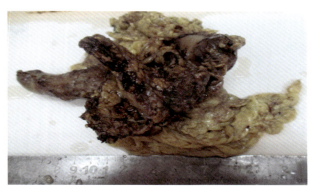

图 4-93 胰头部腺鳞癌，大体标本示肿瘤累及胆总管与胰管

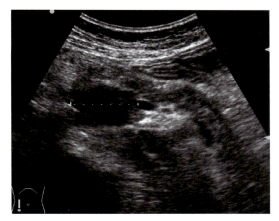

图 4-94 胰头癌，胰头见一低回声团块

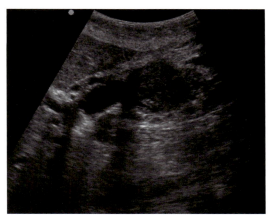

图 4-95 胰头癌，胆总管扩张至胰头段截断

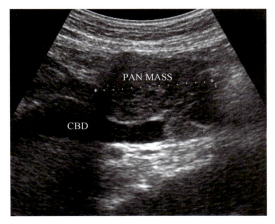

图 4-96 胰头癌侵犯胆总管下段，胰头低回声团块，胆总管扩张，下段见实体回声与胰头实体相邻

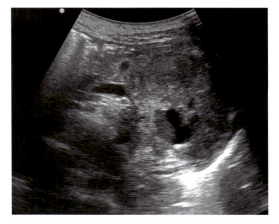

图 4-97 胰体尾部癌，胰体尾增大，内见回声不均团块，可见液性坏死区

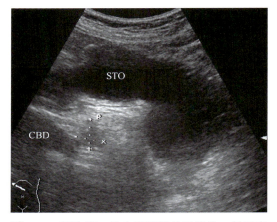

图 4-98　胰头癌，饮水后清晰显示胰头一低回声小结节，胆总管扩张

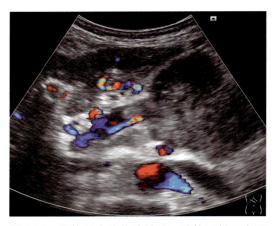

图 4-99　胰体尾癌脾静脉转移，胰体尾低回声团块侵入脾静脉

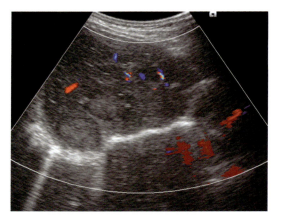

图 4-100　胰体尾癌肝转移，与图 4-99 为同一患者，肝内见多发性低回声团块，周围见声晕

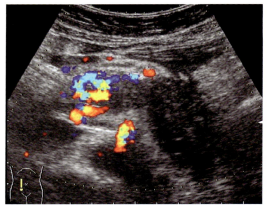

图 4-101　胰尾部癌，呈一低回声团块

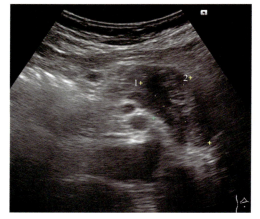

图 4-102　胰体尾部癌，呈低回声不均团块

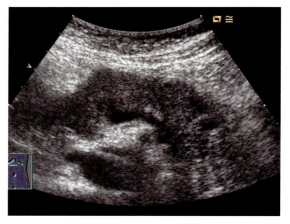

图 4-103　胰腺弥漫性癌，胰腺弥漫性肿大，回声低且不均匀

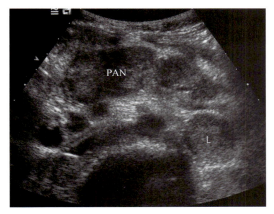

图 4-104　胰腺弥漫性癌伴腹膜后淋巴结转移（L）　　图 4-105　胰头癌侵犯胆囊，可见胆囊壁连续性中断

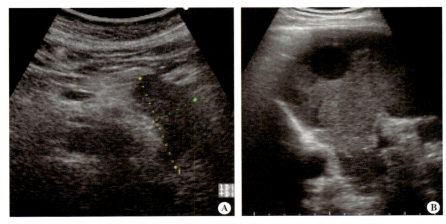

图 4-106　胰尾癌肝转移，胰尾低回声团块（A）；肝内数个低回声团块（B）

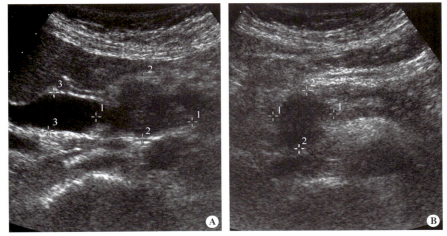

图 4-107　胰头癌，纵切（A）；横切（B），胆总管与胰管扩张

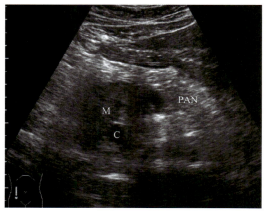

图 4-108   胰头癌，胰头低回声团块向胰腺外浸润

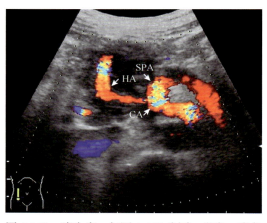

图 4-109   胰头癌，与图 4-108 为同一患者，彩色多普勒超声显示团块包绕肝动脉

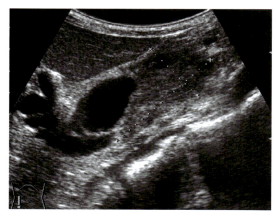

图 4-110   胰头癌，胆总管扩张

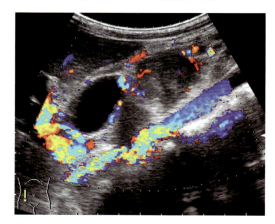

图 4-111   胰头癌，见周边血流丰富

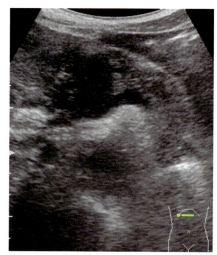

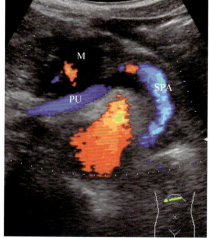

图 4-112   胰头癌，肿块内见丰富血流信号

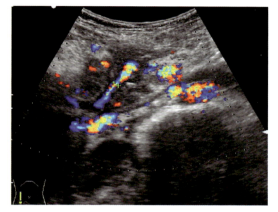

图 4-113　胰头癌，内部与周边血流信号丰富

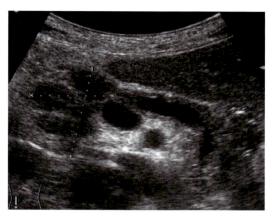

图 4-114　胰头癌，呈多发性结节，胰管重度扩张

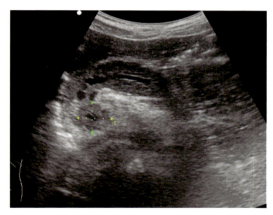

图 4-115　胰头钩突部癌，呈一低回声结节（游标卡尺所示），胰管扩张

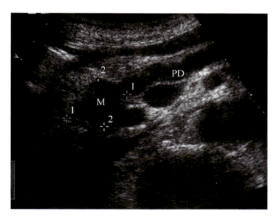

图 4-116　胰头癌，胰头低回声团块，部分位于胰管内，胰管扩张

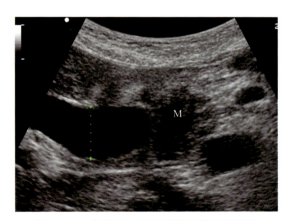

图 4-117　胰头癌，肿块致胆总管重度扩张

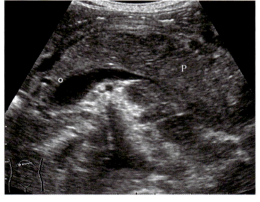

图 4-118　胰体尾部癌，胰腺体尾部增大，回声不均

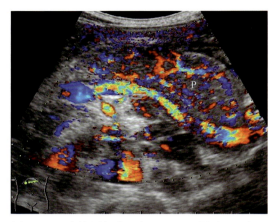
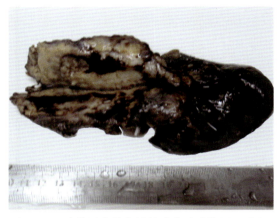

图 4-119　胰体尾部癌，与图 4-118 为同一患者，肿大的胰腺体尾部探及丰富血流信号

图 4-120　胰体尾中分化导管腺癌（胰体尾＋脾），大体标本示肿瘤以实性为主，小部分可见囊性变

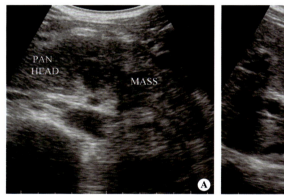
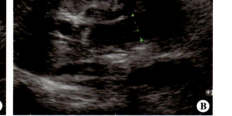

图 4-121　胰尾癌门静脉转移，胰尾低回声团块（MASS）（A）；门静脉主干内实体填塞（B）

（五）壶腹部癌

1. 临床与病理　壶腹部癌又称壶腹部周围癌，肿瘤生长于十二指肠乳头或胆总管壶腹部，癌瘤可来自十二指肠乳头、胰腺主导管末端、胆总管壶腹上皮或十二指肠黏膜，病理形态可分为息肉状或结节状，肿块型或溃疡型，病理组织类型以腺癌最多。临床上较早期出现黄疸并呈进行性加重，为本病的主要特点。

2. 超声表现

（1）胆总管不同程度扩张，尤其是胰头段胆管扩张。

（2）胆囊增大，胆总管与胰管扩张，若胰腺回声正常应高度怀疑本病。

（3）扩张的胆总管末端和胰管末端可见实体团块，多为低回声，饮水后检查可见肿物与十二指肠呈零距离改变。

（4）周围血管受累与淋巴结转移。

3. 鉴别诊断

（1）胰头癌：胰头肿大，内见低回声团块，胆总管与胰管扩张至肿物旁，呈截断性改变。

（2）胆总管下段癌：胆总管扩张，下段见实体回声，饮水后与十二指肠无零距离改变，胰管可无扩张。

（3）胆总管下段结石：胆总管扩张，下段见强回声团，后伴声影。

4. 典型图像　　如图 4-122 ～图 4-145 所示。

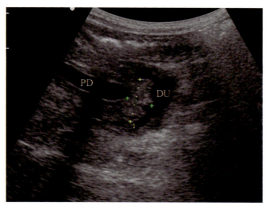

图 4-122　壶腹癌，胰管扩张，末端见等回声实体，侵犯十二指肠壁

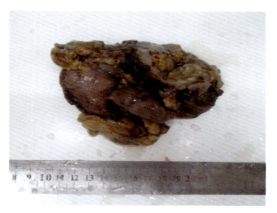

图 4-123　壶腹癌，镜下大部分为中 - 低分化管状腺癌，一小部分呈未分化癌，另一小部分为腺泡细胞癌

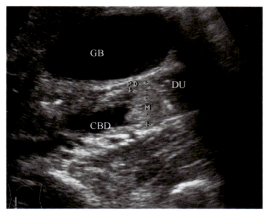

图 4-124　壶腹癌，胆总管胰管末端等回声团块，与十二指肠呈零距离改变

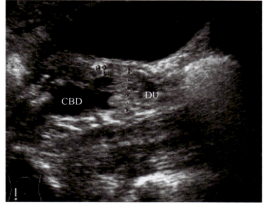

图 4-125　壶腹癌，胆总管、胰管扩张，末端见实体回声，紧邻十二指肠

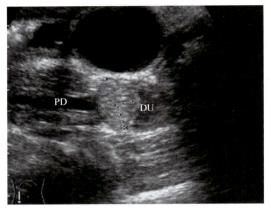

图 4-126 壶腹癌，胰管扩张，末端见等回声团块，与十二指肠境界清楚

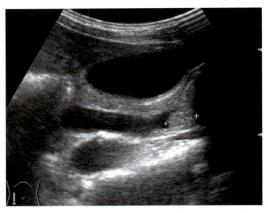

图 4-127 壶腹癌，扩张的胆总管末端见结节样实体回声

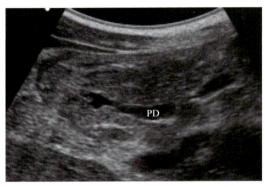

图 4-128 壶腹癌，横切见胰管扩张，末端见实体回声（游标卡尺所示）

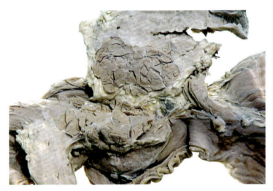

图 4-129 壶腹癌，大体标本中央见灰白色菜花样肿块

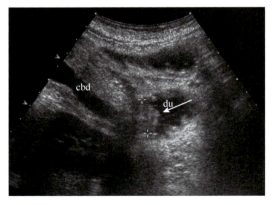

图 4-130 壶腹癌，侵犯十二指肠（箭头所示）

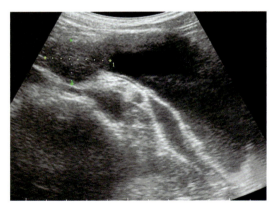

图 4-131 壶腹癌，胰管显著扩张

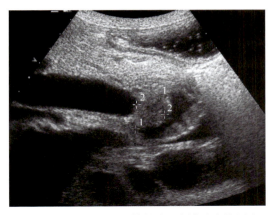

图 4-132 壶腹癌，胆总管扩张，末端见实体回声，饮水后见向十二指肠突起

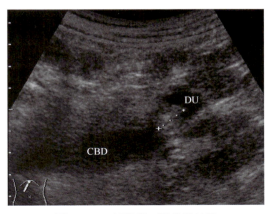

图 4-133 壶腹癌，胆总管扩张

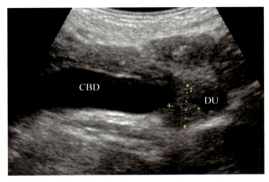

图 4-134 壶腹癌，胆总管（CBD）扩张，末端见实体回声，突入十二指肠（DU）

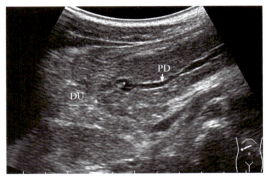

图 4-135 壶腹癌，胰管扩张，末端见实体回声，其旁显示正常十二指肠（DU）

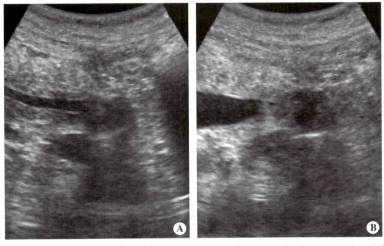

图 4-136 壶腹癌，A.胰管扩张，末端见实体回声；B.胆总管扩张，饮水后于末端见实体回声，并侵犯十二指肠壁

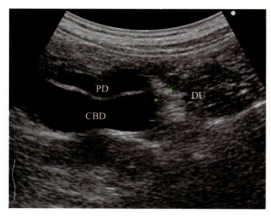

图 4-137　壶腹癌，胆总管（CBD）、胰管（PD）扩张，末端见高回声实体，与十二指肠（DU）紧相邻

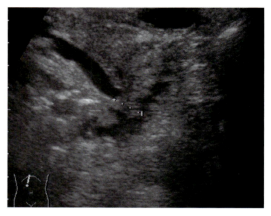

图 4-138　壶腹癌，胰管扩张，末端实体突入十二指肠

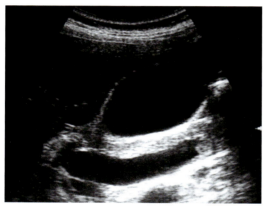

图 4-139　壶腹癌，扩张的胆总管末端见小结节

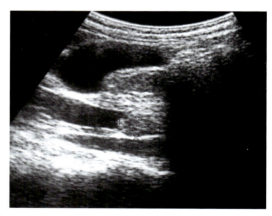

图 4-140　壶腹癌，胆总管末端变钝，可见一小突起

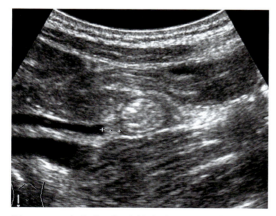

图 4-141　壶腹癌，胆总管末端见一小实体回声，其旁显示正常十二指肠

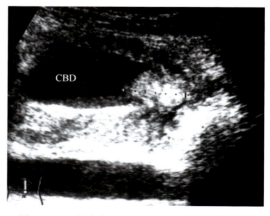

图 4-142　壶腹癌，胆总管末端实体呈菜花样

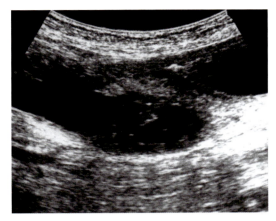

图 4-143 壶腹癌，胆总管末端见实体回声，向十二指肠突起

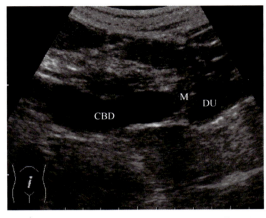

图 4-144 壶腹癌，胆总管扩张，末端见实体回声，与十二指肠界线清楚

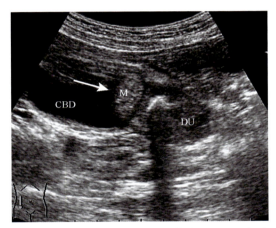

图 4-145 壶腹癌，胆总管末端显示实体回声（箭头所示），与十二指肠界线清楚

（林礼务 高上达）

第五章 脾 疾 病

第一节 脾 解 剖

一、脾 解 剖

脾为一光滑扁圆形的实质性器官，为人体最大的周围淋巴器官，位于左上腹膈下，长 10～12cm，宽 7～8cm，厚 3～4cm，长轴与第 10 或第 11 肋平行。脾分内外两面，外侧面光滑突起，与左膈下腹膜相接，内侧面凹陷有切迹，与左肾、胃、胰尾和结肠脾曲相邻；内侧面中心为脾门，有脾动静脉、神经出入及淋巴结的分布区。脾在腹部表面的投影是脾上极在腋中线相当于第 9 肋高度，脾下极约在左腋前线第 11 肋。

二、正常脾解剖与声像图

正常脾解剖示意图与声像图如图 5-1、图 5-2 所示。

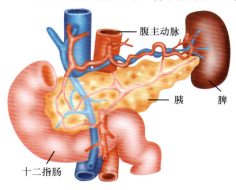

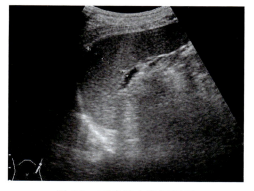

图 5-1　脾解剖示意图，示进出脾门的血管　　　　图 5-2　正常脾左肋间斜切

第二节 脾常见疾病

一、脾的先天性异常

（一）临床与病理

脾的先天性异常有副脾、异位脾、脾下垂、右位脾与无脾、多脾综合征等，副脾的发生率可达 15%～30%，多为单发，体积小，多位于脾门、韧带（脾肾韧带、脾胃韧带）、脾上下极甚至盆腔，易被误认为肿大的淋巴结或肿瘤。异位脾亦称游走脾，由于脾蒂、韧带先天性过长与脾肿大重力作用等因素，使脾下降异位于左下腹或盆腔内，由于活动

性大，易发生脾蒂扭转。脾下垂是脾的位置低下，常与脾大合并；右位脾并不罕见，并发于内脏转位；无脾（亦称先天性脾缺如）、多脾综合征是罕见的先天性畸形，多伴有复杂的先天性心脏畸形。

（二）超声表现

（1）副脾多位于脾门区，呈圆形或椭圆形结节，直径为 1 ～ 2cm，包膜光滑，内部回声等于或稍低于脾实质。

（2）副脾的形态酷似脾门肿大淋巴结，但对相邻血管与脏器无压迹。

（3）彩色多普勒超声可显示副脾内血管与脾脏动、静脉相通，一般由脾动脉的分支供血。

（4）游走脾主要于左下腹或盆腔探及脾结构，而左季肋区则未显示脾。

（5）右位脾，于右季肋区探及脾回声，常于左季肋区探及肝，甚至见其他内脏反位。

（6）先天性脾缺如时，于左季肋区及腹腔等其他部位未探及脾回声。

（三）鉴别诊断

（1）副脾要与淋巴结或脾门小肿瘤区别，副脾的回声一般接近于脾，而淋巴结或脾门小肿瘤的回声低于脾，副脾一般对相邻血管或脏器无压迹，由脾动脉的分支供血。

（2）先天性脾缺如要注意是否脾已切除，详细询问有无手术病史及多切面扫查是否有小脾脏和脾位置异常，一般不难做出诊断。

（3）右位脾要与肝回声鉴别，脾区不出现典型的脾声像图，而显示为典型肝内血管的肝声像图，应考虑内脏反位可能。

（四）典型图像

典型图像如图 5-3 ～图 5-12 所示。

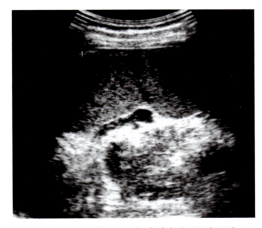

图 5-3　右位脾，于右季肋部探及脾回声

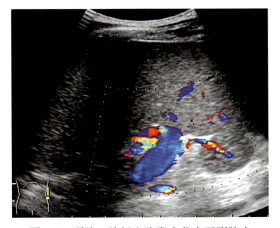

图 5-4　副脾，脾门血流发出分支至副脾内

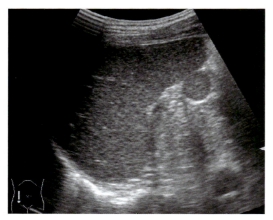

图 5-5　副脾，脾门区见与脾等回声的结节

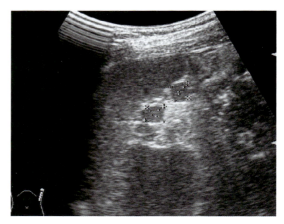

图 5-6　多发性副脾，脾门区见多个近圆形结节，与脾回声相似

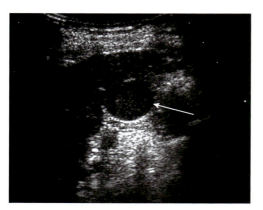

图 5-7　副脾

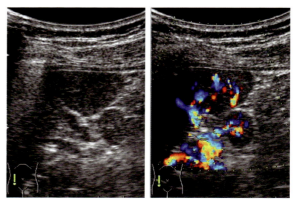

图 5-8　副脾，可见副脾内血管与脾门处血管相通

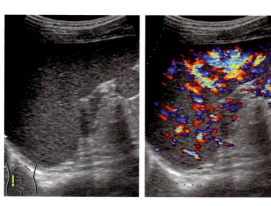

图 5-9　副脾内血流丰富

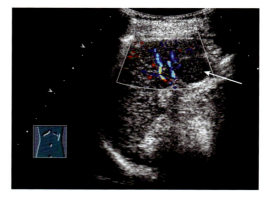

图 5-10　副脾

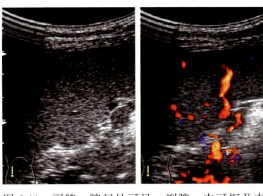
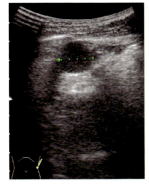
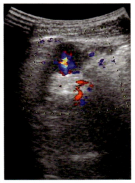

图 5-11 副脾，脾门处可见一副脾，内可探及丰 富血流信号 图 5-12 脾切除后副脾代偿性增大，副脾内血流丰富

二、弥漫性脾大

（一）临床与病理

常见脾大的原因有急慢性感染性疾病、充血性脾大与血液病等。弥漫性脾大多为全身性疾病的一部分，临床表现主要依全身疾病而变化，并出现由脾大压迫周围脏器引起的相应症状。

感染性疾病有细菌感染、结核、病毒、真菌、寄生虫；充血性脾大有充血性心力衰竭、门静脉高压、肝硬化、门静脉或脾静脉梗死；血液系统疾病有贫血、白血病等，还有一些自身免疫性疾病也会引起脾大，如系统性红斑狼疮、Felly 综合征等；其他的有脾淀粉样变性、糖尿病、糖原贮积症等。

（二）超声表现

（1）超声于左肋缘下显示脾，并除外脾下垂者。

（2）成人脾厚度达 4.0cm 以上，最大长径大于 11cm。

（3）超声对脾大程度的确定。轻度脾大，平静呼吸时，肋缘下刚触及，深吸气时脾于肋缘下不超过 3cm；中度脾大，深吸气时脾下极于左肋缘下超过 3cm，但不超过脐水平；重度脾大，脾明显肿大，失去常态，脾门切迹消失，脾下极超过脐水平及脾右缘超过腹正中线。

（4）各种病因引起的脾肿大声像表现有所不同。感染性疾病引起脾大多为轻度肿大，内部回声多为低回声；淤血性疾病脾大多为中、重度脾大，早期为低回声，晚期回声增粗增高；肝硬化门静脉高压致脾大可伴脾内高回声结节，脾门可显示增宽的脾静脉，彩色多普勒超声显示血流增多；血液病多引起明显脾大，可形成巨脾，内部回声低、增粗、不均等。

（三）鉴别诊断

弥漫性脾大一般不难鉴别，于脾窝处探及肿大的脾即可做出诊断，但有时左肝增大、左肝巨大肿瘤、腹膜后巨大肿瘤等占据脾窝，推挤脾导致其移位，脾无法显示，会误认为脾大，此时如多切面探测，寻找肿瘤与血管的关系，一般不难探测到脾。

（四）典型图像

典型图像如图 5-13 ～图 5-26 所示。

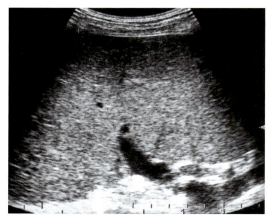

图 5-13　肝硬化脾大，脾回声增粗，脾门血管扩张

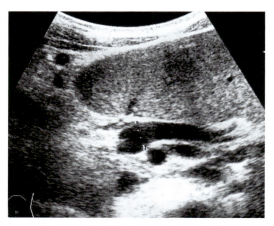

图 5-14　肝硬化脾大，脾门血管增粗

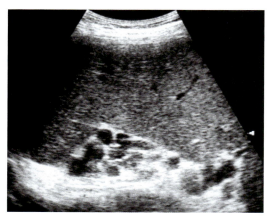

图 5-15　肝硬化脾大，脾门血管迁曲

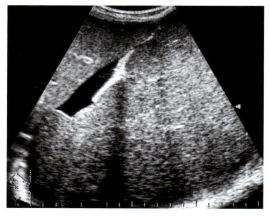

图 5-16　肝硬化脾大，于上腹正中探及肝与肿大的脾

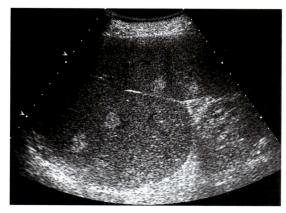

图 5-17　肝硬化脾大，脾内见高回声斑块

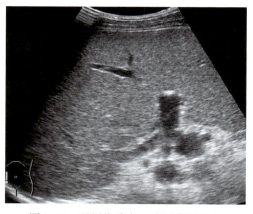

图 5-18　肝硬化脾大，脾回声尚均匀

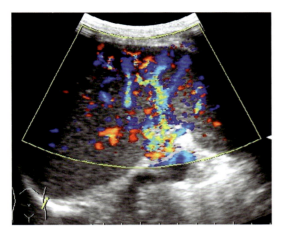

图 5-19 脾肿大，脾内血供丰富

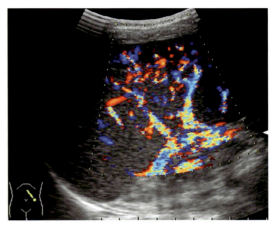

图 5-20 肝硬化脾大，脾内血供丰富

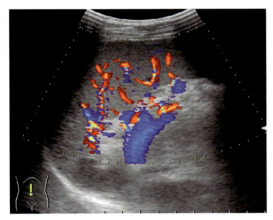

图 5-21 肝癌脾大

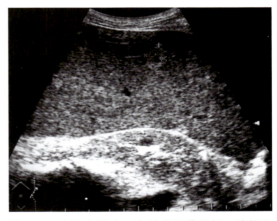

图 5-22 血液病脾大，脾回声显著增粗，脾门血管未见扩张

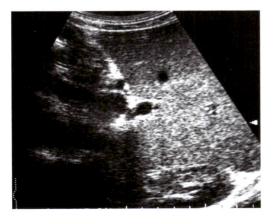

图 5-23 血液病脾大，脾回声显著增粗，脾门血管未见扩张

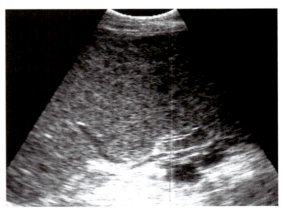

图 5-24 淋巴瘤脾大

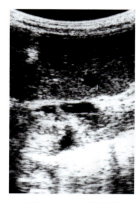
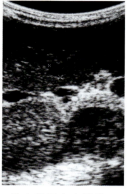

图 5-25　结核病脾大，脾内低回声小结节

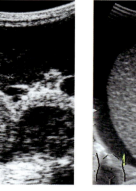
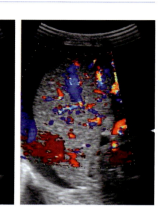

图 5-26　结核性脾大

三、脾 囊 肿

（一）临床与病理

脾囊肿分为真性囊肿和假性囊肿：真性囊肿，先天性表皮样囊肿，占 20%，有单纯性囊肿、多囊脾与包虫病单纯囊肿型、多子囊型等；假性囊肿，继发于外伤、感染及脾梗死后形成，占 80%，多位于脾包膜下。

（二）超声表现

1. 脾实质内探及无回声或极低回声区　呈圆形或类圆形，囊壁光整，边缘清晰。

2. 真性囊肿内部多为无回声　一般单发，多囊脾极少见，并多合并多囊肾；假性囊肿可以出现弥漫性细点状回声，并可见组织碎片回声，包虫囊肿可见子囊的分隔回声。

（三）鉴别诊断

1. 内部回声极低的淋巴瘤或炎性假瘤通常会误认为囊肿　此时加大增益不难做出判断，而且淋巴瘤一般多发，无囊壁，而脾囊肿多为单发，有囊壁。

2. 脾梗死有时不易与囊肿鉴别　梗死灶一般形态不规则，呈片状或楔形，常位于脾包膜下，而囊肿形态较规则，为圆形、壁薄，脾的各个部位均可发生。

3. 包虫单纯囊肿型与单纯性脾囊肿，巨大多子囊型包虫与多囊脾不易鉴别　根据包虫的囊壁较厚，呈"双层壁"，而脾囊肿的壁薄特点可以做出鉴别，巨大的多子囊型包虫与多囊脾声像图较为相似，多囊脾为脾内多发的散在的无回声，常合并多囊肾，而多子囊型包虫为单一的壁较厚的囊肿，内部为"蜂房状"或"车轮状"，声像图显示为典型的"囊中囊"特点可以做出判断。

4. 脾血肿多有外伤史　一般为不规则的无回声区，无囊壁，内可见散在的点状强回声斑，或有纤维素机化等特点较易与脾囊肿鉴别。

5. 内部出现液化的脾脓肿有时不易与脾囊肿鉴别　脾囊肿的壁薄、光滑，而脓肿壁较厚，内缘不整齐及脾脓肿全身症状明显等特点一般不难做出判断。

（四）典型图像

典型图像如图 5-27 ～图 5-31 所示。

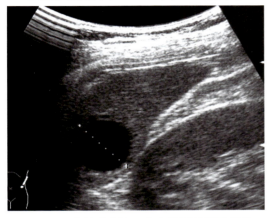

图 5-27　真性脾囊肿，脾内见圆形无回声区

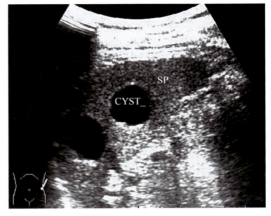

图 5-28　脾囊肿

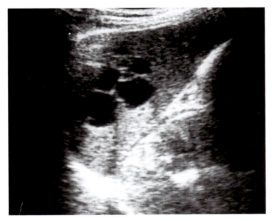

图 5-29　脾内多房性囊肿

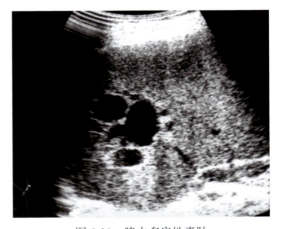

图 5-30　脾内多房性囊肿

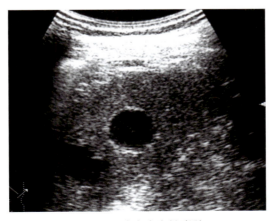

图 5-31　脾内多发性囊肿

四、脾 破 裂

（一）临床与病理

脾破裂的病因包括创伤性脾破裂、自发性脾破裂和医源性脾破裂，其中腹部钝挫伤等创伤性脾破裂占 80% ～ 90%，也占整个腹部闭合性外伤的 20% ～ 40%，依其病理与破裂部位分为包膜下脾破裂、中央型脾破裂与真性脾破裂。此外，延迟性脾破裂约占脾破裂的 20%，是一种特殊类型的脾破裂，多于外伤后 2 周内出现，其死亡率较高。

（二）超声表现

1. 包膜下脾破裂　于脾包膜下见梭形或不规则形的无回声区或低回声区的血肿，通常位于脾的膈面或外侧，可压迫脾实质引起变形或移位。

2. 中央型脾破裂　脾大小可正常或增大，于脾实质内部见不规则形的无回声或低回声区，或于脾内部见回声欠均匀的细点，其后方回声可有轻度增强。

3. 真性脾破裂　可见脾包膜连续性中断或不完整，缺损的无回声带状结构伸入脾实质内形成无回声或低回声区，或是不规则高回声区，脾周围可见无回声区包绕，严重者于腹腔、盆腔内可见液性区。

4. 彩色多普勒超声于脾破裂的区域未测出彩色血流信号　血肿的无回声或低回声区内亦未测出血流信号。

（三）鉴别诊断

根据外伤病史，一般较易与脾囊肿、脾脓肿、淋巴瘤、腹水、脾梗死等做出鉴别。脾脓肿有发热、抗炎治疗有效等特点，脾梗死做为脾动脉分支阻塞引起的局部坏死，多为脾包膜下楔形的片状低回声区，内可有网状的强回声等特点。

（四）典型图像

典型图像如图 5-32 ～图 5-39 所示。

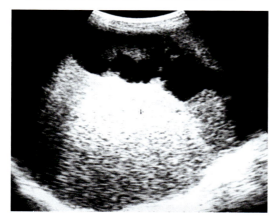

图 5-32　中央型脾破裂

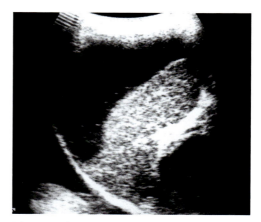

图 5-33　真性脾破裂，脾包膜连续性中断，脾周见无回声区

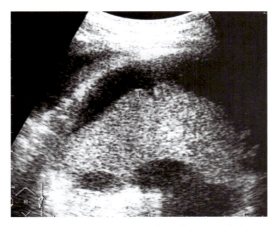

图 5-34　真性脾破裂，脾包膜连续性中断

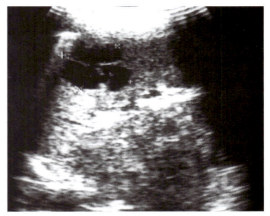

图 5-35　脾包膜下血肿吸收期

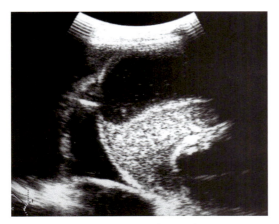

图 5-36　脾包膜下血肿

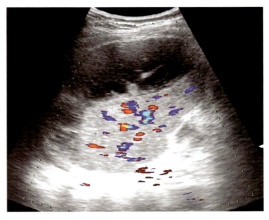

图 5-37　脾包膜下积血

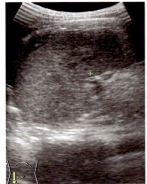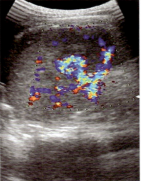

图 5-38　脾挫裂伤

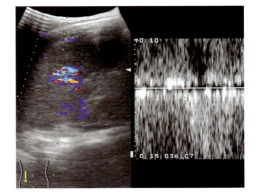

图 5-39　脾挫裂伤

五、脾 梗 死

（一）临床与病理

　　由于脾动脉的分支阻塞引起脾组织的缺血、坏死、纤维化等病理变化，以往并不多见，多由某些血液病如慢性粒细胞白血病、骨髓纤维化症等，亚急性细菌性心内膜炎等一些心血管疾病，脾血管的自身病变及近年来逐渐增多的肝动脉栓塞术（TAE）等引起脾动脉阻塞而导致脾梗死，临床上可仅有低热、白细胞计数升高等，严重者可发生左上腹剧烈疼痛，并可伴发脾脓肿。

（二）超声表现

　　（1）血液病引起的脾梗死多伴有脾大或其他疾病伴发脾大。
　　（2）脾实质内见一个或多个局限性低回声区，典型者呈楔形，底朝向包膜面，亦可为不规则的蜂窝状低回声区或呈弥漫不均匀的片状低回声区。
　　（3）当脾组织坏死液化时，脾内见无回声区或形成假性囊肿。
　　（4）彩色多普勒超声于低回声的梗死区未显示血流信号，仅于梗死区周边见绕行血管。
　　（5）陈旧性梗死病灶可因纤维化、瘢痕组织和钙化产生强回声与声影。
　　（6）超声造影可清晰显示脾包膜下造影剂"充盈缺损"的典型无回声区，对脾梗死早期诊断有特殊的价值，特别适用于脾动脉栓塞治疗后疗效的观察。

（三）鉴别诊断

　　具有典型声像的脾梗死较易与脾血肿、脾脓肿、脾囊肿、弥漫性脾肿大、淋巴瘤等相鉴别，包膜下脾破裂、真性脾破裂声像图有时与脾梗死不易区分，根据病史，仔细观察脾包膜是否完整可以做出诊断。

（四）典型图像

　　典型图像如图 5-40～图 5-51 所示。

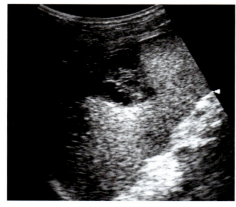

图 5-40　脾梗死，脾包膜下见一楔形的低回声区

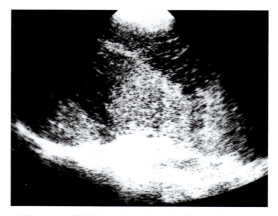

图 5-41　脾梗死，脾内广泛的不规则低回声区

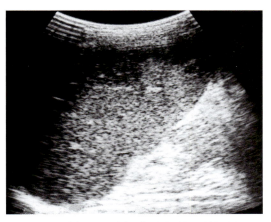

图 5-42　脾梗死，脾包膜下见不规则低回声区

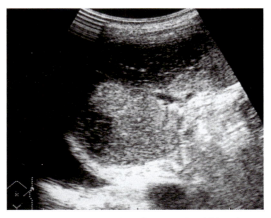

图 5-43　脾梗死，脾包膜下见不规则低回声区

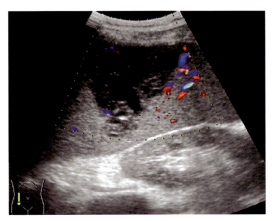

图 5-44　脾梗死，低回声区内见不规则坏死无回
声区，病灶内无血流显示

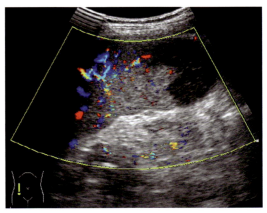

图 5-45　脾梗死，脾包膜下见不规则低回声区，
未见血流

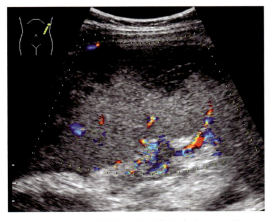

图 5-46　脾梗死，低回声区内未见血流

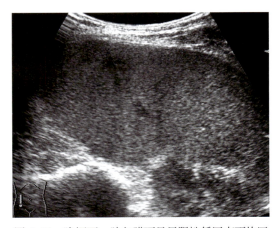

图 5-47　脾梗死，脾包膜下见局限性低回声不均区

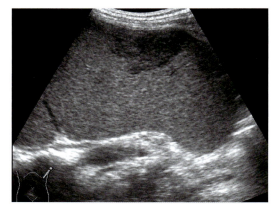

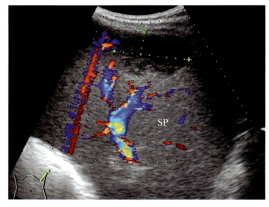

图 5-48　脾梗死 　　　　　　　　　　图 5-49　脾梗死，与图 5-48 为同一患者，梗死灶
　　　　　　　　　　　　　　　　　　　　　　　　内无明显血流

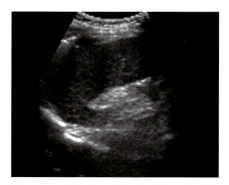

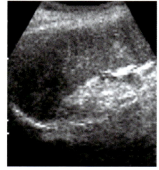

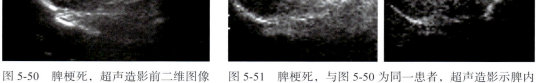

图 5-50　脾梗死，超声造影前二维图像　　　图 5-51　脾梗死，与图 5-50 为同一患者，超声造影示脾内
　　　　未见明显异常回声　　　　　　　　　　　　境界清楚的造影剂充盈缺损的梗死灶

六、脾静脉阻塞综合征

（一）临床与病理

　　由慢性胰腺炎等炎症、外伤或肿瘤等引起脾静脉狭窄或血栓形成，导致脾静脉阻塞的淤血性脾大，食管、胃底静脉曲张和消化道出血等酷似肝硬化门静脉高压的病理改变。

（二）超声表现

　　（1）弥漫性脾大。
　　（2）脾静脉近脾门段扩张、迂曲，远段静脉腔狭窄或腔内可见血栓实体回声。
　　（3）胃底静脉或胃左静脉增宽或扭曲。
　　（4）彩色多普勒超声可显示脾静脉内局部血流中断缺损，如不完全阻塞者可见血流呈细线状从一侧管壁与血栓之间通过。

（三）鉴别诊断

　　肝硬化门静脉高压与脾静脉阻塞综合征临床症状类似，但两者病因不同，前者有肝炎病史，后者一般常继发于慢性胰腺炎，声像图上亦不同，前者门静脉扩张，伴有或不伴有脾静脉扩张，脾静脉内一般无血栓形成，后者脾静脉内栓子阻塞后形成"窄后扩张"，而门静脉不扩张。

（四）典型图像

典型图像如图 5-52～图 5-59 所示。

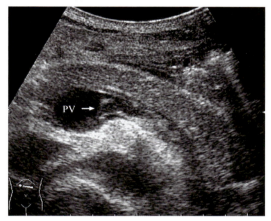

图 5-52　脾静脉血栓，脾静脉内见实体回声

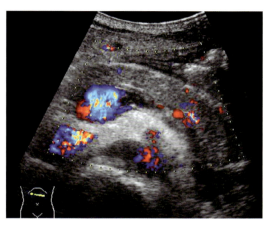

图 5-53　脾静脉血栓，内见断续的血流信号

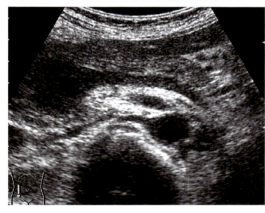

图 5-54　脾静脉血栓

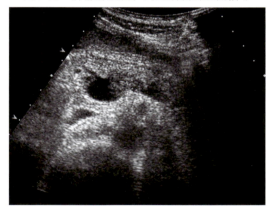

图 5-55　脾静脉血栓

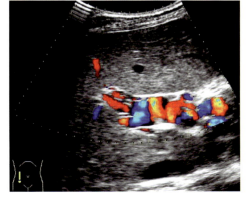

图 5-56　脾静脉迂曲

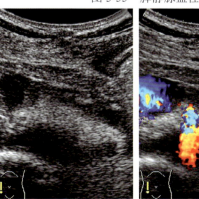

图 5-57　脾切除脾静脉血栓

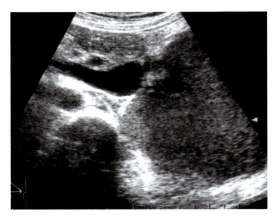

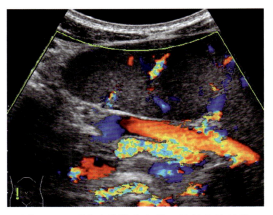

图 5-58　近端脾静脉内血栓，脾门血管扩张　　　　图 5-59　近端脾静脉内血栓，脾门血管扩张

七、脾错构瘤

（一）临床与病理

　　脾错构瘤是良性肿瘤，又称脾结节增生、脾腺瘤或纤维瘤，临床少见，患者多无症状，多为偶然发现，可与其他器官错构瘤并存。脾错构瘤是胚胎时期脾胚基发育异常，导致脾正常结构成分的比例发生混乱，致使脾组织向单方面发育，瘤体主要由失调的脾窦组成，即肿瘤是由异常数量和排列杂乱的正常脾组织构成，也就是脾固有结构组织的异常组合。病灶成分多样化，包括淋巴组织、纤维组织、脂肪组织及血管组织等，病灶可单发，少数多发，大小不等，形态可规则或不规则，境界清楚。

（二）超声表现

　　脾错构瘤多表现为脾内圆形或类圆形占位病变，边界清晰，其内回声与正常脾组织回声相近似或略增强和略欠均匀，当肿瘤内纤维结构较多时，回声增强，杂乱不均，部分团块内可见多发强回声斑块或斑点。彩色多普勒超声表现为瘤内及周边血流色彩丰富，脉冲多普勒可测到动、静脉频谱。

（三）鉴别诊断

　　脾错构瘤在诊断上存在一定困难，需与血管瘤、淋巴瘤、淋巴管瘤及转移癌等相鉴别，CT 和 MRI 对明确诊断有重要价值，病理组织学检查有确诊价值。

（四）典型图像

　　典型图像如图 5-60 ～图 5-70 所示。

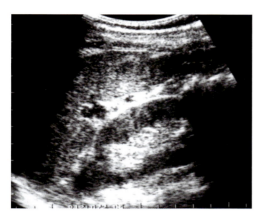

图 5-60 脾错构瘤

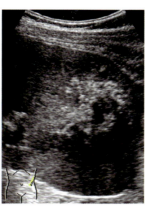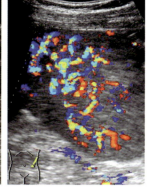

图 5-61 脾错构瘤，血供丰富

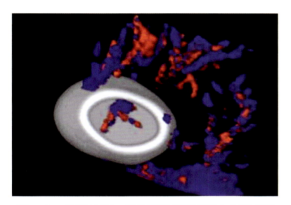

图 5-62 脾错构瘤，彩色三维超声示其内血流丰富

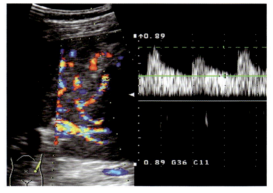

图 5-63 脾错构瘤，血供丰富，检测出动脉血流频谱

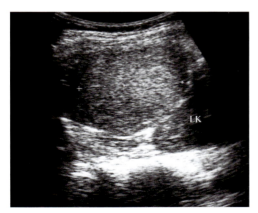

图 5-64 脾外生性错构瘤，团块呈稍高回声不均，且尚清晰

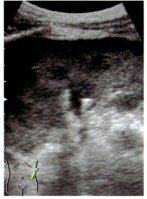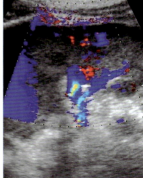

图 5-65 脾错构瘤，脾下极可见一稍高回声不均结节，境界尚清，周边可见少许血流信号

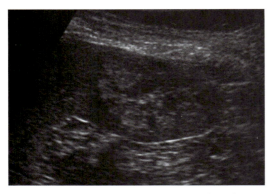

图 5-66　脾错构瘤，脾下极可见一稍高回声不均团块，境界尚清

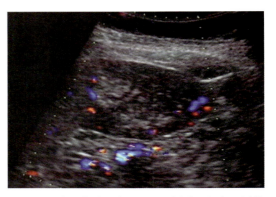

图 5-67　脾错构瘤，与图 5-66 为同一患者，团块边缘可见较丰富血流信号

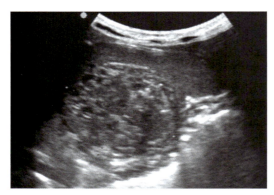

图 5-68　脾错构瘤，脾上极可见一稍高回声不均团块，境界尚清，内呈蜂窝状改变

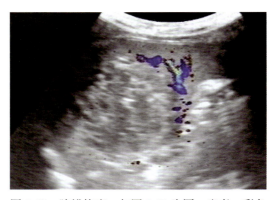

图 5-69　脾错构瘤，与图 5-68 为同一患者，彩色多普勒超声显示团块周边可见较丰富血流信号

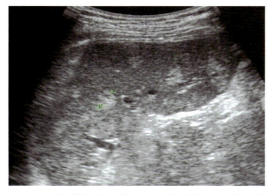

图 5-70　脾错构瘤，脾内可见弥漫散在多发高回声结节，大小不等，境界尚清晰

八、脾血管瘤

（一）临床与病理

血管瘤是最常见的脾良性肿瘤，约占脾良性肿瘤的 50%，肿瘤可多发，亦可单发，从本质上来讲，血管瘤是一种为胚胎发育过程中血管过度发育或分化异常所导致的血管畸形，是由毛细血管或海绵样扩张血管组合而成；另一种为血管内皮细胞异常增殖产生的真性肿瘤。瘤内可栓塞、出血、纤维化等，有时囊内有出血坏死，可囊性变。病理上分为海绵状血管瘤和毛细血管瘤。脾血管瘤生长速度较慢，早期患者可无明显的临床症状，中、晚期可有左上腹疼痛、左上腹肿块表现。

（二）超声表现

1. 二维超声显示 脾体积可增大或正常，脾内有圆形或类圆形的高回声或低回声结节，可单发，可多发，边界清楚，体积较大者其内部可显示小的无回声区和强回声间隔。

2. 彩色多普勒超声显示 直径＜2cm 的血管瘤内部多无血流信号，较大的病灶内可检查出低速血流信号，一般为静脉频谱。

（三）鉴别诊断

脾血管瘤需与脾其他良性肿瘤、恶性肿瘤相鉴别，血管瘤以高回声为主，超声如能显示团块内筛窦样改变或与肝血管瘤相似的浮雕样改变时有一定鉴别意义，确诊需组织病理活检。

（四）典型图像

典型图像如图 5-71 ～图 5-80 所示。

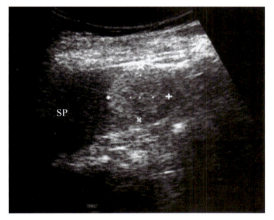

图 5-71 脾血管瘤，脾内见高回声斑

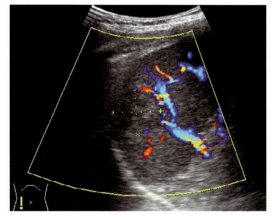

图 5-72 脾血管瘤，脾内高回声斑，周边见短线状血流信号

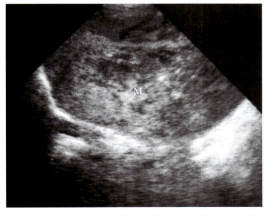

图 5-73 脾血管瘤，脾内见高回声团块，内呈筛窦样改变

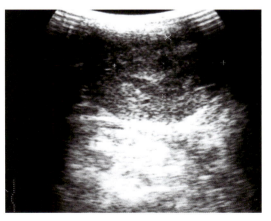

图 5-74 脾外生性血管瘤

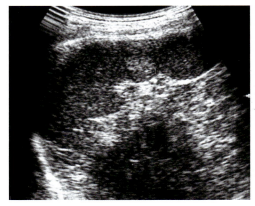

图 5-75　脾血管瘤

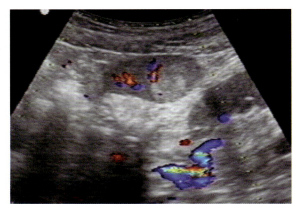

图 5-76　脾血管瘤，横切面显示脾下极内见高回声结节，境界尚清晰，未见明显血流信号

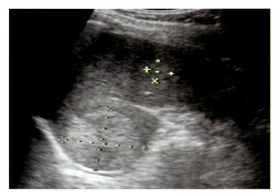

图 5-77　脾血管瘤，横切面显示脾内多发高回声结节与团块，境界尚清晰

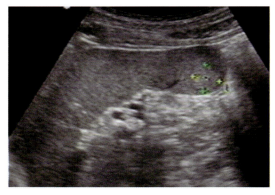

图 5-78　脾血管瘤，脾下极见高回声结节，境界尚清晰

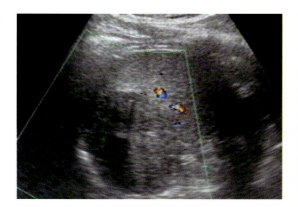

图 5-79　脾血管瘤，脾内见低回声不均团块，境界尚清晰

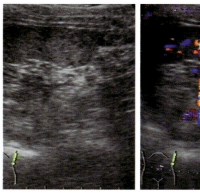

图 5-80　脾血管瘤，脾内见稍高回声结节，境界尚清晰，未见明显血流信号

九、脾淋巴瘤

（一）临床与病理

淋巴瘤是一组起源于淋巴结或其他淋巴组织、器官的恶性肿瘤，分为霍奇金病和非霍奇金淋巴瘤。脾是淋巴瘤最常侵犯的器官之一，它可分为脾本身的原发恶性淋巴瘤和全身恶性淋巴瘤脾浸润两种，其中全身恶性淋巴瘤脾浸润占绝大多数。大体病理显示脾淋巴瘤为细小结节型、团块型或混合型。脾淋巴瘤的临床症状和体征非特异性，一般无特殊症状，左上腹部疼痛及包块是最常见的症状，部分患者伴有恶性肿瘤恶病质表现。

（二）超声表现

脾淋巴瘤超声表现多样性，可分为四型：①均匀性肿大型，脾大但超声未能发现占位性病变；②结节型，脾大或大小正常，内弥漫散在大小不一的小结节；③巨块型，肿块单发，直径多大于 3cm，伴或不伴中心坏死；④混合型，脾大，内可见大小不一的结节与团块。

（三）鉴别诊断

均匀性脾大型需与肝硬化等其他原因如肝硬化引起的脾大相鉴别。结节性、巨块型、混合型脾淋巴瘤需与脾其他恶性肿瘤或良性肿瘤等相鉴别，放大图像，脾淋巴瘤癌灶内可呈筛窦样改变，有一定鉴别诊断意义。

（四）典型图像

典型图像如图 5-81 ～图 5-88 所示。

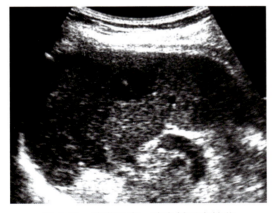

图 5-81　脾淋巴瘤，脾内低回声结节

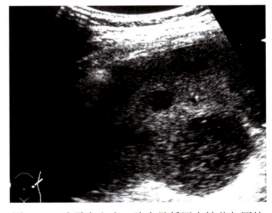

图 5-82　脾霍奇金病，脾内见低回声结节与团块

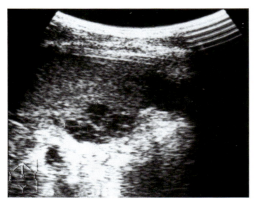
图 5-83　脾淋巴瘤，脾内呈弥漫性的低回声小结节

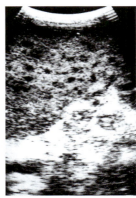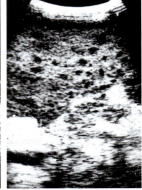
图 5-84　脾淋巴瘤，脾内呈弥漫性的低回声小结节

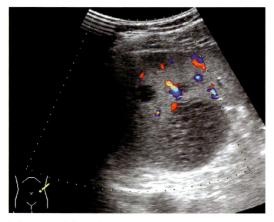
图 5-85　脾淋巴瘤，脾内多发性低回声结节与团块

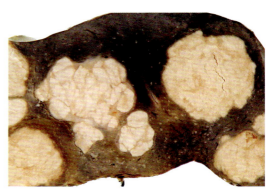
图 5-86　脾淋巴瘤，大体标本脾组织中见大小不等灰白色瘤结节

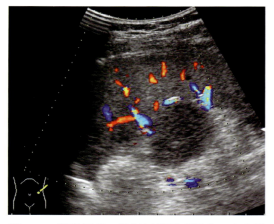
图 5-87　脾淋巴瘤，脾门区低回声结节，内未见明显血流信号

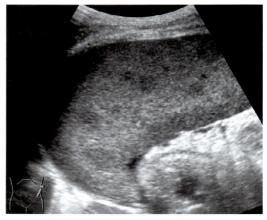
图 5-88　淋巴瘤脾浸润，脾内多发性低回声小结节

十、脾转移性肿瘤

（一）临床与病理

脾转移性癌不包括起源于造血系统的恶性肿瘤，其他脏器癌灶主要经血行转移，仅少数经淋巴途径转移至脾。脾转移性肿瘤可以发生在脾的静脉窦、红髓、白髓和小梁血管等处。转移性癌灶常表现为多发或单发结节，亦可弥漫性浸润。原发灶可以是全身各个器官，来自血行播散的以肺癌、乳腺癌、卵巢癌、前列腺癌等多见，淋巴转移以来源于腹腔脏器肿瘤常见，且常伴腹主动脉旁或脾周淋巴结肿大。脾转移癌可以是唯一继发转移性器官，也可以是已有广泛的脏器转移之一。脾转移癌一般不会引起脾大，甚至可完全正常，广泛性脾转移性肿瘤可以导致脾增大，但脾轮廓尚能保存。临床上常无特殊症状，可产生左上腹肿块腹痛和周围脏器受压迫的症状，同样也可有恶性肿瘤特有的恶病质如发热、食欲缺乏、消瘦、贫血、腹水等征象。少数患者可伴继发性脾功能亢进、溶血性贫血、胸腔积液，也有少数病例因自发性脾破裂而致出血性休克。

（二）超声表现

脾转移性肿瘤的超声表现随原发病灶不同而呈多样表现，病灶可单发、多发或呈弥漫性，形态可呈圆形和椭圆形、不规则形，回声可呈低 - 无回声、低回声、高回声或混合回声，病灶后方可回声增强或不增强，边界常较清晰，周边可有低回声晕圈，内部回声常不均匀，CDFI 显示癌灶肿瘤外及内部可有彩色血流信号。

（三）鉴别诊断

脾转移癌主要应与淋巴瘤相鉴别。前者多数有原发病灶病史，而后者常有发热、全身淋巴结肿大、骨髓象与血象异常。对于脾囊性转移灶则需与脾的良性囊肿鉴别。囊性转移癌的壁常增厚，部分可有附壁结节形成，而脾良性囊肿壁菲薄且壁厚薄较均匀。脾单发癌结节则需与血管瘤、错构瘤及其他良性病变相鉴别，有时难区分，但如有原发癌灶病史，则应考虑转移癌可能，短期随访观察有助于鉴别诊断。

（四）典型图像

典型图像如图 5-89 ～图 5-98 所示。

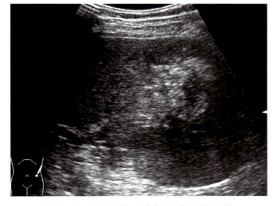

图 5-89　脾肿瘤，脾内回声不均团块

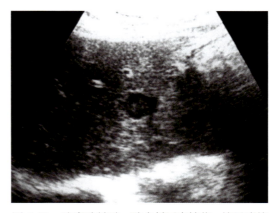

图 5-90　肺癌脾转移，脾内低回声结节，境界清楚

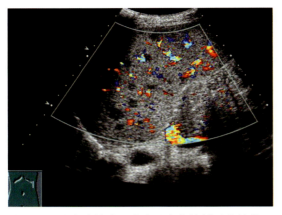

图 5-91　肺癌脾转移，脾内见多发性低回声结节，
　　　　脾内血流紊乱

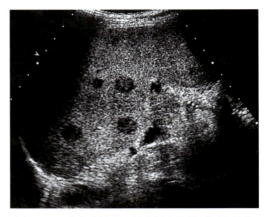

图 5-92　肺癌脾转移，脾内见多发性低回声结节

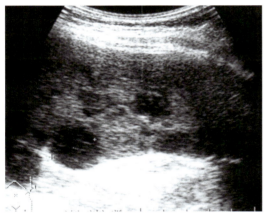

图 5-93　胰腺癌脾转移，脾内见多发性低回声结节

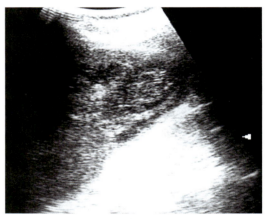

图 5-94　肝癌脾转移，脾内见回声不均团块

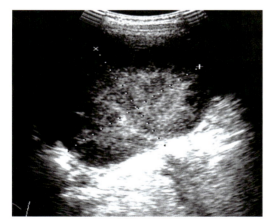

图 5-95　恶性黑素瘤脾转移，脾回声不均，脾
　　　　边缘见不规则低回声区

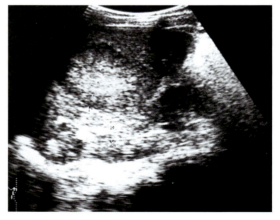

图 5-96　淋巴肉瘤脾内转移，病灶呈放射状高回
　　　　声团块

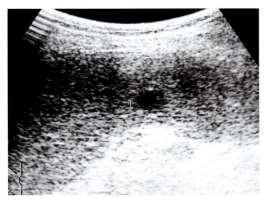
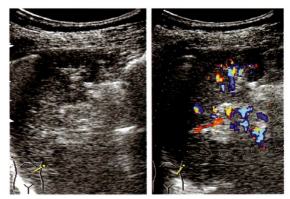

图 5-97　慢性粒细胞性白血病脾内结节　　　　图 5-98　脾转移癌，血供丰富

十一、脾动脉瘤

（一）临床与病理

脾动脉瘤是由各种原因导致的脾动脉壁薄弱，从而使脾动脉扩张而形成的真性动脉瘤，主要病因包括动脉粥样硬化、脾动脉纤维肌性发育不良、医源性损伤、外伤等。动脉瘤绝大多数为单发，且起病隐匿，不易诊断。根据瘤体部位可分为三型：瘤体位于脾动脉主干、距离脾＞5cm 为远离脾门型；瘤体位于脾门处为近脾门型；介于两者之间者为中间型。脾动脉瘤破裂前多无明显症状，偶有左上腹不适感。一旦出现明显左上腹或左季肋区疼痛、恶心、呕吐等症状，往往预示动脉瘤先兆破裂。破裂后有上腹部剧痛及左肩部放射痛、低血压、休克等表现。

（二）超声表现

超声检查可发现脾动脉走行区域囊性团块，境界清楚，与脾动脉管壁连续性好，部分囊腔内可探及附壁血栓甚至斑块，囊腔内血流呈涡流状血流信号特征，频谱多普勒可探及双向动脉频谱。

（三）鉴别诊断

脾门型脾动脉瘤主要应与脾囊肿相鉴别，彩色多普勒超声显示涡流血流信号可确诊，远离脾门型或混合型动脉瘤应与其他脏器如胰腺囊肿等相鉴别，还应除外脾动脉假性动脉瘤可能。

（四）典型图像

典型图像如图 5-99 ～图 5-101 所示。

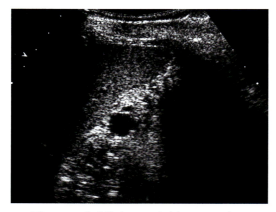

图 5-99   脾动脉瘤，显示脾门区无回声区

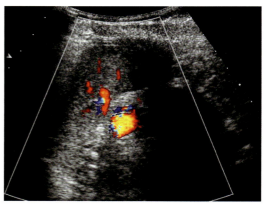

图 5-100   脾动脉瘤，与图 5-99 为同一患者，于
无回声区内探及血流信号

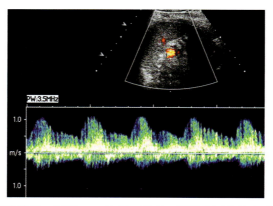

图 5-101   脾动脉瘤，与图 5-99 为同一患者，无回声区内检出动脉血流频谱

十二、脾　萎　缩

（一）临床与病理

在尸检中发现脾萎缩并非少见，常见老年人，亦称老年性脾萎缩，长期营养不良和各种慢性消耗性疾病如各种癌症等慢性病可并发脾萎缩。脾萎缩被认为是肝弥漫性病变时肝硬化的反指征，部分再生障碍性贫血患者伴有脾萎缩。

（二）超声表现

（1）脾体积明显缩小，脾厚度测值小于 2cm，长度小于 5cm。

（2）超声不易显示脾。

（3）注意排除横膈高位、腹胀等致使脾移位向膈顶部或向后上方移位。

（三）鉴别诊断

在排除先天性脾缺如、异位脾、脾手术切除史后，在脾区探及类似脾形态，分布较均匀的低回声小结节，并结合患者年龄、病史等，应考虑本病的可能。

（四）典型图像

典型图像如图 5-102 ～图 5-104 所示。

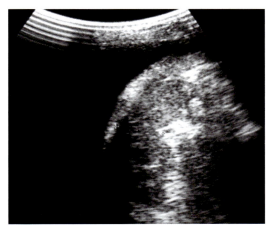

图 5-102 脾萎缩，脾厚度小于 2cm

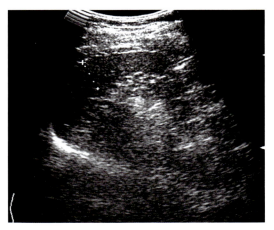

图 5-103 脾萎缩

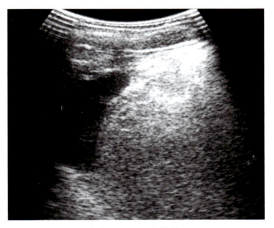

图 5-104 脾萎缩

（林礼务 林展辉 林振湖）

第六章　消化道疾病

第一节　消化道解剖

一、消化道解剖

（一）食管

食管与胃相连，大部分位于横膈上的胸腔内，下段位于横膈以下，其前方为肝左叶，下方与胃的贲门相接。

（二）胃

胃位于腹腔上部，其上端经贲门与食管相连，下端经幽门与十二指肠相接，上缘凹陷称胃小弯，下缘凸出称胃大弯。胃壁厚约 3mm，由黏膜层、黏膜下层、肌层和浆膜层组成。胃分为三部分，即胃底部，位于贲门左上方；幽门部，在胃切迹和幽门之间；胃体部，在胃底和幽门部之间。

（三）肠道

1. 小肠　分为十二指肠、空肠、回肠三部分。十二指肠上连胃的幽门，下接空肠，其球部长轴与胆囊平行，位于胆囊左后方，降部内侧紧邻胰头，后方与右肾及下腔静脉毗邻。水平部位于胰腺下方，升部位于腹主动脉左侧前方，十二指肠如马蹄铁形包绕胰头。空回肠为腹腔内位脏器，位于结肠下区。

2. 大肠　包括盲肠、阑尾、结肠和直肠。盲肠和阑尾位于右髂窝称回盲区。结肠又分为升结肠、横结肠、降结肠和乙状结肠，升结肠肝曲与肝右叶下方和右肾下极相邻，横结肠大多位于胃下方，降结肠脾曲与脾及左肾相邻，乙状结肠的后方靠盆壁，前下方为膀胱底部或子宫底。直肠全长为 12～15cm，男性直肠前壁经膀胱直肠窝与膀胱相邻，下方与前列腺相贴；女性直肠前壁则经子宫直肠窝与子宫相邻，其下方与阴道后壁相邻。

目前纤维内镜和 X 线低张双重造影是胃肠疾病重要的诊断手段，对早期诊断有较高的准确性，但对黏膜下尤其深入肌层乃至外生性肿瘤的诊断仍有局限性，超声检查能显示肿瘤内部结构、周围浸润情况、淋巴结是否转移，尤其对胃肠的外生性肿瘤有独特价值。因此，超声检查可弥补纤维内镜与 X 线检查的不足，尤其是近年的食管超声、胃镜超声及直肠腔内超声等的应用，更进一步提高消化道疾病的诊断水平。

正常消化道充盈后可清晰显示五层结构，即三条高回声线与两条低回声线相间平行排列，从内膜至浆膜与浆膜外组织或外膜的回声如下：①内膜层为高回声带，相当于黏膜层（黏膜层与黏膜表层）；②黏膜肌层为低回声带；③黏膜下层为高回声带；④固有肌层为低回声带；⑤浆膜或外膜为高回声带。

二、正常消化道解剖与声像图

正常消化道解剖与声像图如图 6-1 ～图 6-11 所示。

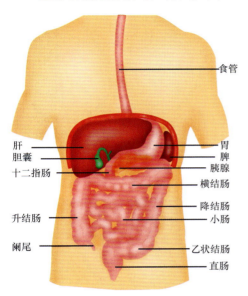

图 6-1　胃肠道解剖示意图

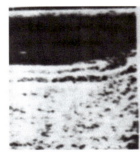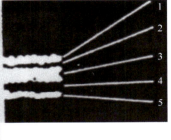

图 6-2　经直肠超声，清晰显示正常肠壁，1. 黏膜层，2. 黏膜肌层，3. 黏膜下层，4. 肌层，5. 浆膜层

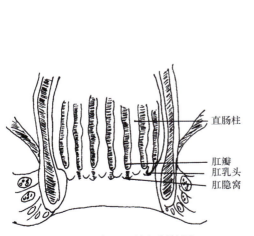

图 6-3　直肠肛管解剖简图

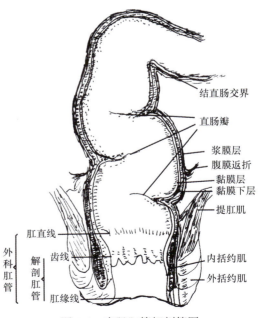

图 6-4　直肠肛管解剖简图

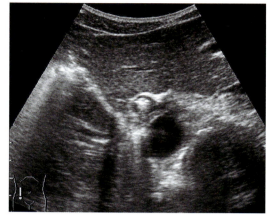

图 6-5　正常食管横断面

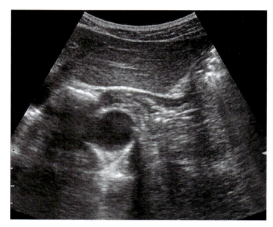

图 6-6　正常食管纵断面

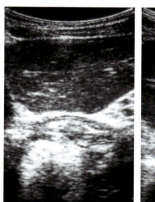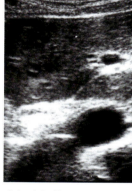

图 6-7　正常食管，中间为气体强回声

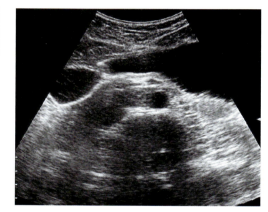

图 6-8　正常胃窦部，幽门关闭

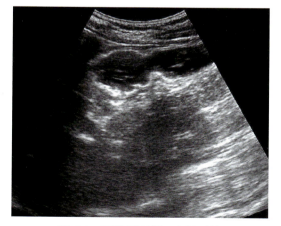

图 6-9　正常胃窦部，幽门开放

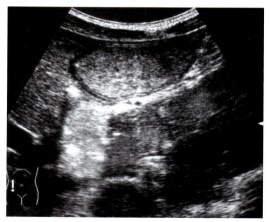

图 6-10　正常充盈食糜的胃

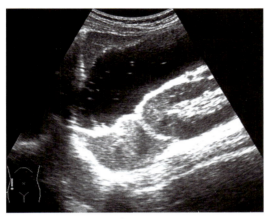

图 6-11　正常肝、胃、肾、脾

第二节　常见消化道疾病

一、食管下段癌

（一）临床与病理

食管全长可分为三段：①颈段（上段），自食管入口或环状软骨下缘起至胸骨柄上缘（第 2、3 胸椎水平）平面，长 4.5～5cm。②胸段（中段），是食管最长的一段，平均长 15～18cm。从胸廓入口进入上纵隔，临床上为了便于食管癌的治疗，又将胸段食管分为上段、中段、下段三段。胸上段即自胸骨柄上缘平面至气管分叉平面，其下界距上门齿约 24cm；胸中段即自气管分叉至食管与胃交接部（贲门口）全长的上半，其下界距离上门齿约 32cm；胸下段即自气管分叉平面至食管胃交接部（贲门口）全长的下半，其下界距上门齿约 40cm。③腹段（下段），该段较短，仅有 2～3cm。食管在第 10 胸椎水平经膈肌的食管裂孔入腹后，行程很短，并弯向左侧，终止于贲门部，相当于第 11 胸椎或第 12 胸椎水平。食管腹段的前面和右面的一部分与肝左叶脏面的右侧相接触。食管的右面包于小网膜内，前面和左面则完全由腹膜遮盖。前、后迷走神经干分别紧靠食管前后方。中段最易产生肿瘤。食管下段肿瘤指的就是腹段食管癌，临床上常由于吞咽困难就诊，X 线与胃纤维内镜均有很高的诊断率。

（二）超声表现

1. 纵切食管下段表现　可显示管壁明显增厚，边缘不整齐，中央的强回声线可偏移或迂曲；横切见中央为强回声点，边缘绕以增厚的管壁，其最厚处多超过 7mm。

2. 饮水时观察可见液体流线改变或受阻变细现象

3. 彩色多普勒超声可显示增厚的壁中有丰富的彩色血流信号

（三）鉴别诊断

1. 食管失弛缓症　在 X 线检查影像上，食管下段癌的狭窄边缘不光滑，有充盈缺损或黏膜皱襞破坏的现象可资鉴别，无典型的"鸟嘴"样改变。另外，用平滑肌松弛药后可使贲门痉挛短时开放，有助于两者的鉴别诊断。

2. 先天性食管狭窄　是指出生后即已存在的因食管壁结构的内在狭窄性畸形，其患者年龄多较轻，而食管下段癌其管壁不对称性增厚，甚至肿物周边可有肿大的淋巴结回声。

（四）典型图像

典型图像如图 6-12 ～图 6-23 所示。

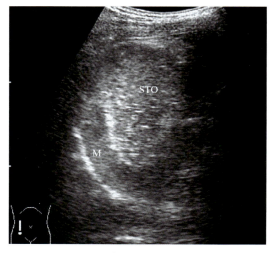

图 6-12　食管下段癌侵犯贲门

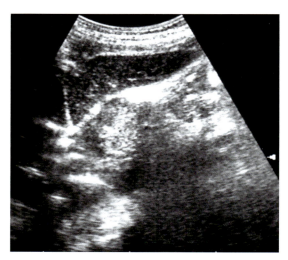

图 6-13　食管下段癌，食管下段壁增厚

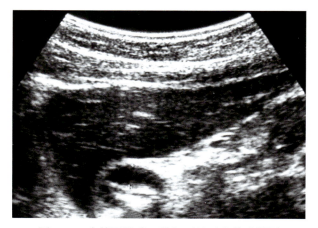

图 6-14　食管下段癌，横切面显示食管壁增厚

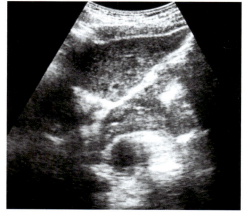

图 6-15　食管下段至贲门癌

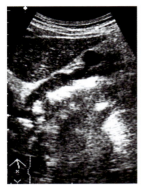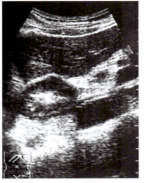

图 6-16　食管下段至贲门癌

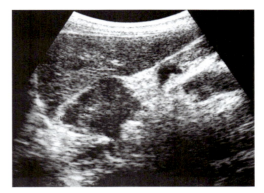

图 6-17　食管下段至贲门癌肝转移

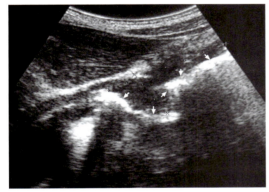

图 6-18　食管下段至贲门癌

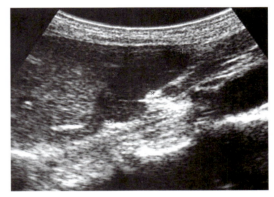

图 6-19　食管下段至贲门癌伴淋巴结转移

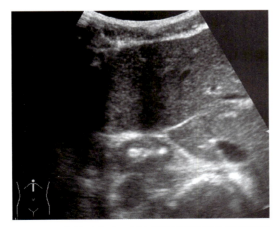

图 6-20　食管下段癌，横切面显示腹部食管壁增厚

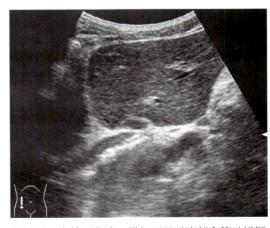

图 6-21　食管下段癌，纵切面显示腹部食管壁增厚

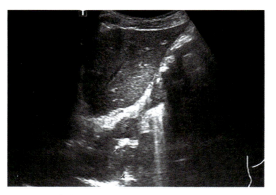

图 6-22　食管下段癌，纵切面显示腹部食管壁增厚，内可见气体强回声

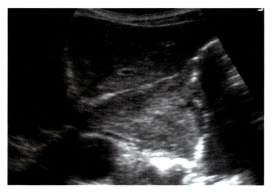

图 6-23　食管下段癌，纵切面显示腹部食管壁明显增厚

二、贲门癌

（一）临床与病理

胃的入口处为贲门，严格意义上的贲门是指贲门腺所在的区域，肉眼观察很难判断该区域的范围，尤其是病理状态下，因此临床多将胃食管交界部上下约 2cm 的范围称为贲门区。贲门癌是发生在胃贲门部，也就是该范围内的腺癌，是胃癌的特殊类型，应和食管下段癌区分。但是它又与其他部位的胃癌不同，具有自己的解剖学组织学特性和临床表现，具有独特的诊断和治疗方法及较差的外科治疗效果。一旦发生贲门癌，则贲门管径明显增大，表现为环周壁增厚伴局部不规则增厚，临床上表现与食管癌近似，即食物通过时有异物感、疼痛、梗死感、轻微的心窝痛；当然贲门癌也可以表现为上消化道出血，即表现为呕血或柏油便。贲门癌晚期可以侵犯支气管、胸内神经等相邻脏器或局部压迫相邻脏器而引起相关的症状。

（二）超声表现

（1）贲门区管壁增厚多呈不规则，或呈局限性与肿块型，短轴面可呈靶环征。
（2）病变管腔内膜不平整或伴管腔狭窄。
（3）增厚的管壁多呈低回声。
（4）彩色多普勒超声显示增厚管壁内血供丰富。

（三）鉴别诊断

贲门癌的鉴别诊断主要包括贲门痉挛（贲门失弛缓症）、食管下段慢性炎症导致的狭窄、贲门部消化性溃疡；还应与胰腺肿瘤、食管裂孔疝等相鉴别。

（四）典型图像

典型图像如图 6-24 ～图 6-33 所示。

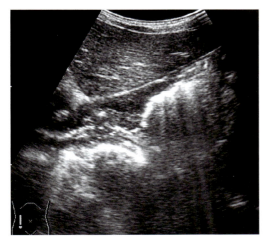

图 6-24 贲门癌，贲门部胃壁增厚

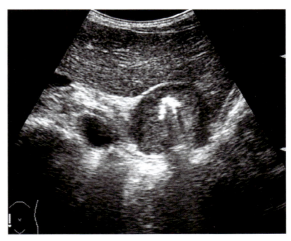

图 6-25 贲门癌，横切面显示贲门部胃壁增厚

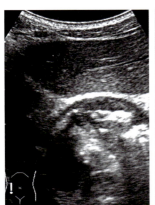

图 6-26 贲门癌，贲门部胃壁增厚

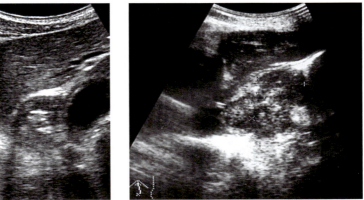

图 6-27 贲门癌，贲门部胃壁增厚

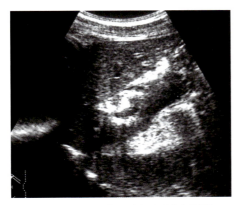

图 6-28 贲门癌，贲门部胃壁增厚

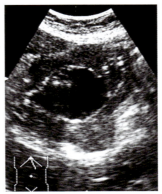
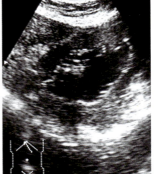

图 6-29 贲门癌，贲门部胃壁弥漫性增厚，呈皮革样

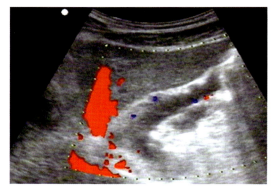

图 6-30　贲门癌，贲门部胃壁弥漫性增厚，呈皮革样

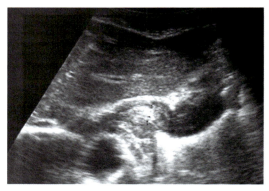

图 6-31　贲门癌，贲门部胃壁增厚

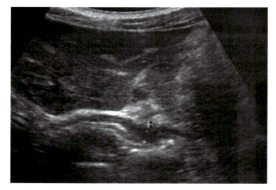

图 6-32　贲门癌，贲门部胃壁增厚

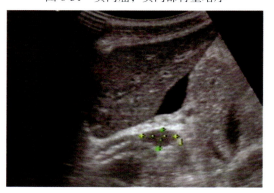

图 6-33　贲门癌，贲门部胃壁增厚

三、贲门失弛缓症

（一）临床与病理

　　贲门失弛缓症又称贲门痉挛，病因尚未完全明了，但因发现食管下段肠肌丛（奥氏神经丛）的神经节细胞变性和数量减少，多认为系自主神经功能缺陷，吞咽后食管体部不能蠕动、贲门括约肌迟缓不良，随着病情的发展，可累及整个食管，致使食管尤其是中下段显著扩张，是一种食管动力障碍性、非器质性食管狭窄性疾病。临床上多见于青壮年，主要表现：①吞咽困难，但不十分明显，有时是间断性发生的，也可能会自动缓解，如没及时治疗，晚期时食物完全不能咽下；②剑突下或胸骨后疼痛，胸痛可以是多样性的，如痉挛痛、针刺样痛、闷胀痛等，发作时类似心绞痛，易被误诊为心脏疾病；③食物反流引起的症状，如体位改变可引起食物从食管流出，甚至反流物可流入呼吸道引起呼吸道感染或出现阵发性呛咳。病理可见食管壁继发性肥厚、炎症，可出现憩室、溃疡或癌变。很多患者在出现症状后多曾做过胃镜检查，但本病的早期阶段胃镜检查没有典型变化，阴性的胃镜检查结果可能会导致误诊误治，常被误诊为胃食管反流病。该病治疗不及时有潜在发生食管癌的危险。

（二）超声表现

　　（1）食管下段扩张，可见内容物潴留，贲门口呈关闭状。
　　（2）饮水后流体滞留于食管下段使原扩张的部分更为膨大，并呈食管壁蠕动增强状态，贲门口仍为关闭状，流体不能顺利通过贲门口。

（3）食管下段与贲门连接处可呈轻度局限性均匀增厚，达 5 ～ 7mm。

（三）鉴别诊断

本病应与食管下段早期癌、贲门癌相鉴别。X 线检查对本病的诊断和鉴别诊断最为重要，钡餐检查显示钡餐常难以通过贲门部而潴留于食管下段，并显示对称的漏斗形狭窄，即典型的"鸟嘴"样改变，其上段食管呈现不同程度的扩张、弯曲，无蠕动波；胸部平片显示本病初期可无异常，随着食管扩张，可在后前位胸片见到纵隔右上边缘膨出。在 X 线检查影像上，后两者的狭窄边缘不光滑，有充盈缺损或黏膜皱襞破坏的现象可资鉴别，无典型的"鸟嘴"样改变。另外，用平滑肌松弛药后可使贲门痉挛短时开放，有助于本病的诊断及与后两者的鉴别诊断。此外，超声可显示贲门失弛缓症的食管下段管壁轻度局限性均匀增厚，而后两者均为肿物引起的不对称的狭窄，管壁不对称性增厚，甚至肿物周边可有肿大的淋巴结回声。

（四）典型图像

典型图像如图 6-34 ～图 6-39 所示。

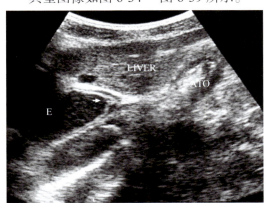

图 6-34　贲门失弛缓症，食管下段扩张

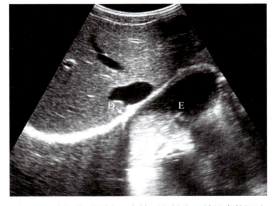

图 6-35　贲门失弛缓症，食管下段扩张，并见食物沉渣

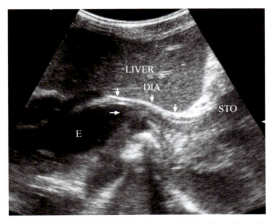

图 6-36　贲门失弛缓症，食管下段扩张，箭头所示为梗阻部

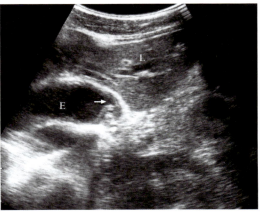

图 6-37　贲门失弛缓症，食管下段扩张，箭头所示为梗阻部

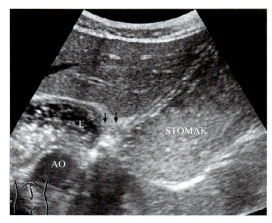
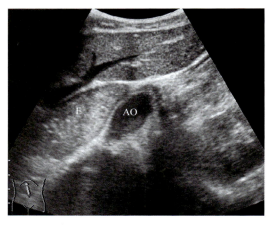

图 6-38　贲门失弛缓症，食管下段扩张，箭头所　　　图 6-39　贲门失弛缓症，食管下段扩张，并见食
　　　　　示为梗阻部　　　　　　　　　　　　　　　　　　　物沉渣

四、胃　癌

（一）临床与病理

　　胃癌是指源于胃黏膜上皮细胞的恶性肿瘤，主要是胃腺癌，其次是黏液癌与低分化癌，按其侵犯的层次分为早期胃癌（病灶局限于黏膜与黏膜层）和中、晚期胃癌（病灶已突破黏膜下层，到达固有肌层、肌层甚至浆膜层）又称进展期胃癌，进展期胃癌又可分为肿块型、溃疡型和弥漫型等三种主要类型。近半数早期胃癌患者没有临床症状，仅部分有消化不良等症状，如上腹隐痛不适、轻微饱胀、疼痛、恶心、嗳气等，且常不伴胃部疼痛的症状，而这些症状并非胃癌特有，可见于慢性胃炎、溃疡病、功能性消化不良，甚至正常人偶尔也会出现；中晚期常有上腹不规则疼痛、消瘦、黑便及上腹部压痛、扪及肿块等。

（二）超声表现

　　腹部超声尤其是充盈法胃肠道超声检查在某些胃肠道病变的诊断上具有一定的价值，也能够检出一部分的胃肠肿瘤或息肉性病变，但由于没有较高的灵敏度和隐形预测值，故不适于作为一种筛查手段，在胃癌超声诊断中，主要用于观察胃的邻近脏器（特别是肝、胰）受浸润及淋巴结转移的情况，当然晚期胃癌出现了相应的临床症状，部分患者的超声检查可以给予提示，以便于患者进一步检查。

　　1. 早期胃癌　超声检查较难发现，敏感性极低，主要依靠纤维胃镜和（或）超声内镜诊断。

　　2. 进展期超声检查　常见如下表现：

　　（1）胃壁呈局限性或弥漫性不规则性增厚，多超过 1.0cm，多呈低回声。

（2）按病理类型声像图分为肿块型、溃疡型与弥漫型，溃疡型表面溃疡凹陷形成凹凸不平的"火山口"征突向胃腔；肿块型呈明显块状肿物或息肉状与菜花状突入胃腔，其表面不平整或有小溃疡，较局限，其基底长度多＜4cm；弥漫型可较局限于胃窦部，或弥漫整个胃壁形成"皮革胃"，声像图常见"假肾"征，其病理分化多较差，常伴淋巴结转移。

（3）胃底癌常见呈圆形、假肾形、不规则或分叶状的声像图；胃体癌多呈"假肾"征；胃窦癌常侵犯幽门管全周，多呈"假肾"征或"牛眼"征。

（4）病变处黏膜不清常附有点状强回声，胃壁层次不清晰或紊乱，按胃壁的层次，许多病灶可显示侵及的层次。

（5）胃壁局部蠕动缓慢或消失，并可出现胃潴留现象。

（6）胃周、肝门区、腹腔动脉旁、腹主动脉旁等可见单发或多发淋巴结。

（7）彩色多普勒超声可显示病灶区血流信号增加。

（三）鉴别诊断

胃癌应与胃溃疡、慢性胃炎相鉴别。鉴别主要依靠纤维胃镜检查，尤其其可直接观察胃黏膜病变的部位和范围，并可获取病变组织做病理学检查，是诊断胃癌的最有效方法。当然，采用带超声探头的纤维胃镜对病变区域进行超声探测成像，有助于了解肿瘤浸润深度及周围脏器和淋巴结有无侵犯与转移。

胃间质瘤，肿瘤位于胃壁内（尤其是水窗法可清晰显示），肿瘤呈类圆形，境界清晰，除肿物处外胃壁均无增厚。

（四）典型图像

典型图像如图 6-40 ～图 6-59 所示。

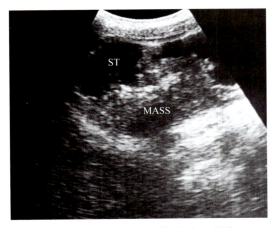

图 6-40　胃癌，不规则团块突入胃腔

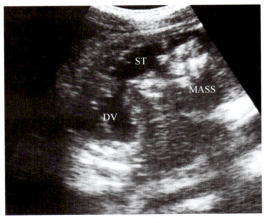

图 6-41　胃癌，不规则团块突入胃腔，并向外突破浆膜层

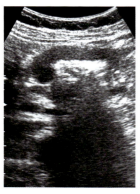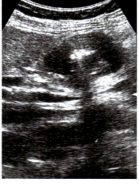

图 6-42　胃癌，胃壁弥漫性增厚呈"假肾"征

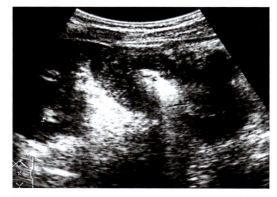

图 6-43　胃癌，胃壁弥漫性增厚，呈"假肾"征，
并见局部向外突破浆膜层

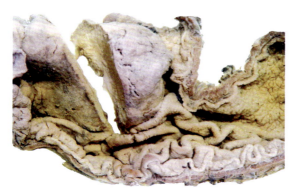

图 6-44　胃癌，大体标本示切面见部分癌组织已累
及胃壁全层

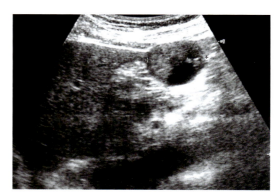

图 6-45　胃癌，显示肿大的胃周淋巴结

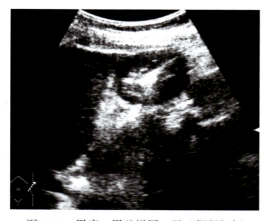

图 6-46　胃癌，胃壁增厚，呈"假肾"征

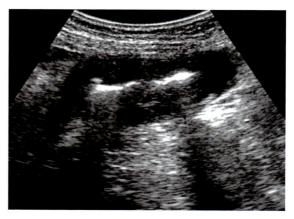

图 6-47　胃癌，呈"假肾"征

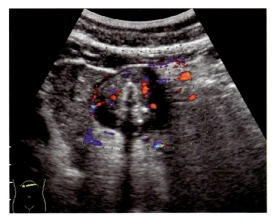

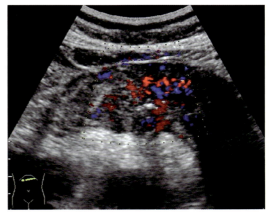

图 6-48　胃癌，横轴显示胃壁增厚，血流丰富

图 6-49　胃癌，与图 6-48 为同一患者，纵轴显示增厚胃壁血流丰富

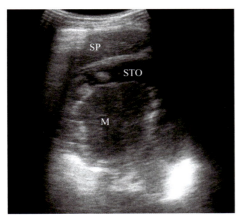

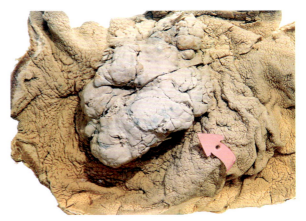

图 6-50　胃底癌，团块型突入胃腔

图 6-51　胃癌，大体标本见肿瘤呈伞状突入胃腔，表面见小溃疡灶

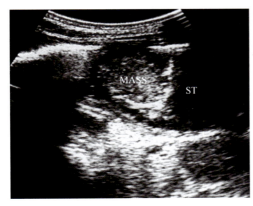

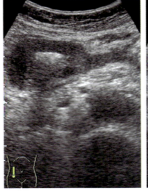

图 6-52　胃小弯癌，病灶呈团块型

图 6-53　胃窦部癌，胃壁弥漫性增厚，内血流丰富

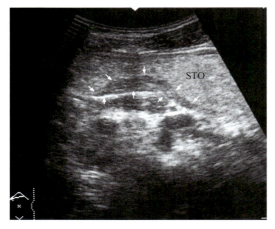

图 6-54　胃窦部癌，胃壁局限性增厚

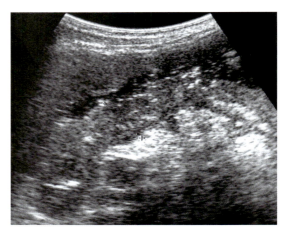

图 6-55　胃癌，呈皮革胃，中间可见狭小胃腔

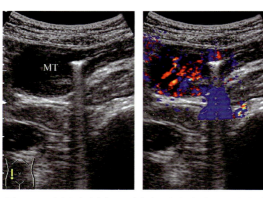

图 6-56　胃窦部胃癌，胃窦部胃壁增厚，血流丰富

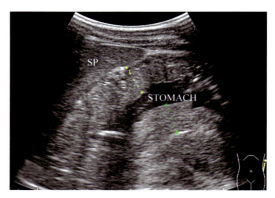

图 6-57　胃癌　胃壁弥漫性显著增厚

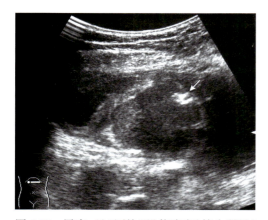

图 6-58　胃癌，呈"团块型"伴溃疡（箭头所示）

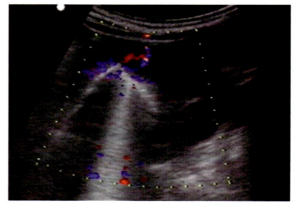

图 6-59　胃窦部癌，胃壁弥漫性增厚，内血流较丰富，胃腔内可见气体的强回声

五、胃间质瘤和胃间质肉瘤

（一）临床与病理

　　胃间质瘤来自胃壁间叶组织，多数发生于胃肌层，亦可来自黏膜肌层，与胃纤维瘤、脂肪瘤与血管瘤等均为胃良性肿瘤，胃良性肿瘤仅占胃肿瘤的3%。胃间质肉瘤则较少见。胃间质瘤或间质肉瘤可向内生长突入胃腔也常向外生长形成外生性肿瘤。胃间质瘤是起源于平滑肌组织的良性肿瘤，是最常见的间质性良性胃部肿瘤。虽然直径小于2cm的间质瘤无任何临床症状，但是其实际发病率很高。早期手术治疗预后良好。胃间质瘤是起源于平滑肌组织（多源自胃壁环肌或纵肌），少数起自黏膜肌层的良性肿瘤。本病好发于胃底、胃体，小弯侧较大弯侧多见，后壁较前壁为多。其临床表现常与肿瘤的部位、大小、生长方式、并发症类型等有关，严重者主要表现为出血、腹痛、腹胀、腹部包块等，其中出血为最常见的症状。

（二）超声表现

　　（1）胃壁局限性肿瘤，一般呈类圆形，境界清晰。
　　（2）肿瘤内部多呈均匀低回声，无明显包膜。
　　（3）按肿瘤生长位置分：①腔内型，肿瘤向腔内生长，位于黏膜下，黏膜层完整并被抬起；②壁间型，肿物同时向腔内与腔外生长；③外生型，较为少见，肿瘤向外生长常误为胃外肿瘤，如肝肿瘤，甚至误认为胰腺肿瘤或腹膜后肿瘤。
　　（4）较大的间质瘤或间质肉瘤中心常见坏死液化。
　　（5）彩色超声显示肿瘤内与周边的血流信号。

（三）鉴别诊断

　　1. 胃神经纤维瘤　　胃神经纤维瘤属于神经源性良性肿瘤，发病率低，临床较为少见，但恶变率较高，多见于中年人，大多单发，也可为全身多发性神经纤维瘤病的一部分，以胃远端小弯侧多见，呈圆形、椭圆形或结节状，有蒂或无蒂，多数位于浆膜下向胃外突出，少数黏膜下生长突向胃腔，可使胃黏膜逐渐变薄，甚至发生溃疡，与其他胃部良性肿瘤很难鉴别，多靠术后病理证实。

　　2. 胃脂肪瘤　　是胃良性间质性肿瘤，发病率低，进展缓慢，预后良好，极少恶变，多见于中年人，可发生于胃体和胃窦，以胃窦部多见，约90%源于黏膜下生长，肿瘤向胃腔突出形成胃内型；约10%于浆膜下生长，向胃外腹腔内突出形成胃外型。临床表现与肿瘤部位、大小、表面有无溃疡出血有关，无特殊表现，多被误诊为慢性胃炎、溃疡病或恶性肿瘤。与其他胃部间质瘤难以鉴别。

　　3. 胃纤维瘤　　由纤维结缔组织构成，可发生于胃任何部位，多在黏膜下，呈球形或卵形，可带蒂，质硬，其内部可有钙化。

　　4. 外生型胃平滑肌肿瘤　　向外生长常误为胃外肿瘤，如肝肿瘤，甚至误认为胰腺肿瘤或腹膜后肿瘤，嘱咐患者深呼吸或大量饮水，仔细观察肿物与周围比邻脏器的相对运动关系有助于鉴别诊断。

（四）典型图像

典型图像如图 6-60 ～图 6-70 所示。

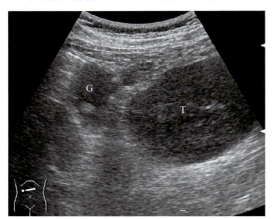

图 6-60　胃间质瘤，示胃外生性肿块

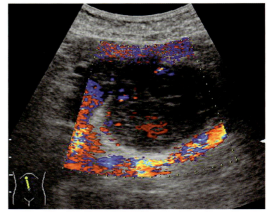

图 6-61　胃间质瘤，与图 6-60 为同一患者，肿块内见少量血流信号

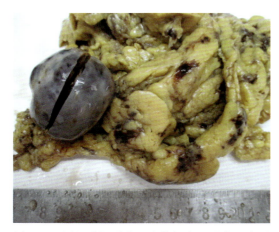

图 6-62　胃肠道间质瘤，大体标本示肿瘤呈类圆形，位于浆膜外，实性

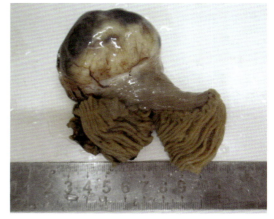

图 6-63　胃肠道间质瘤，大体标本示肿瘤呈类圆形，位于浆膜外，实性

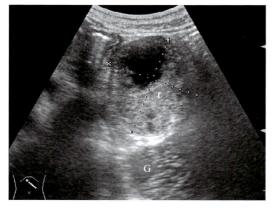

图 6-64　胃间质肉瘤，示胃小弯侧外生性肿块，内见液化坏死区

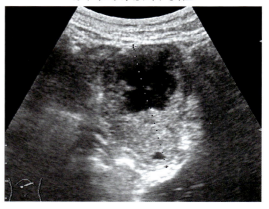

图 6-65　胃间质肉瘤，与图 6-64 为同一患者，肿块内见液化坏死区，形态不规则

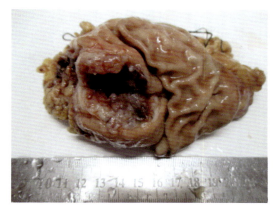

图 6-66　胃窦小弯侧胃肠道间质瘤伴囊性变，大体标本示肿瘤呈囊实性

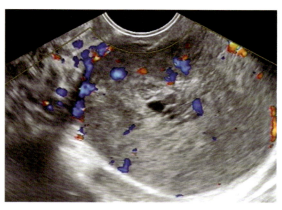

图 6-67　胃间质肉瘤，示胃体外生性肿块，内见液化坏死区

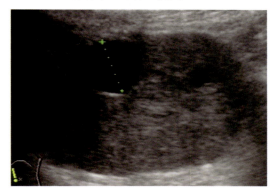

图 6-68　胃间质肉瘤，示胃体外生性肿块，内见液化坏死区

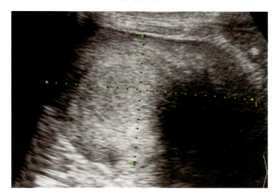

图 6-69　胃间质肉瘤，示胃体外生性肿块

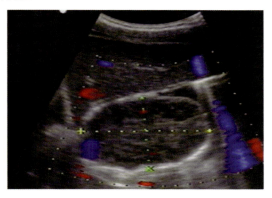

图 6-70　胃间质瘤，贲门部外生性肿块，未见明显血流信号

六、幽门梗阻

（一）临床与病理

幽门是消化道最狭窄的部位，正常直径约 1.5cm，因此容易发生梗阻，幽门梗阻指的

是胃的幽门部位由痉挛、溃疡及癌瘤等病变所致的食物和胃液通过障碍，胃内容物不能顺利入肠，而在胃内大量潴留，导致胃壁肌层肥厚、胃腔扩大及胃黏膜层的炎症、水肿和糜烂。它可分为不完全性梗阻和完全性梗阻两大类。 幽门梗阻是胃、十二指肠溃疡的常见并发症之一，可发生在溃疡病的近期（即活动期）或晚期。其他可以形成幽门梗阻的疾病还有胃窦癌、胃黏膜脱垂及胃结核等，可引起胃扩张、胃潴留。

（二）超声表现

（1）空腹胃腔内大量液体潴留，排空明显延迟，甚至完全不能排空。
（2）幽门管无开放或在挤压腹部后可见少量液体通过。
（3）胃蠕动失常，不全梗阻时呈蠕动亢进或逆蠕动，完全梗阻时则蠕动消失。
（4）可见局部胃壁增厚或肿块的回声或十二指肠、胰的肿瘤回声。

（三）鉴别诊断

1. 高位肠梗阻、十二指肠淤积综合征　临床症状与幽门梗阻相似，呕吐物有胆汁，超声探及扩张的肠管与十二指肠、十二指肠与肠系膜上动脉的关系有助于鉴别诊断。

2. 胃黏膜脱垂　胃、十二指肠发生炎症或其他病变时，胃黏膜水肿，黏膜及黏膜下层增生，黏膜下结缔组织松弛，胃黏膜移动度增大；同时胃、十二指肠蠕动功能紊乱，如胃窦蠕动增强，则黏膜皱襞很容易被送入幽门，形成胃黏膜脱垂，即胃黏膜脱垂是由于异常松弛的胃黏膜向前通过幽门管脱入十二指肠球部。超声显示胃窦部粗大肥厚的黏膜皱襞随着胃蠕动经幽门口进入十二指肠球部即可诊断。

3. 胃癌与胃溃疡　两种疾病均可引起幽门梗阻，X线钡餐检查或纤维胃镜对鉴别诊断有重要的价值。

（四）典型图像

典型图像如图 6-71 ～图 6-74 所示。

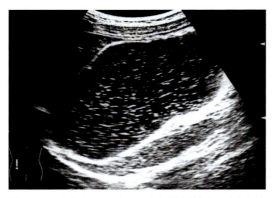 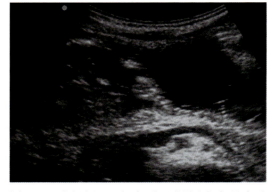

图 6-71　幽门梗阻，梗阻致急性胃扩张，胃腔扩大，内充满食物残渣的点状回声

图 6-72　幽门梗阻，超声可显示胃幽门部肿瘤及梗阻导致的胃体腔扩大，内充满液体

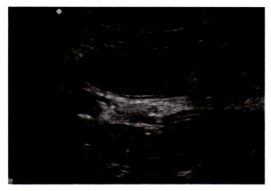 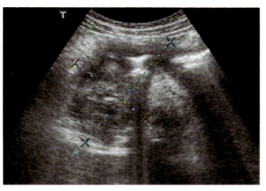

图 6-73 幽门梗阻，超声可显示梗阻导致的胃体 图 6-74 幽门梗阻，超声可显示导致幽门梗阻的
腔扩大，内充满液体 胃幽门部肿瘤

七、先天性肥大性幽门狭窄

（一）临床与病理

先天性肥大性幽门狭窄是新生儿期的常见病，多发生于出生后 4 周内，男孩发病多于女孩，约占 90% 以上，且多为第一胎足月产的婴儿，病因尚不清楚，目前认为该病与壁内神经丛的神经细胞变性有关，有家族集中的倾向，其病理改变主要是幽门壁各层均肥厚增大，以环肌肥厚、增生为主，致使幽门管狭窄从而引起幽门机械性梗阻，并导致胃潴留。呕吐是主要症状，最初仅是拒奶，接着为喷射性呕吐。开始时偶有呕吐，随着梗阻加重，几乎每次喂奶后都要呕吐，呕吐物为黏液或乳汁，在胃内潴留时间较长则吐出凝乳，不含胆汁，可呈咖啡色。少数病例由于刺激性胃炎，呕吐物含有新鲜或变性的血液，有报道称幽门狭窄病例在新生儿高胃酸期中，发生胃溃疡的大量呕血。未成熟儿的症状常不典型，喷射性呕吐并不显著。

（二）超声表现

（1）幽门壁呈全层增厚，其厚度可达 0.4 ～ 0.7cm，横切面呈靶环型。

（2）幽门管狭窄，幽门部蠕动消失，胃潴留，胃蠕动亢进或逆蠕动。

（3）沿幽门行长轴斜切面时，可见增厚的幽门肌层与胃壁相连，其回声略低于胃壁。

（4）幽门管中间为狭窄的幽门管腔，可见长条形的气体强回声。

正常小儿幽门管壁厚 1 ～ 2mm，不超过 3mm，管长约 15mm。先天性肥大性幽门狭窄的诊断标准：幽门管长径＞ 16mm，幽门肌厚度≥ 4mm，幽门管直径＞ 14mm，若以上 3 个标准未同时达到，仅有一项或两项达到标准，则采用超声评分系统。评分≥ 4 分时诊断为先天性肥大性幽门狭窄，≤ 2 分时为阴性，等于 3 分时建议进一步检查。有人提出将狭窄指数大于 50% 作为诊断标准。同时可注意观察幽门管的开闭和食物通过情况，有人发现少数患者幽门管开放正常，称为非梗阻性幽门肥厚，随访观察肿块逐渐消失。

（三）鉴别诊断

1. 幽门前瓣膜　是极少见的消化畸形，瓣膜位于幽门部和窦部，瓣膜可闭锁，也可有小孔而导致的不完全性梗阻，临床表现与肥厚性幽门狭窄极其相似，超声可示胃腔扩大，内容物通过受阻，幽门管壁厚度正常，部分患者十二指肠与胃腔内可见隔膜分隔。

2. 十二直肠梗阻　超声可见十二指肠第一段扩张，与扩张的胃腔构成"双泡"征。

3. 幽门痉挛、贲门痉挛　诊断的主要依据是幽门管腔增长（＞1cm）和狭细（＜0.2cm）。胃肠透视表现为幽门前区呈"鸟嘴"样突出，幽门管细长呈"线样"征。胃窦及胃腔扩大，胃内充满内容物的点状回声及液性区回声，可见胃蠕动现象并增强，有时可见逆蠕动波、胃排空延迟等征象。有人随访复查幽门肌切开术后的病例，这种征象尚见持续数天，以后幽门管逐渐变短而宽，也许不能回复至正常状态。在检查后须经胃管吸出钡剂，并用温盐水洗胃，以免呕吐而发生吸入性肺炎。

（四）典型图像

典型图像如图 6-75 ～图 6-84 所示。

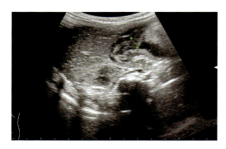

图 6-75　先天性肥大性幽门狭窄，幽门肌层弥漫性对称性环状增厚，纵切面呈"宫颈"征

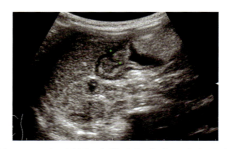

图 6-76　先天性肥大性幽门狭窄，幽门肌层弥漫性对称性环状增厚，纵切面呈"宫颈"征

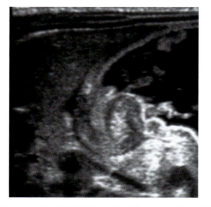

图 6-77　先天性肥大性幽门狭窄，幽门肌层弥漫性对称性环状增厚，纵切面呈"宫颈"征

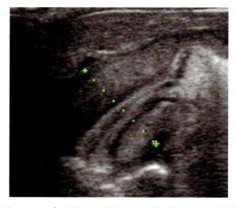

图 6-78　先天性肥大性幽门狭窄，幽门肌层弥漫性对称性环状增厚，纵切面呈"宫颈"征

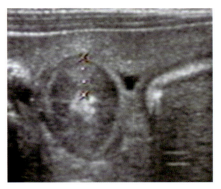

图 6-79 先天性肥大性幽门狭窄，幽门肌层弥漫性对称性环状增厚，中间为气体强回声，横切面呈"靶环"征

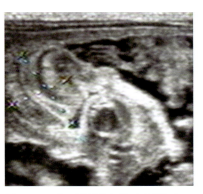

图 6-80 先天性肥大性幽门狭窄，幽门肌层弥漫性对称性环状增厚，纵切面呈"宫颈"征

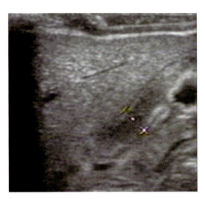

图 6-81 先天性肥大性幽门狭窄，幽门肌层弥漫性对称性环状增厚，纵切面呈"宫颈"征

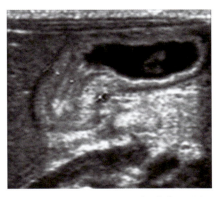

图 6-82 先天性肥大性幽门狭窄，幽门肌层弥漫性对称性环状增厚，纵切面呈"宫颈"征

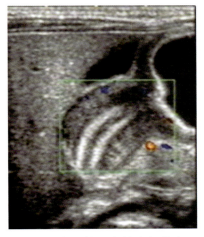

图 6-83 先天性肥大性幽门狭窄，幽门肌层弥漫性对称性环状增厚，纵切面呈"宫颈"征

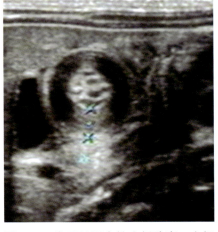

图 6-84 先天性肥大性幽门狭窄，幽门肌层弥漫性对称性环状增厚，横切面呈"靶环"征

八、肠 梗 阻

（一）临床与病理

任何原因引起的肠内容物通过障碍统称为肠梗阻，是常见的外科急腹症之一。肠梗阻可由肠腔阻塞如巨大结石、蛔虫、肿瘤、神经性麻痹、肠套叠及血管病变等引起，按其病因分为机械性梗阻（又分为绞窄性梗阻与非绞窄性梗阻）和麻痹性梗阻两大类，也有的分为机械性肠梗阻、动力性肠梗阻与血运性肠梗阻等三类。当然，肠梗阻的分类是从不同角度来考虑的，但并不是绝对孤立的。例如，肠扭转可既是机械性、完全性，也可是绞窄性、闭袢性。不同类型的肠梗阻在一定条件下可以转化，如单纯性肠梗阻治疗不及时，可发展为绞窄性肠梗阻。机械性肠梗阻近端肠管扩张，最后也可发展为麻痹性肠梗阻。不完全性肠梗阻时，由于炎症、水肿或治疗不及时，也可发展成完全性肠梗阻。肠梗阻初期肠蠕动增强亢进，后期减弱或消失，近段肠腔扩张积气与积液，肠壁充血、水肿并最后导致水与电解质紊乱及全身中毒病状。临床表现为腹痛、呕吐、腹胀、停止排便排气，腹痛常为阵发性剧烈肠绞痛或持续性伴阵发加重，一般梗阻部位越高，呕吐出现越早，肠鸣音亢进或消失。

（二）超声表现

（1）梗阻部位以上肠腔显著扩张，小肠内径可＞3cm，结肠内径＞5cm。

（2）扩张的肠腔内大量积气和（或）积液，可见气液平面，立位或坐位更明显。

（3）梗阻近端肠蠕动频繁，可显示"气过水"征，麻痹性肠梗阻则蠕动消失。

（4）肠壁水肿增厚，肠袢黏膜皱襞清晰可见，显示为"琴键"征，肠袢弯曲扭转可形成"咖啡豆"征。

（5）可显示某些引起肠梗阻的病因，如巨大结石、肿瘤等。

（三）鉴别诊断

扩张的肠管还应与腹水、卵巢囊肿等相鉴别，一般由肠梗阻而导致的肠管扩张，内均可探及肠道黏膜皱襞的回声，如"琴键"征等。另外，部分腹膜内疝、腹膜外疝嵌顿亦可出现肠道梗阻，因此检查时需注意可能引起肠道梗阻的原因。

（四）典型图像

典型图像如图 6-85 ～图 6-93 所示。

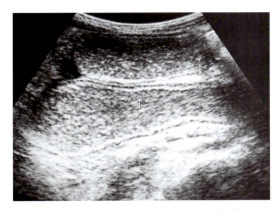

图 6-85 肠梗阻，纵切面显示肠腔扩张

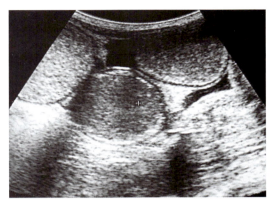

图 6-86 肠梗阻，横切面显示扩张的肠腔

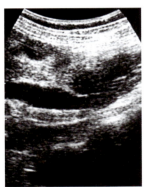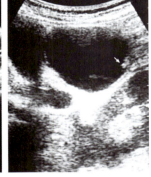

图 6-87 肠梗阻，纵切面显示肠腔扩张

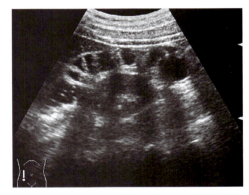

图 6-88 肠梗阻，扩张肠管呈"琴键"征

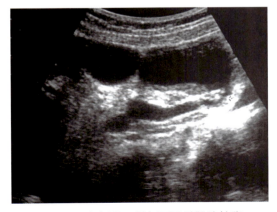

图 6-89 肠梗阻，纵切面显示肠腔扩张

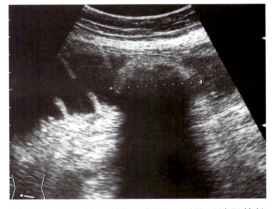

图 6-90 空肠结石引起肠梗阻，可见近端肠管扩张，显示"琴键"征

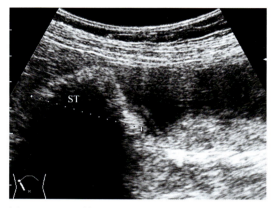

图 6-91　空肠结石引起肠梗阻，可见近段肠管扩张

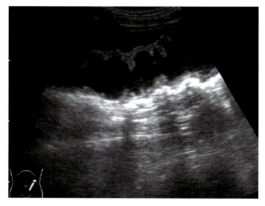

图 6-92　肠梗阻，扩张肠管呈"琴键"征

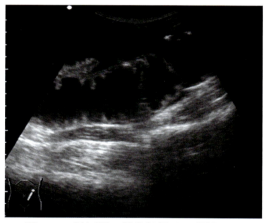

图 6-93　肠梗阻，扩张肠管呈"琴键"征

九、腹　外　疝

（一）临床与病理

常见的腹外疝有腹股沟疝（包括斜疝与直疝）、股疝、脐疝、腹白线疝等，其病因是由腹内压增高与腹壁或盆壁薄弱或缺损，致使腹腔脏器或组织向体表突出形成局部肿块。典型的腹外疝由疝环、疝囊、疝内容物与疝外被盖等组成。临床上分为易复性疝、难复性疝、嵌顿性疝与绞窄性疝。

（二）超声表现

（1）于腹壁局部可显示肠管或网膜等内容物疝入疝囊内，有时可退出。

（2）于腹壁可显示连续中断的疝囊口。

（3）如为嵌顿性疝则可显示肠黏膜皱襞水肿、增厚的声像，嵌顿上部肠管蠕动增强。

（4）如为绞窄性疝，则可显示疝囊内肠管坏死时轮廓模糊，疝囊内可显示无回声区。

（5）超声可从三个方面来鉴别腹股沟斜疝与腹股沟直疝。①于下腹部腹直肌背侧外1/3处寻找腹壁下动静脉，并确定疝囊与腹壁下动脉的关系，腹壁下动脉绕行于疝囊内后侧的为斜疝，绕行于疝囊外侧的为直疝。②男性患者可通过确定疝囊与精索的位置关系来判断，疝囊位于精索前上方的为斜疝，位于精索后下方的为直疝。③确定疝囊口的位置来鉴别斜疝或直疝，腹股沟管内口位置位于腹股沟韧带中点上方一横指，因此疝囊口位于腹股沟韧带外侧的为斜疝，位于腹股沟韧带内侧的为直疝；另外，如可显示疝内容物进入腹股沟管与精索关系紧密即可明确诊断。

（三）鉴别诊断

1. 肠梗阻 腹腔内可探及扩张的肠管，扩张的肠管不位于腹壁内，超声可显示腹外疝患者的腹壁连续性中断，可见疝囊口。

2. 局部肿瘤 如精索或子宫圆韧带来源性肿瘤，但超声扫查可发现肿物基本为实性，且不随患者腹压改变而移动。

（四）典型图像

典型图像如图 6-94 ～图 6-112 所示。

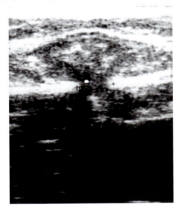 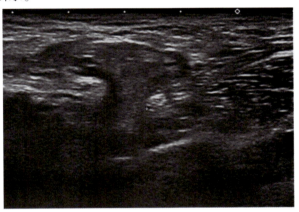

图 6-94　腹壁疝，可见腹壁连续性中断，疝内容物突入腹壁内

图 6-95　腹壁疝，可见腹壁连续性中断，疝内容物突入腹壁内

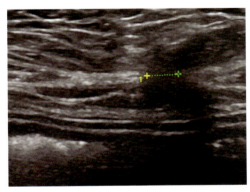 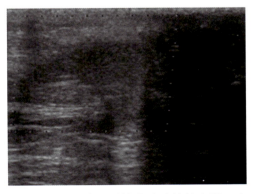

图 6-96　腹壁疝，可见腹壁连续性中断，疝内容物突入腹壁内

图 6-97　腹壁疝，可见腹壁连续性中断，疝内容物突入腹壁内

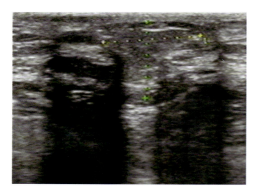

图 6-98 腹壁疝，可见腹壁连续性中断，疝内容物突入腹壁内

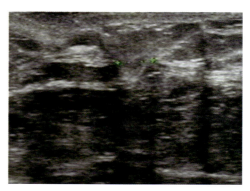

图 6-99 腹壁疝，可见腹壁连续性中断，疝内容物突入腹壁内

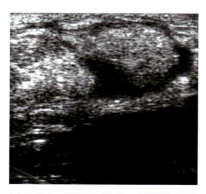

图 6-100 腹股沟斜疝，可见狭窄的疝囊口，疝内容物突入腹壁内

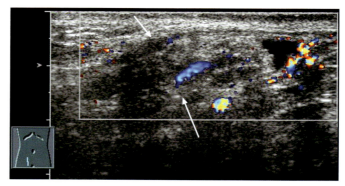

图 6-101 腹股沟斜疝，疝内容物可显示血流信号

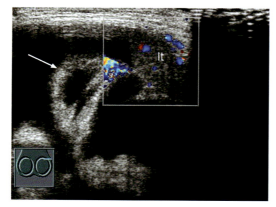

图 6-102 腹股沟斜疝，疝内容物为肠管，肠壁可见血流信号

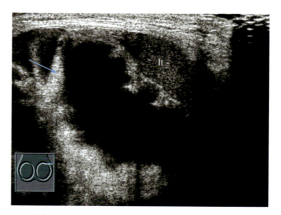

图 6-103 腹股沟斜疝，疝内容物为肠管

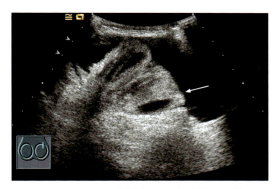

图 6-104 腹股沟斜疝，疝内容物为肠管

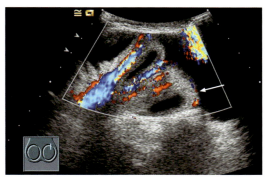

图 6-105 腹股沟斜疝，疝内容物为肠管，肠壁见丰富血流信号

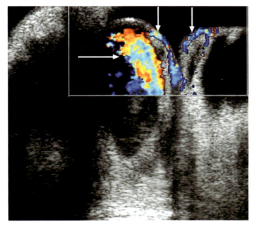

图 6-106 腹股沟斜疝，疝内肠管壁增厚，血供丰富

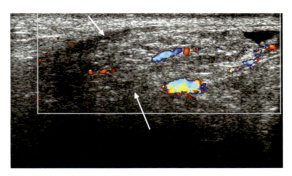

图 6-107 腹股沟斜疝，疝内容物为大网膜，可见少量血流

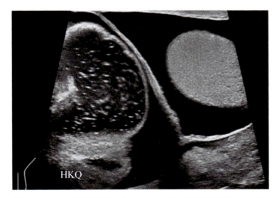

图 6-108 腹股沟斜疝，疝内容物为肠管，内容物已经达到阴囊囊袋内

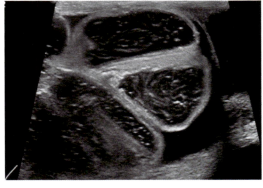

图 6-109 腹股沟斜疝，疝内容物为肠管，内容物已经达到阴囊囊袋内

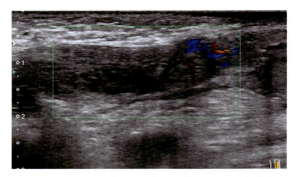

图 6-110　腹股沟斜疝，腹股沟管内可见疝内容物

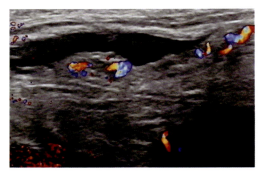

图 6-111　腹股沟斜疝，腹股沟管内可见疝内容物

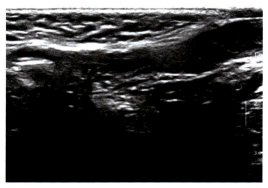

图 6-112　腹股沟斜疝，腹股沟管内可见疝内容物

十、小肠肿瘤

（一）临床与病理

　　小肠肿瘤是指从十二指肠起到回盲瓣止的小肠肠管所发生的肿瘤，尽管小肠长度占消化道总长的 75%，但小肠肿瘤仅占消化道肿瘤的 3% ～ 6%，而且以恶性肿瘤多见，常见的小肠恶性肿瘤是腺癌、间质肉瘤与淋巴肉瘤，常见的良性肿瘤有腺瘤、间质瘤、脂肪瘤、血管瘤等，部分可恶变。小肠肿瘤的临床表现很不典型，一般与肿瘤的类型、部位、大小、性质及是否有梗阻、出血和转移有关，临床上常见因肿瘤的牵伸、肠管蠕动功能紊乱等引起腹痛，腹部包块或肠道出血引起的黑便甚至肠道穿孔。

（二）超声表现

　　（1）间质瘤多呈圆形或椭圆形，直径多小于 5.0cm，轮廓清晰，包膜完整，内部回声多呈均匀低回声或等回声。

　　（2）体积较大的肿瘤多呈不规则形，内部回声多欠均匀。

　　（3）肿瘤中心常见坏死液化的无回声区。

　　（4）可引起肠梗阻、胆道梗阻与血管移位的间接征象，如肠系膜上动静脉移位多为十二指肠水平部肿瘤。

（5）彩色多普勒超声可显示周边与内部少许点状与短线状血流信号。

（6）位于右上腹的小肠肿瘤多见于十二指肠肿瘤，左上腹多见空肠肿瘤，右下腹多见回肠肿瘤。

（三）鉴别诊断

1.克罗恩病　是一种原因不明的肠道炎症性疾病，在胃肠道的任何部位均可发生，但好发于末段回肠和右半结肠。本病的病变呈节段分布，与正常肠段相互间隔，界线清晰，呈跳跃区（skip area）的特征。病变段为贯穿肠壁各层的增殖性病变，可侵犯肠系膜和局部淋巴结，急性期以肠壁水肿、炎变为主；慢性期肠壁增厚、僵硬，受累肠管外形呈管状，其上端肠管扩张。

2.腹膜后肿瘤　由于腹膜后肿瘤本身也缺少特异的临床表现，因此很少能够早期发现，当患者感觉腹部胀满或摸到腹部包块时，肿物往往已经巨大。肿物较固定，形态多变，不随呼吸、体位改变而移动，超声可显示"越峰征"，且显示肿物与周围脏器、血管间的关系密切，可与小肠肿瘤相鉴别。

（四）典型图像

典型图像如图 6-113 ～图 6-131 所示。

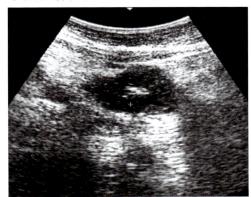

图 6-113　小肠癌，呈"假肾"征

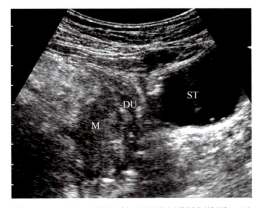

图 6-114　十二指肠癌，肠壁局限性增厚，呈一回声不均团块，显示狭小的肠腔

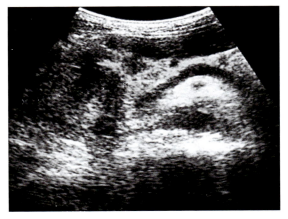

图 6-115　十二指肠癌，呈一回声不均的团块，境界不清

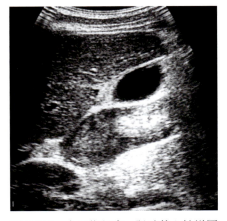

图 6-116　十二指肠癌，肠壁偏心性增厚

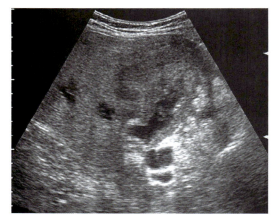

图 6-117 十二指肠肿瘤，呈一不规则的团块，
内见液性暗区，部分侵犯肝

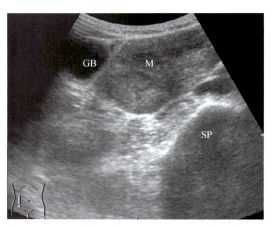

图 6-118 十二指肠癌，呈一低回声团块

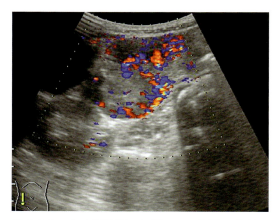

图 6-119 十二指肠癌，与图 6-118 为同一患者，
团块内血流丰富

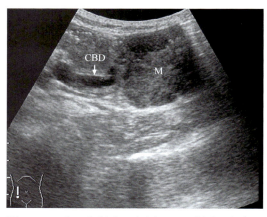

图 6-120 十二指肠癌，与图 6-118 为同一患者，
胆总管扩张

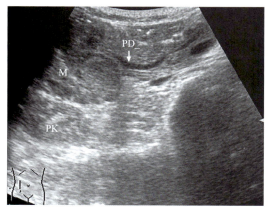

图 6-121 十二指肠癌，与图 6-118 为同一患者，
胰管扩张

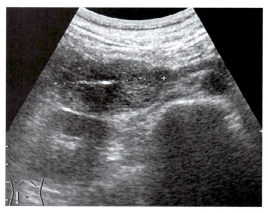

图 6-122 十二指肠癌，低回声不均团块呈"假肾"征

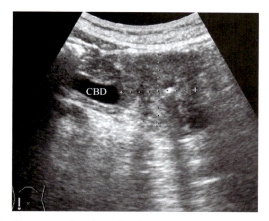

图 6-123　十二指肠癌，与图 6-122 为同一患者，团块致胆总管扩张

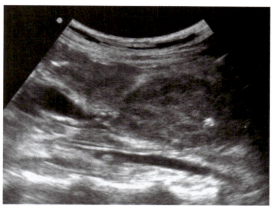

图 6-124　十二指肠癌，呈一回声不均的团块，境界尚清，并可见由肿物导致的胆总管扩张

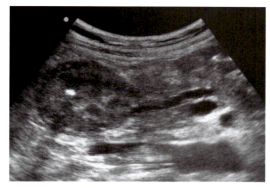

图 6-125　十二指肠癌，与图 6-124 为同一患者，呈一回声不均的团块，境界尚清，并可见由肿物导致的胰管扩张

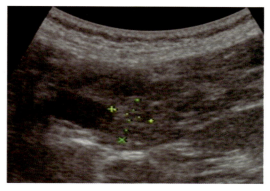

图 6-126　十二指肠癌，呈一回声不均的结节，境界不清，并可见由肿物导致的胆总管扩张

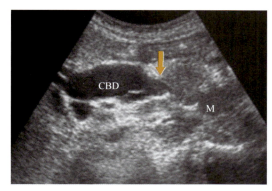

图 6-127　十二指肠癌，呈一低回声团块，境界不清，并可见由肿物导致的胆总管扩张

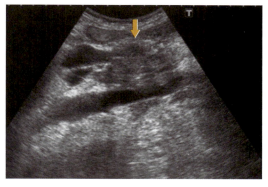

图 6-128　十二指肠癌，呈一低回声团块，境界尚清，并可见胆总管扩张

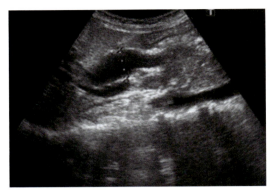

图 6-129 十二指肠癌，呈一低回声团块，境界尚清，并可见胆总管扩张

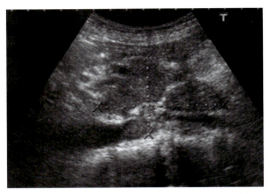

图 6-130 十二指肠癌，呈一低回声团块，境界不清，形态不规则

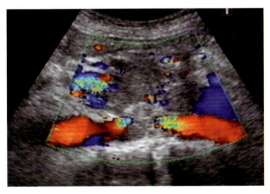

图 6-131 十二指肠癌，与图 6-130 为同一患者，可见较丰富血流信号

十一、肠 套 叠

（一）临床与病理

肠套叠是指一段肠管套入与其相连的肠腔内，并导致肠内容物通过障碍，本病多见于儿童，可由肠蛔虫或炎症引起或原因不明，成人可由肠息肉、肿瘤、蛔虫等引起，据报道约 90% 的肠套叠开始于回盲部，由于套入部的肠系膜血管被挤压致使局部肠管充血、水肿，最后坏死，几乎所有的肠套叠都伴发肠梗阻，临床上见剧烈阵发性腹痛、呕吐、血便与腹部触及肿块。

（二）超声表现

（1）肠套叠病变部位纵切面可显示"假肾"征或呈长条形，两边呈多层（套叠的三层肠壁）的混合性包块。

（2）病变部位横切面可显示中间高回声、周边低回声的"车轮"形或围绕同一圆心有多层环状回声的"同心圆"征。

（3）彩色多普勒超声显示早期套叠肠壁血供丰富，晚期由于坏疽则肠管血流信号消失。

（4）有时于套叠部位可显示肿块在扩张的肠管中。

（5）套叠肠管以上部分常见肠管扩张的肠梗阻征象。

（三）鉴别诊断

1. 肠梗阻　临床常有阵发性腹痛、腹部肿块，超声可探及扩张的肠管，且无明显管壁折叠而形成的"套筒"征象。

2. 肠肿瘤　肠肿瘤亦可出现"靶环"征或"假肾"征，但其具有肿瘤本有的征象，如肠壁厚薄不一，形态多不规则，中心部位可见较强的气体反射。

3. 急性阑尾炎　阑尾炎症如不及时得到治疗，有可能发展为阑尾周围脓肿，常表现为右下腹混合回声不均包块，但其无同心圆征象，且常有转移性右下腹痛病史。

（四）典型图像

典型图像如图 6-132 ～图 6-149 所示。

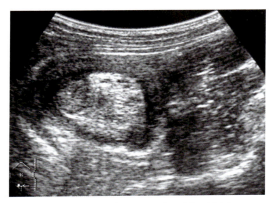

图 6-132　肠套叠，肠壁呈同心圆征

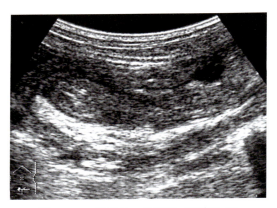

图 6-133　肠套叠，纵切呈"假肾"征

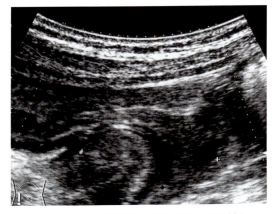

图 6-134　空肠套叠，横切面呈同心圆征

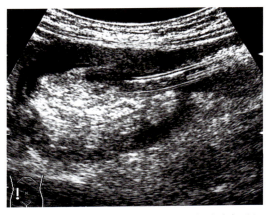

图 6-135　空肠套叠，内显示胃管（为胃手术后）

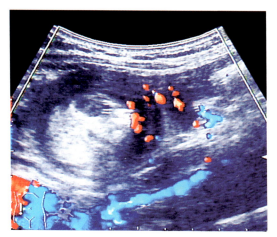

图 6-136 空肠套叠，多层肠壁内见丰富的血流

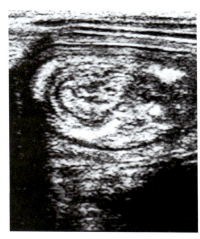

图 6-137 降结肠肿瘤引起肠套叠，横切面呈特征性的大环套小环的超声表现，即同心圆征

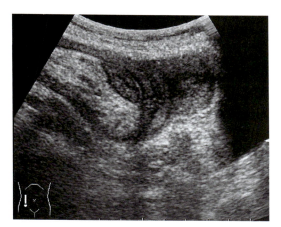

图 6-138 肠套叠，呈"洋葱皮"样

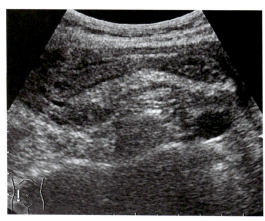

图 6-139 肠套叠，纵切图表现为纵切面呈"套筒"征或"假肾"征

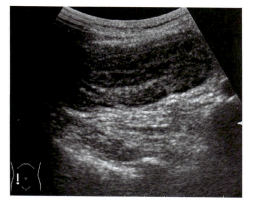

图 6-140 肠套叠，与图 6-139 为同一患者，纵切面呈"套筒"征或"假肾"征

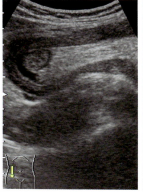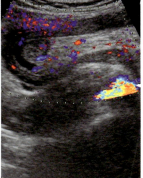

图 6-141 肠套叠，与图 6-139 为同一患者，纵切图示套叠肠壁有血流显示

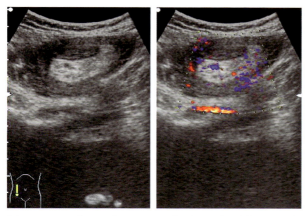

图 6-142　肠套叠，与图 6-139 为同一患者，横切图示套
　　　　　叠肠壁有血流显示

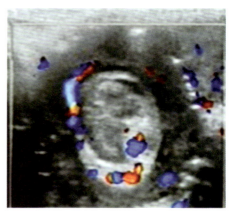

图 6-143　肠套叠，横切面呈特征性的大
　　　　　环套小环的超声表现，即同心圆征

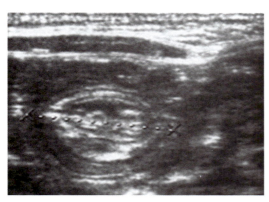

图 6-144　肠套叠，横切面呈特征性的大环套小
　　　　　环的超声表现，即同心圆征

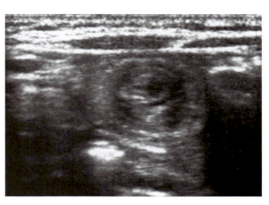

图 6-145　肠套叠，横切面呈特征性的大环套小
　　　　　环的超声表现，即同心圆征

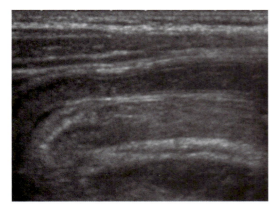

图 6-146　肠套叠，纵切面可显示套叠部的顶部
　　　　　与颈部，呈"套筒"征

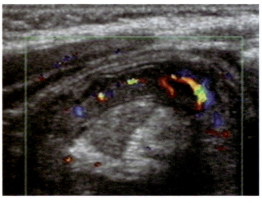

图 6-147　肠套叠，纵切面可显示套叠部的顶部
　　　　　与颈部，呈"套筒"征

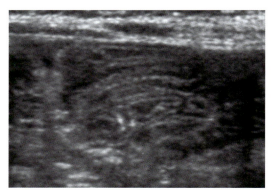

图 6-148　肠套叠，纵切面可显示套叠部的顶部
　　　　　与颈部，呈"套筒"征

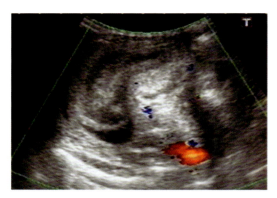

图 6-149　肠套叠，纵切面可显示套叠部的顶部
　　　　　与颈部，呈"套筒"征

十二、大　肠　癌

（一）临床与病理

　　近年来于我国结直肠癌的发病率有上升趋势，其病因主要包括高脂低纤维素饮食、大肠慢性炎症、肠息肉及家族性因素等。其中，直肠癌约占50%，乙状结肠癌约占25%，其次为盲肠癌、升结肠癌、降结肠癌及横结肠癌。临床上主要表现为腹胀不适、大便改变、腹部肿块、消瘦与便血等。病理分为肿块型、溃疡型、浸润型等，多通过血行、淋巴道或直接蔓延等形式转移。

（二）超声表现

　　1. 经腹壁超声检查，需充盈膀胱后探查　常可显示肠壁三层结构，对大的肿瘤可以显示，可见病灶处肠壁增厚，或向腔内、腔外生长的不规则肿块，可显示典型的"假肾"征或"靶环"征。

　　2. 肿瘤病变处呈不均匀低回声

　　3. 较大的肿块常可引起肠腔狭窄与肠梗阻

　　4. 肿块型肠癌超声　可见不规则低回声团块向肠腔内、外隆起；溃疡型显示肠壁不均匀增厚，其内膜面凹陷不平；浸润型为病变侵及肠管全周，肠壁呈弥漫性增厚。

　　5. 直肠腔内超声或超声内镜　可显示正常肠壁的五层结构，对大肠癌的分期与淋巴结转移有较大的诊断价值，主要超声表现如下：

　　（1）突入型：肿瘤向直肠腔内突入生长，其表面凹凸不平呈菜花状，内部呈低回声或不均匀，多局限于黏膜层，仅个别侵及黏膜下层或肌层。

　　（2）局部增厚型：肠壁局限性增厚，同时向肠腔生长，可见高回声的黏膜下层连续中断、明显增厚，并向肌层生长。

　　（3）弥漫型：肠壁整周呈不规则增厚，病变广泛常环绕肠壁黏膜下层。

　　（4）直肠癌的超声分期：共分四期，即 0 期（UT_0），直肠原位肿瘤，病变仅限于黏膜表层；Ⅰ期（UT_1）为病变深入限于黏膜和（或）黏膜下层；Ⅱ期（UT_2）为癌肿深入肠壁肌层；Ⅲ期（UT$_3$）为癌肿深入肠壁浆膜层或外膜和（或）周围软组织。

（5）直肠癌淋巴结转移：位于直肠齿线以下的低位直肠癌，多向下转移于肛门周围淋巴结群，齿线以上直肠癌多向上转移到直肠周围与盆腔髂内淋巴结群，转移的淋巴结多呈近圆形的低回声结节，多超越肿瘤病变的水平。

（6）彩色超声显示肿瘤病灶基底与周围有丰富的动、静脉血流，呈"火海"状，脉冲多普勒显示动脉血流为低阻型。

（三）鉴别诊断

1.直肠后肿瘤　超声显示完整的直肠壁结构有助于鉴别诊断，另外患者一般无便血等肠道症状。

2.直肠黏膜炎症　病变累及黏膜层，肌层无增厚，直肠超声可以清晰显示肌层，以此作为鉴别要点。

3.直肠间质瘤　超声显示肿物位于直肠壁内，肿物一般为椭圆形，境界清晰，无突入肠腔。

（四）典型图像

典型图像如图 6-150 ～图 6-189 所示。

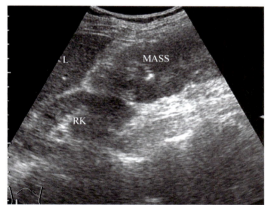

图 6-150　结肠肝曲癌，肿块呈"假肾"征

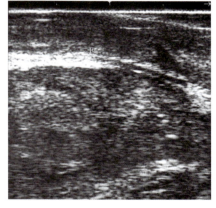

图 6-151　经直肠超声示直肠癌，肠壁弥漫性增厚

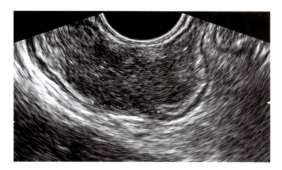

图 6-152　经直肠超声示直肠癌，病变部分突破浆膜层

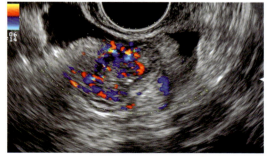

图 6-153　直肠癌，与图 6-152 为同一患者，横断面示病变内血流极其丰富

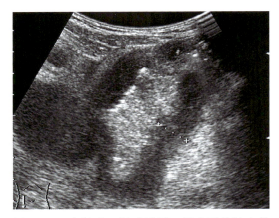

图 6-154 大肠癌，肠壁增厚，周边可见肿大的淋巴结

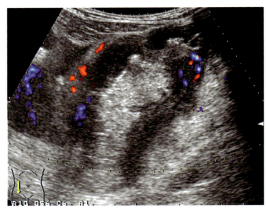

图 6-155 大肠癌，与图 6-154 为同一患者，肠壁可见少量血流信号

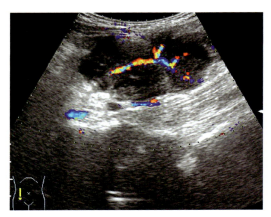

图 6-156 大肠癌，与图 6-154 为同一患者，淋巴结转移，可见肿大的淋巴结内丰富的血流信号

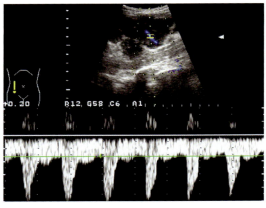

图 6-157 大肠癌，与图 6-154 为同一患者，肿大淋巴结内探及高速高阻动脉血流频谱

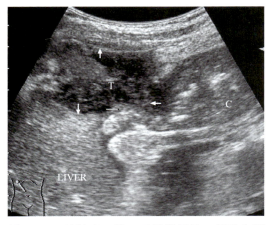

图 6-158 结肠癌，呈一不规则团块，侵及右肝下缘

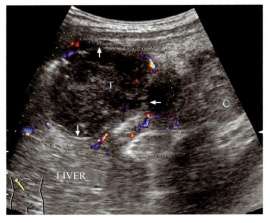

图 6-159 结肠癌，肿块直接侵及右肝，呈一低回声团块，团块边缘探及少量血流信号

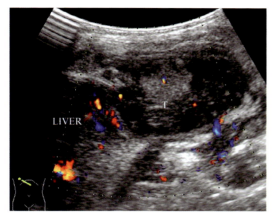

图 6-160　结肠癌，与图 6-159 为同一患者，显示团块内部亦见少量血流

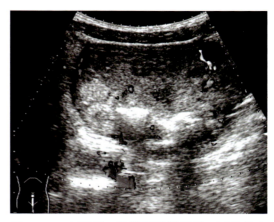

图 6-161　大肠癌，肠壁不规则增厚，可见偏心性气体强回声

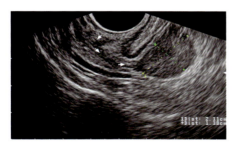

图 6-162　经直肠超声示高位直肠癌，增厚肠壁呈一低回声团块

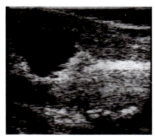

图 6-163　经直肠超声示直肠癌，内见坏死无回声区

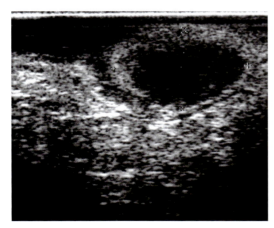

图 6-164　经直肠超声示直肠癌，病变深入黏膜下层，并见坏死无回声区

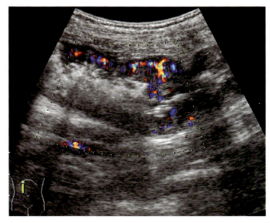

图 6-165　结肠癌，肠壁局限性增厚，呈"假肾"征，检出丰富的血流信号

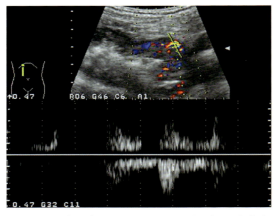

图 6-166　结肠癌，肠壁局限性增厚，探及丰富的动脉血流信号

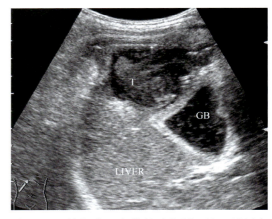

图 6-167　结肠癌，直接侵及右肝，呈一低回声团块

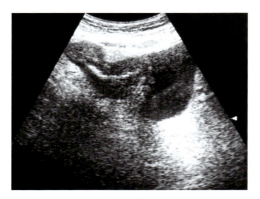

图 6-168　乙状结肠癌，呈"假肾"征

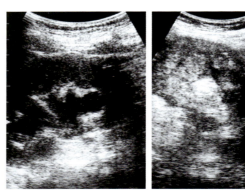

图 6-169　乙状结肠癌，致左肾积水

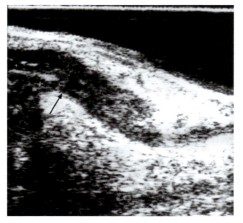

图 6-170　经直肠超声示直肠癌，箭头所示为手术后复发肌层

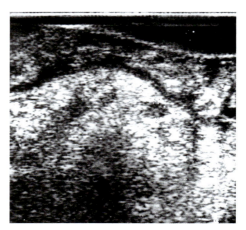

图 6-171　经直肠超声示直肠癌，肠壁弥漫性增厚，并见淋巴结转移

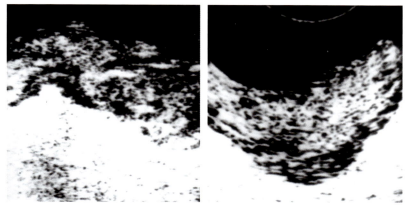

图 6-172　经直肠超声示直肠癌，肠壁增厚，并突破浆膜层

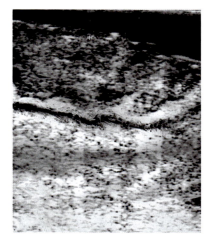

图 6-173　经直肠超声示直肠癌，肠壁增厚呈一回声不均团块，仅限于黏膜层

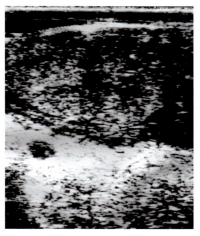

图 6-174　经直肠超声示直肠癌，肿块突破浆膜层，并见淋巴结转移

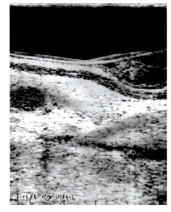

图 6-175　经直肠超声示直肠癌，病变局限于黏膜下层，并可见淋巴结转移

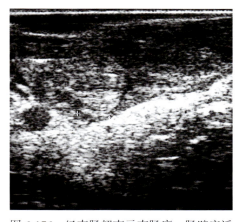

图 6-176　经直肠超声示直肠癌，肠壁广泛性增厚，突破浆膜层，并见淋巴结转移

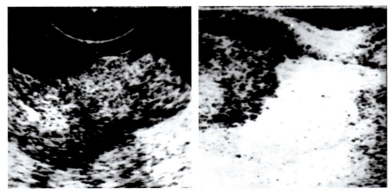

图 6-177　经直肠超声示直肠癌，肠壁增厚，病变突破浆膜层

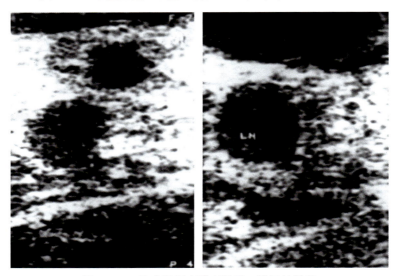

图 6-178　经直肠超声示直肠癌，淋巴结转移

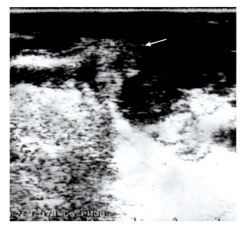

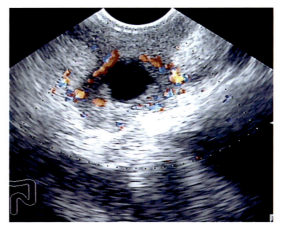

图 6-179　经直肠超声示直肠癌，肠壁增厚
呈结节状凸向肠腔（箭头所示）

图 6-180　经直肠超声示直肠癌，增厚肠壁血流丰富

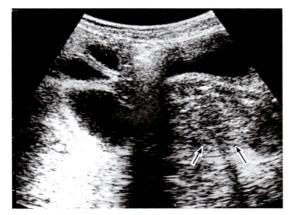

图 6-181　直肠癌，后壁显著增厚（箭头所示），上段肠管扩张

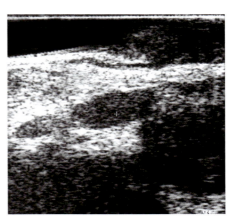

图 6-182　经直肠超声示直肠癌，黏膜下层连续性中断，病变深入肌层

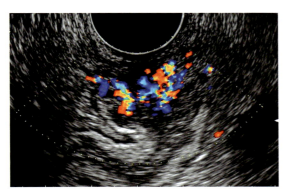

图 6-183　端扫式经直肠超声示直肠癌，肠壁弥漫性增厚，血供极其丰富

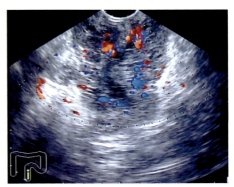

图 6-184　端扫式经直肠超声示直肠癌，肠壁弥漫性增厚，检出丰富的血流信号

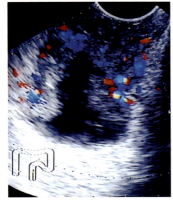

图 6-185　端扫式经直肠超声示直肠癌，肠壁弥漫性增厚，其内血流丰富

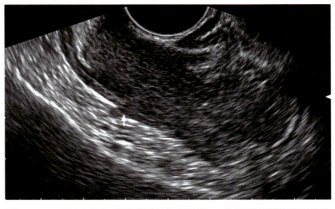

图 6-186　端扫式经直肠超声示直肠癌，长轴图示肠壁局限性增厚，突破浆膜层

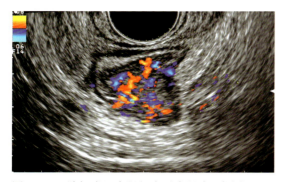 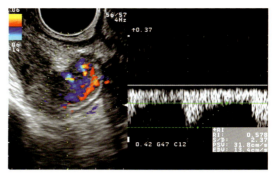

图 6-187　端扫式经直肠超声示直肠癌，与图 6-186 为同一患者，增厚肠壁内血流极其丰富　　图 6-188　端扫式经直肠超声示直肠癌，与图 6-186 为同一患者，增厚肠壁内探及高速高阻动脉血流频谱

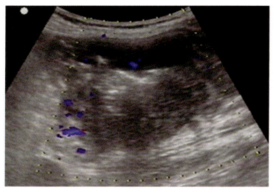

图 6-189　乙状结肠癌，呈"假肾"征

十三、直肠间质瘤

（一）临床与病理

　　本病发生于直肠壁肌层或血管壁的平滑肌，肿瘤可向肠壁外生长或双向生长，其直径为 2～10cm 不等，小的肿瘤肠黏膜多完整，大肿瘤向肠腔内突起，黏膜表面多发生糜烂或溃疡，为出血的原因之一，病理类型有良性间质瘤、间质肉瘤、上皮样间质瘤、上皮样间质肉瘤等。良恶性鉴别较为困难，临床上本病多见于中老年人，男女性别差别不大。

（二）超声表现

　　1. 小的间质瘤经腹壁超声难以发现　直肠腔内超声可见直肠黏膜下层至肌层内一实质性近圆形或椭圆形低回声区，小的肿瘤直肠黏膜面完整，较大的肿瘤可见向肠腔内突起，同时黏膜表面也常因糜烂或溃疡致使回声不光整。

　　2. 肿瘤可向外生长，也可向内或双向生长　可见局部肠壁明显增厚，边缘光滑，境界清晰，体积较小者多为间质瘤，如边缘形态不规则，内部回声不均，而且肿瘤体积大于 6cm 以上则恶变的可能性大。

　　3. 彩色超声可显示肿瘤内部与边缘有较多环形血流信号，恶性肿瘤则血流丰富

（三）鉴别诊断

1. 直肠癌 直肠癌的肠壁增厚不均且常侵犯肠外组织，边缘常粗糙、不光整，周边常有肿大淋巴结回声。

2. 直肠黏膜炎 直肠黏膜炎其实就是炎症侵袭直肠黏膜，如长期不愈，则变为慢性直肠黏膜炎。直肠黏膜及其下层肥厚者为慢性肥大性直肠黏膜炎；如直肠内的肠腺及其间质萎缩改变者，称为慢性萎缩性直肠黏膜炎。细菌培养和活体组织检查可确定病因诊断。由于病变累及黏膜层，肌层无增厚，直肠超声可以清晰显示肌层，以此作为鉴别要点。

3. 直肠息肉 是指所有向肠腔突出的赘生物的总称，包括肿瘤性赘生物和非肿瘤性赘生物，前者是癌前期病变，与癌发生关系密切，后者与癌发生关系较少，通常临床所说的息肉多为非肿瘤性息肉，肿瘤性息肉统称为腺瘤。

（四）典型图像

典型图像如图 6-190 ～图 6-198 所示。

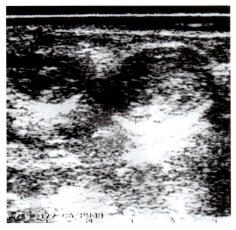
图 6-190 经直肠超声示直肠环部间质瘤，病变位于肌层，呈螺旋状改变

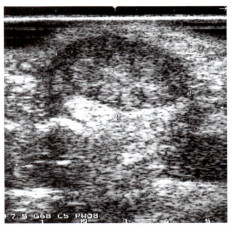
图 6-191 经直肠超声示直肠间质肉瘤，病变位于肌层

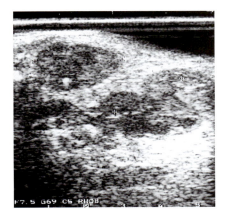
图 6-192 经直肠超声示直肠间质肉瘤，与图 6-191 为同一患者，示淋巴结转移

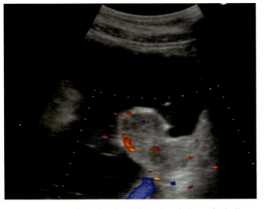
图 6-193 经直肠超声示直肠间质瘤，病变位于肌层，突向肠腔，内可见较丰富的血流信号

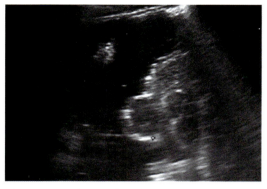

图 6-194　经直肠超声示直肠间质瘤，病变位于肌层，突向肠腔

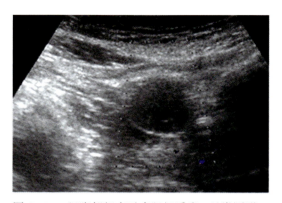

图 6-195　经腹部超声示直肠间质瘤，呈类圆形，界尚清晰

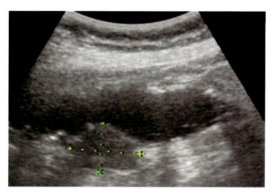

图 6-196　经腹超声饮水后显示直肠间质瘤，病变位于肌层，界尚清晰

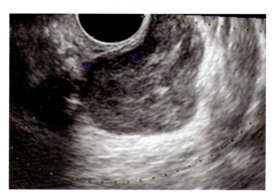

图 6-197　经直肠超声示直肠间质瘤，病变位于肌层

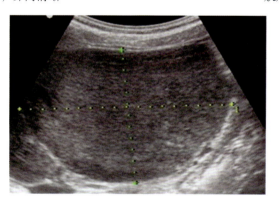

图 6-198　经腹部超声示直肠间质瘤，呈巨大团块，类圆形，界尚清晰

十四、直肠息肉

（一）临床与病理

　　直肠息肉是指所有向肠腔突出的赘生物的总称，目前指的是高于黏膜的还未得到组

织学诊断的隆起性病变，是直肠最常见的良性肿瘤或瘤样病变，也是直肠内有黏膜覆盖的肿物，呈小的结节状黏膜隆起或为大的带蒂的肿物，一般为单个，少数为多个。若很多息肉聚集直肠或累及结肠者谓之息肉病，可分为两类：一类为肿瘤性息肉，包括管状腺瘤、乳头状腺瘤等，与直肠癌的发生关系密切；另一类为非肿瘤性息肉，包括增生性息肉、炎性息肉等，癌变率一般极低。除乳头状腺瘤体积较大（可达 10 ~ 15cm）外，其体积多在 2cm 以内。这两种息肉在临床上并不容易区分，常以息肉作为初步诊断，待病理学确诊后再进一步分类，因此临床上所谓的直肠息肉并不说明息肉的病理性质，通常临床所说的息肉多为非肿瘤性息肉，肿瘤性息肉统称为腺瘤。此病可能是家族性、遗传性、炎性增生性、其他环境及饮食等相关因素造成的。临床症状常不明显，即使出现某些消化道症状，如腹胀、腹泻、便秘等，也因较轻微和不典型而被人忽视，多以便血、大便带血、黏液血便来就诊，常误诊为痔疮等肛门疾患而延误，凡原因未明的便血或消化道症状者，特别是中老年，应注意做相关检查确诊。

（二）超声表现

（1）直肠腔内超声见单个或多个直径 1 ~ 2cm 的乳头状结节突入肠腔内，多为低回声，个别体积可较大。

（2）有蒂结节基底较窄，无蒂结节基底较宽。

（3）息肉结节的后缘可达直肠黏膜与黏膜下层间，肌层的低回声带清晰，连续完好。

（4）如息肉结节基底部广且侵犯至肌层或浆膜层则可提示恶变可能。

需注意的是，直肠息肉多不单发，直肠有息肉时，结肠往往也有息肉，且以直肠和乙状结肠结合部居多，因此对发现有直肠息肉患者，需要进一步做纤维结肠镜检查，对整个结肠做一个全面的检查，以确定息肉的范围及位置。息肉基底大，头小者极易恶变；有蒂的多是管状腺瘤，相对恶性变概率低；有分叶的容易恶变，边缘光滑的恶性少见。检查时，探头触及时极易出血者多为恶性息肉，反之则多为良性。

（三）鉴别诊断

1. 直肠癌　其肠壁增厚不均且常侵犯肠外组织，边缘常粗糙、不光整，周边常有肿大淋巴结回声，而息肉除基底部位外的直肠壁均正常。

2. 直肠黏膜慢性炎症　急性直肠炎长期不愈，则变为慢性直肠炎，直肠黏膜及其下层肥厚，其累及的范围相对直肠息肉大，如伴有炎性息肉，亦为在黏膜及黏膜下层肥厚的基础上发生而非局限性隆起。患者全身症状明显，常有发热、食欲缺乏，便秘与腹泻交替，便中含有黏液及血丝，大便时肛门口灼痛等。

（四）典型图像

典型图像如图 6-199 ~ 图 6-207 所示。

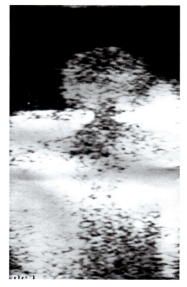

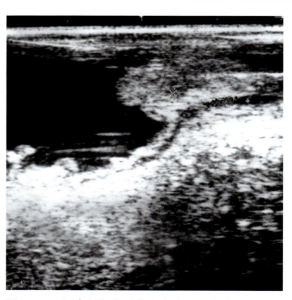

图 6-199　经直肠超声示直肠息肉，圆形结节凸向肠腔，以一窄蒂与直肠壁相连

图 6-200　经直肠超声示直肠息肉，基底宽，肌层连续性好

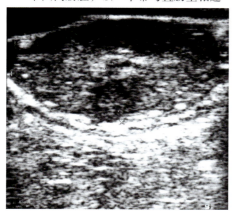

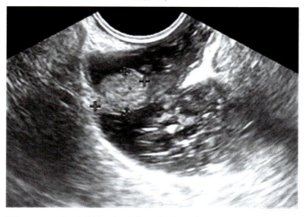

图 6-201　经直肠超声示直肠息肉，病变局限于黏膜层

图 6-202　经直肠超声示直肠息肉，病变局限于黏膜层，凸向肠腔，以一窄蒂与直肠壁相连

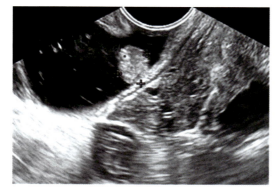

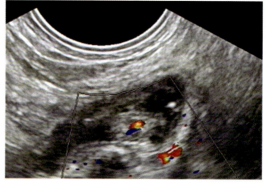

图 6-203　经直肠超声示直肠息肉，病变局限于黏膜层，凸向肠腔

图 6-204　经直肠超声示直肠息肉，病变局限于黏膜层，凸向肠腔

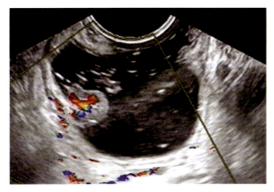

图6-205 经直肠超声示直肠息肉，病变局限于
黏膜层，凸向肠腔

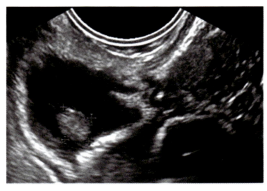

图6-206 经直肠超声示直肠息肉，病变局限于
黏膜层，凸向肠腔

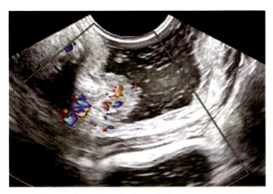

图6-207 经直肠超声示直肠息肉，病变局限于黏膜层，凸向肠腔

十五、直肠壁囊肿

（一）临床与病理

直肠壁囊肿分为种植性囊肿与皮样囊肿，直肠皮样囊肿多发生于肛门部，如实质性肿瘤，其内可含头发等残留退化器官的结构，复发性肛瘘可能与感染的直肠后皮样囊肿有关，且有恶变的可能；种植性囊肿多为肛肠手术时的创伤使柱状上皮移位于黏膜下层而逐渐发展而成。直肠囊肿合并感染可表现为直肠脓肿或肛瘘。

（二）超声表现

（1）于直肠壁内或直肠壁外见近圆形或长椭圆形无回声或混合性结节、团块，壁薄，光滑。

（2）于黏膜下层中见椭圆形无回声结节将黏膜下层分为前后两层，多为种植性囊肿。

（3）于直肠壁肌层外或直肠后的近圆形囊性肿瘤多为皮样囊肿，但有时皮样囊肿也见于直肠内。

（三）鉴别诊断

肠系膜囊肿并不多见，可为先天性发育异常，如系膜浆液性囊肿等，也可为病理性囊肿，如寄生虫性囊肿、外伤性等，一般发生在横结肠系膜和乙状结肠系膜，囊肿大小不一，多为单发性单房囊肿，有完整的包膜，有时候难于与肠系膜囊肿鉴别，超声显示囊肿是否位于直肠壁有助于诊断。

（四）典型图像

典型图像如图6-208～图6-210所示。

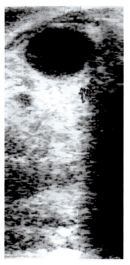
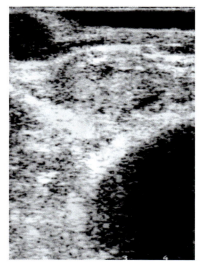

图6-208　经直肠超声示直肠周围皮样囊肿　　图6-209　经直肠超声示直肠黏膜下囊肿，黏膜下层分为前后两层　　图6-210　经直肠超声示直肠黏膜下囊肿

十六、直肠周围间隙感染性疾病

（一）临床与病理

肛管直肠周围被丰富的血管、淋巴、脂肪等疏松组织包绕，而这些组织被肛提肌、筋膜及肌束分隔成不同间隙，一般情况下，以肛提肌为界分为肛提肌上间隙和肛提肌下间隙。肛提肌以上的间隙：①骨盆直肠间隙，左右各一，位于肛提肌以上，盆腔腹膜之下；②直肠后间隙，在直肠与骶骨之间，与两侧骨盆直肠间隙相通。肛提肌以下的间隙：①坐骨肛管间隙（或坐骨直肠间隙），左右各一位于肛提肌以下，坐骨肛管横膈以上；②肛管后间隙，位于肛尾韧带下方，内括约肌后方与外括约肌之间的间隙；③肛门皮下间隙，位于肛门周围浅筋膜与外括约肌皮下部之间。直肠周围间隙内充满脂肪结缔组织，由于神经分布很少，感觉迟钝，故发生感染时一般无剧烈疼痛，往往形成脓肿后才就医，常见的有肛门周围间隙脓肿、括约肌间隙脓肿、坐骨直肠间隙脓肿、直肠后间隙脓肿与骨盆直肠间隙脓肿。急性直肠周围间隙感染或脓肿可引起剧烈疼痛，常是直肠超声的禁忌证。慢性炎症脓肿检查时亦须轻微操作，以免引起疼痛等不适。

（二）超声表现

（1）于肛门旁或直肠周围间隙中见不规则无回声或低回声区。

（2）无回声区内见脓液的点状回声，脓肿壁多较厚，脓腔有压迫波动感。

（3）脓肿的无回声区中常见气体的强回声点及其后的多次回声形成的"彗星尾"征现象。

（三）鉴别诊断

1. 骶尾部肿瘤　对于直肠后脓肿，骶尾部脓肿反复发作或肛周瘘管迁延不愈者，应提高警惕骶尾部肿瘤伴液化坏死，特别是反复手术久治不愈的肛瘘患者，避免发生误诊、误治。

2. 直肠癌侵犯周围组织　如癌肿伴有液化坏死，有时导致误诊，MRI、白细胞计数等相关检查有助于鉴别诊断。

（四）典型图像

典型图像如图 6-211 ～图 6-215 所示。

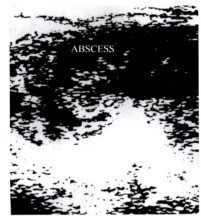

图 6-211　经直肠超声示坐骨直肠间隙脓肿，呈一巨大回声不均区

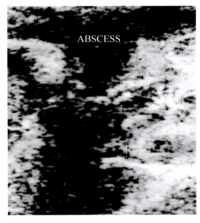

图 6-212　经直肠超声示骨盆直肠间隙脓肿，呈一巨大回声不均区

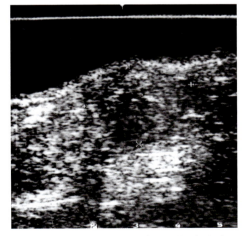

图 6-213　经直肠超声示直肠后间隙脓肿，呈一巨大不均区

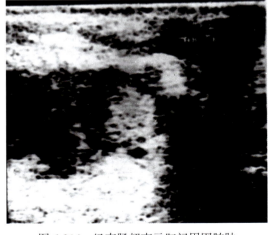

图 6-214　经直肠超声示肛门周围脓肿

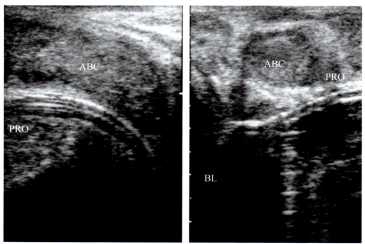

图 6-215   经直肠超声示直肠前间隙脓肿

十七、骶尾部肿瘤

（一）临床与病理

骶尾部肿瘤位于骶骨前、直肠后，而且肿瘤常沿骶前向盆腔内生长，将直肠推向前方，常引起排便、排尿困难，由于肿瘤位置深在，缺乏特异性，容易误诊，有时临床上很难与直肠肿瘤或前列腺增生、肿瘤等区别，常见的骶尾部肿瘤主要有脊索瘤、骨巨细胞瘤、神经源性肿瘤、畸胎瘤、表皮样囊肿、皮样囊肿，最常见的为骶尾部畸胎瘤。

（二）超声表现

（1）经腹壁超声显示膀胱后实质性或混合性肿块并突向膀胱，于男性易误认为肿大的前列腺。

（2）肿物前方可见强回声气体的直肠声像图。

（3）经直肠超声可于直肠后壁后方见到实质性或混合性肿块。

（4）肿块呈近圆形，其直径可达 10cm 以上，其内部回声多不均匀，有时可见骨骼、牙齿、毛发等高回声和（或）混浊液体回声，直肠壁层次清晰。

（三）鉴别诊断

1. 前列腺增大   患者常为中老年男性，有排尿困难病史，部分患者可见增生的内腺突入膀胱，而骶前肿物与膀胱之间可见充满气体的直肠。

2. 直肠肿瘤   超声显示肿物来自直肠壁，且肿物周围可见气体回声。

（四）典型图像

典型图像如图 6-216 ～图 6-219 所示。

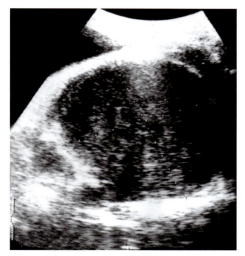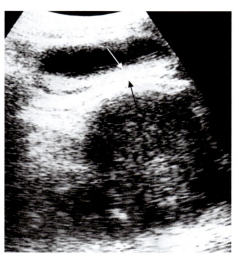

图 6-216　骶前肿瘤突向膀胱酷似肿大的前　　图 6-217　骶前肿瘤，前方为含气的直肠
　　　　　　列腺，肿块前方见直肠回声　　　　　　　　　　　（箭头所示）

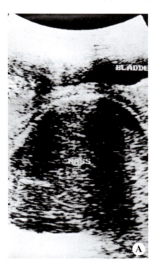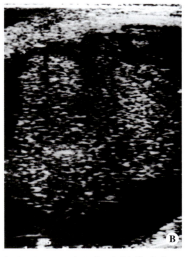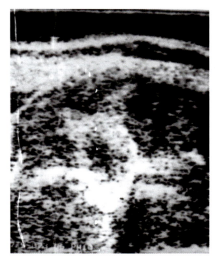

图 6-218　经腹检查骶前肿瘤（A）；经直肠探查骶前肿瘤，　　图 6-219　经直肠超声示骶前巨大肿瘤，
　　　　　　肠壁清晰（B）　　　　　　　　　　　　　　　　　　　　　　　肠壁层次回声清晰，肿瘤内回声杂乱

十八、直肠动脉瘤

（一）临床与病理

　　直肠的动脉血供主要是来自肠系膜下动脉的直肠上动脉，髂内动脉的直肠中动脉和直肠下动脉。动脉粥样硬化、各种动脉炎、外伤及先天性缺陷等原因引起动脉中层破坏，导致动脉局部管壁囊样扩张即真性动脉瘤，直肠指诊时可于直肠壁触及搏动性肿物。

（二）超声表现

（1）紧邻肠壁或肠壁外可见圆形无回声区，壁光滑，具有搏动性。

（2）彩色多普勒超声与多普勒流速线可显示动脉血流信号。

（三）鉴别诊断

1. 直肠壁囊肿 　同样位于直肠壁内，但彩色多普勒超声未能探及血流信号和频谱。

2. 直肠周围脓肿 　病灶位于直肠壁外，形态不规则，彩色多普勒超声未能探及血流信号和频谱，且患者常有肛门疼痛的病史。

（四）典型图像

典型图像如图 6-220 所示。

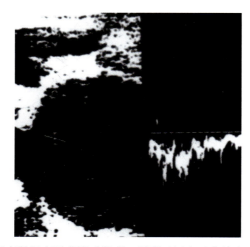

图 6-220 　经直肠超声示直肠动脉瘤，圆形无回声区内检出动脉血流频谱

十九、急性阑尾炎

（一）临床与病理

急性阑尾炎是外科常见病，居各种急腹症的首位，转移性右下腹痛及阑尾点压痛、反跳痛为其常见临床表现，急性阑尾炎的病情变化多端，其临床表现为持续伴阵发性加剧的右下腹痛、恶心、呕吐，多数患者白细胞和嗜中性粒细胞计数增高，一般在 $(10 \sim 15) \times 10^9/L$，随着炎症加重，甚至可超过 $20 \times 10^9/L$。但年老体弱或免疫功能受抑制的患者，白细胞计数不一定增高。右下腹阑尾区（麦克伯尼点）压痛，则是该病重要体征。阑尾的神经由交感神经纤维经腹腔丛和内脏小神经传入，因其传入的脊髓节段在第 10、第 11 胸节，所以急性阑尾炎发病开始时常有第 10 脊神经所分布的脐周围牵涉痛。急性阑尾炎一般分为四种类型：急性单纯性阑尾炎、急性化脓性阑尾炎、坏疽及穿孔性阑尾炎和阑尾周围脓肿。多数患者能及时就医而获得良好的治疗，但若处理不及时或处理不当，仍会引起较严重并发症。正常阑尾体表投影约在脐与右髂前上棘连线中、外 1/3 交界处，称为麦克伯尼点（McBurney 点）。有时也以左、右髂前上棘连线的中、右 1/3 交点（Lanz 点）表示，它的根部连于盲肠的后内侧壁，由于与盲肠位置关系恒定，随盲

肠位置而变异，变化很大，受系膜等的影响，阑尾可伸向腹腔的任何方位，可稍偏右上，个别患者有达肝下，亦可低至盆腔，甚至越过中线到达左侧，主要有盲肠后位、盲肠下位、回肠后位、回肠前位、盆位、盲肠外侧位等，中国人以回肠前位及盲肠后位最为多见。另外，阑尾还可存在异位情况，包括：①左位阑尾，阑尾在腹正中线左侧任何位置；②高位阑尾，阑尾在脐水平线以上的位置；③低位阑尾，阑尾在髂前上棘水平线以下的盆腔内；④疝内阑尾，阑尾位于腹外疝囊内；⑤腹膜外阑尾，阑尾在壁腹膜外位；⑥壁内阑尾，阑尾位于回盲肠壁内的组织中；⑦腔内阑尾，阑尾位于盲肠肠腔内；⑧错位阑尾，阑尾根部在盲肠下极结肠带汇集点以外任一肠袢位置。阑尾是一圆形管状器官，一般不显示，长5～7cm，内径为5～8mm，＞8mm提示阑尾炎改变，一般阑尾由里向外分为黏膜层（超声显像呈低回声）、黏膜下层（高回声）（这一层很重要）、环肌层及纵肌层（低回声）、浆膜层（高回声），从外到内就是高-低-高-低回声，挤压阑尾可见阑尾短轴变形，腔内容物可滑动，阑尾动脉有时可探及，呈低速低阻频谱，为肠系膜上动脉所属回结肠动脉分支，肠系膜上动脉一旦发生血液循环障碍，易使阑尾发生坏死。病因主要有：①梗阻，阑尾仅一端与盲肠相通，一旦梗阻可使管腔内分泌物积存、内压增高，压迫阑尾壁阻碍远侧血运，易致感染。梗阻为急性阑尾炎发病常见的基本因素。②感染，阑尾腔因与盲肠相通，若阑尾黏膜稍有损伤，肠道细菌侵入管壁，引起不同程度的感染。③其他，被认为与发病有关的其他因素中有因腹泻、便秘等胃肠道功能障碍引起内脏神经反射，导致阑尾肌肉和血管痉挛，一旦超过正常强度，可以产生阑尾血供障碍继而产生急性炎症。此外，急性阑尾炎发病还与饮食习惯、便秘和遗传等因素有关。

（二）超声表现

1. 急性单纯性阑尾炎　阑尾轻度肿胀，腔内积液不多，并见其周围肠腔积气增加，表现为纵切呈"双边"征，横切呈"同心圆"征的低或无回声盲管样结构。

2. 急性化脓性阑尾炎　阑尾蚯蚓状中度肿大，管腔扩张，腔内可见积脓液性区，内有散在片絮状强回声点，伴粪石者可见强回声团，其周围可伴少量渗出液无回声区。阑尾壁上及周围组织可探及丰富血流信号，阑尾纵切面呈腊肠样，横切面呈"靶环"征。

3. 急性坏疽性阑尾炎或阑尾穿孔　坏疽性阑尾炎其阑尾壁缺血、坏死，明显增厚，并且厚薄不一，层次不清，壁连续性中断（局部穿孔），阑尾肿胀明显，外径可超过1.5cm，边界模糊呈不规则实块状，腔内可见粪石，周边可见较多渗出性液性区，阑尾及周围组织无血流信号。

4. 阑尾周围脓肿　超声未能清晰显示阑尾结构，阑尾区探及一形态不规则，混合回声类实体，周围探及丰富血流信号，盲肠蠕动减弱及盆腔积液。

除了阑尾壁的炎性改变，急性阑尾炎还有其间接声像：①阑尾腔内有粪石；②炎症累及回盲部，回盲部局部肠壁水肿增厚；③阑尾腔内积气，常提示为产气菌感染；④右下腹腔积液；⑤肠系膜、大网膜水肿增厚，回声明显增强；⑥并发腹膜炎时，可见肠麻痹引起的肠管扩张、蠕动弱或消失；⑦阑尾区域可探及肿大的淋巴结。

诊断急性阑尾炎最关键的是如何寻找阑尾，扫查时应自上而下纵切升结肠、盲肠，盲肠的特点是宽大、内容物较多且活动频繁，再仔细寻找到回盲瓣后顺时针扫查，发现与盲肠相连的一小管状结构后，沿其长轴查找有无盲端出现，如有则是阑尾，且当探头加压时局部疼痛明显，确定阑尾后，测量直径、长度、壁厚度，观察阑尾壁各层次回声，尤其是高回声黏膜下层有无增厚，腔内回声及阑尾毗邻结构声像尤其是阑尾周围脂肪回声有无增强。阑尾为管状结构应与正常肠道回声、网膜回声相鉴别，肠道同样呈"双边影"，但有蠕动，且其远端与周围肠道相通无盲端，而网膜回声纵断面似为管状，但其横断面为非同心圆结构。值得注意的是，高频探头由于穿透力的限制对肥胖检查者的检查效果不理想，可采用高、低频探头联合使用，也可以对探头加压进而拉近与阑尾区的距离，从而提高阑尾炎超声符合率。需要强调的是，非典型急性阑尾炎的诊断符合率低的原因是缺乏足够的认识和重视，在排除了泌尿系结石、胃十二指肠疾患及妇科疾病后，如未发现患者右下腹有异常低回声区，但发现局部肠管扩张、游离性液性区、气体多重反射等，同时患者伴有右下腹痛及反跳痛，应结合病史、血常规检查，怀疑阑尾炎可能。另外，检查者手法、经验、仪器质量及探头均影响检查的阳性率。因此，必要时可采取加压或减压手法，结合临床资料，进行全面综合分析，做出正确的诊断。

（三）鉴别诊断

1. 急性肠系膜淋巴结肿大　儿童多见，主要表现为发热及右下腹痛，症状与急性阑尾炎相似。超声检查右下腹部尤其是回盲部可见成串的圆形或椭圆形的实性结节，境界清楚，内部回声均匀，彩色多普勒超声可显示内部丰富血流信号。

2. 梅克尔憩室炎　临床症状酷似急性阑尾炎，但腹痛及肌肉紧张的部位多靠近脐部，超声可发现肠壁增厚，在肠壁增厚附近可见一不规则液性区。

3. 输尿管结石　临床常有下腹部疼痛，超声可探及肾积水、扩张输尿管及输尿管内的强回声团。

对于女性患者，右下腹发现混合性包块时鉴别诊断尤为重要，需排除异位妊娠、卵巢囊肿，尤其是畸胎瘤蒂扭转、附件炎性包块等。

（四）典型图像

典型图像如图 6-221 ～图 6-234 所示。

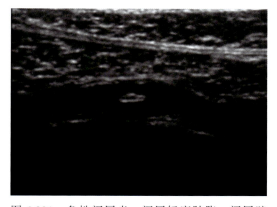

图 6-221　急性阑尾炎，阑尾轻度肿胀，阑尾壁增厚，壁连续性尚完整，阑尾腔内可见粪石高回声团

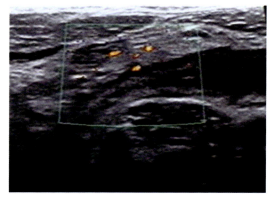

图 6-222　急性阑尾炎，阑尾肿胀，以尾部为甚，阑尾壁增厚，壁连续性尚完整

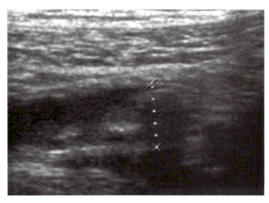

图 6-223 急性阑尾炎，阑尾肿胀，阑尾壁增厚，壁连续性尚完整，阑尾腔内可见粪石高回声团

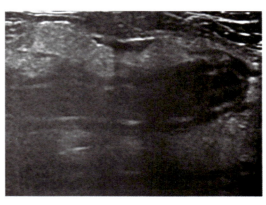

图 6-224 急性阑尾炎，阑尾轻度肿胀，阑尾壁增厚，壁连续性尚完整

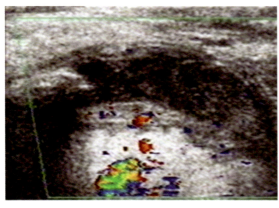

图 6-225 急性阑尾炎，阑尾明显肿胀，阑尾壁增厚，壁连续性尚完整，部分显示模糊，阑尾腔内可见脓液及粪石呈高回声团

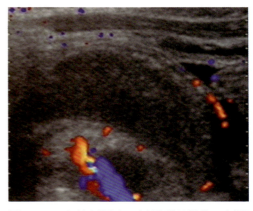

图 6-226 急性阑尾炎，阑尾明显肿胀，阑尾壁增厚，壁连续性尚完整，阑尾腔可见透声差的脓液

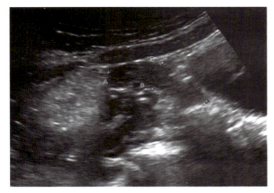

图 6-227 急性阑尾炎，阑尾表现为轻度肿胀的条索状结构，阑尾壁增厚，壁连续性尚完整

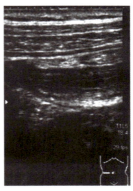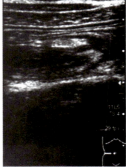

图 6-228 急性阑尾炎，阑尾表现为轻度肿胀的管样结构，阑尾壁增厚，壁连续性尚完整

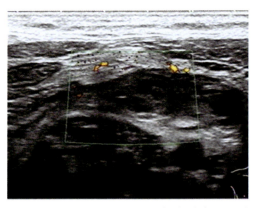

图 6-229　急性阑尾炎，阑尾轻度肿胀，以尾部明显，壁增厚，壁连续性尚完整，阑尾腔内可见少许脓液

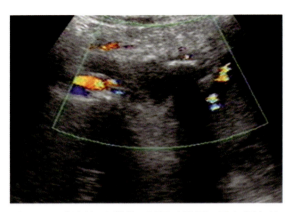

图 6-230　阑尾轻度肿胀，阑尾壁增厚，层次尚清晰，腔内可见粪石高回声团

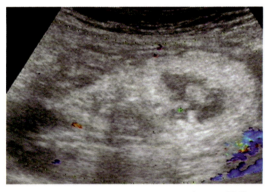

图 6-231　阑尾脓肿，阑尾失去正常组织结构，表现为一混合回声包块，外包绕高回声的肠系膜组织

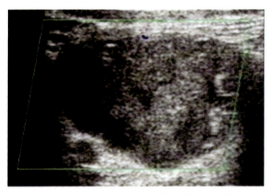

图 6-232　阑尾脓肿，阑尾失去正常组织结构，表现为一混合回声包块，内可见散在液化坏死区域

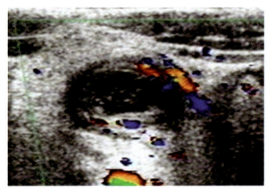

图 6-233　阑尾脓肿，横切面表现为一椭圆形混合回声包块，外包绕高回声的肠系膜组织

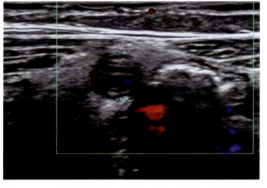

图 6-234　阑尾脓肿，横切面表现为一类圆形混合回声包块，周边被高回声肠系膜组织包绕

二十、食管憩室

（一）临床与病理

食管憩室是指食管壁一层或全层局限性向外突出，形成与食管腔相通的具有完整覆盖上皮的盲袋，多为后天性，先天性憩室罕见，多见于五六十岁年龄组患者，男性多于女性，有 3 个好发部位：①咽食管憩室，发生在咽与食管交界处，为膨出型憩室，因咽下缩肌与环咽肌之间有一薄弱的三角区，加上肌活动的不协调，即在咽下缩肌收缩将食物下推时，环咽肌不松弛或过早收缩，致食管黏膜自薄弱区膨出，使局部黏膜和黏膜下层疝出腔外；②支气管旁憩室，发生在食管中段，亦称为食管中段憩室，为牵引型憩室，由气管分叉或肺门附近淋巴结炎症形成瘢痕，牵拉食管全层，可单发，也可多发，憩室颈口多较大，不易潴留食物；③膈上憩室，发生在食管下段的膈上部，亦为膨出型憩室，因某种原因，如贲门失弛缓症、食管裂孔疝等，引起食管腔内压力升高，压迫黏膜和黏膜下层，使其经由肌层膨出腔外憩室逐渐增大，下垂于食管后之脊柱前间隙，甚至可抵上纵隔。憩室以咽食管憩室较多，其次为膈上憩室，支气管旁憩室最少见。膨出型憩室指的是由于食管腔内压力过高，黏膜和黏膜下层从肌层缝隙疝出腔外，故属假性憩室，而牵引型憩室是指由食管邻近的纵隔炎性病变愈后瘢痕收缩牵拉管壁（全层）形成，故属真性憩室。真性憩室是指憩室含有正常食管壁全部组织结构，包括黏膜、黏膜下层和肌层；而假性憩室是指憩室只含有黏膜和黏膜下层。食管假性憩室的症状多不典型，早期仅有轻度吞咽困难，若憩室内有食物潴留，可引起压迫感，症状呈间歇性发作或缓慢进展，部分憩室患者常并有胃食管反流，食管痉挛、炎症和溃疡，少数病例合并出血穿孔甚至肿瘤。本病诊断时通过食管吞钡 X 线检查、食管压力测定可同时了解存在的食管运动功能障碍，当然超声对于颈部食管的憩室也是有自身独特的诊断价值的。

（二）超声表现

（1）超声可表现为甲状腺背后方实质内圆形或类圆形回声不均结节，边界清晰，形态规则，周边有环形低回声，中央可见杂乱斑片状强回声，后方可见声影或"彗星尾"征，低回声晕可见与食管相延续；部分患者由于憩室内为液体，故可表现为囊性无回声区。

（2）气体回声是诊断的重要线索，用手指按压可见气体变形移动，甲状腺内是不可能存在气体的，一般来自食管憩室、气管瘘或食管瘘三种常见情况。

（3）识别是否为食管憩室来源，可多切面扫查观察是否有蒂部与后方食管相连。

（4）嘱患者做吞咽动作或探头加压，观察结节形态及内部强回声可有改变。

（5）患者饮水后观察，病灶大小、形态及内部回声可发生变化。

（6）本病易被误诊为甲状腺结节。

（7）CDFI 显示该结节内部及周边未探及明显血流信号。

（三）鉴别诊断

在临床上易被误诊为甲状腺或甲状旁腺结节，结节内气体回声是鉴别的关键之处，饮水、吞咽动作、探头加压等可引起憩室形态、回声等变化，也是鉴别诊断的重要要点。

（四）典型图像

典型图像如图 6-235 ～图 6-242 所示。

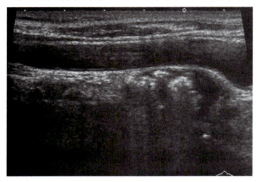

图 6-235　食管憩室，左侧颈部可见一回声不均结节，界清晰，呈椭圆形，内可见斑片状强回声

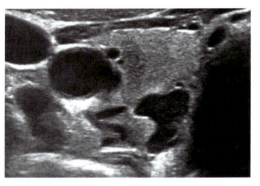

图 6-236　食管憩室，右侧甲状腺背后方可见一囊性包块，界清晰，形态不规则

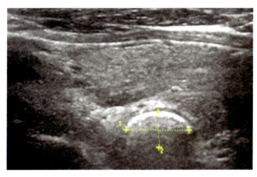

图 6-237　食管憩室，左侧甲状腺背后方可见一回声不均结节，界清晰，呈椭圆形，周边有环形低回声，内可见斑片状强回声，后方可见声影

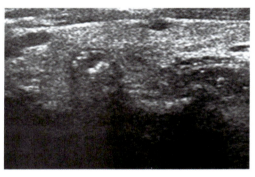

图 6-238　食管憩室，左侧甲状腺背后方可见一回声不均结节，界清晰，呈椭圆形，周边有环形低回声，内可见斑片状强回声，后方可见声影

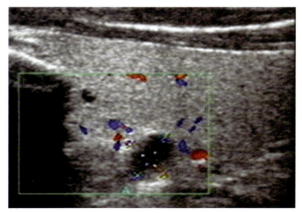

图 6-239　食管憩室，横切面显示左侧甲状腺背后方一囊性结节，界清晰，呈椭圆形，未见血流信号

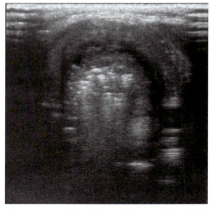

图 6-240　食管憩室，纵切显示左侧甲状腺背后方一回声不均团块，界清晰，呈椭圆形，周边有环形低回声，内可见杂乱不均强回声，后方可见"彗星尾"征

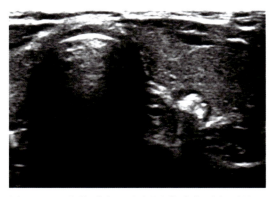

图 6-241 食管憩室，左侧甲状腺背后方可见一回声不均团块，界清晰，呈椭圆形，周边有环形低回声，内可见杂乱不均强回声，后方可见"彗星尾"征，可显示回声不均结节周边低回声与食管相延续

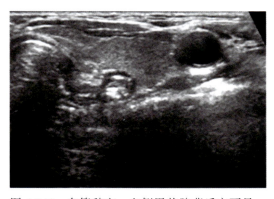

图 6-242 食管憩室，左侧甲状腺背后方可见一回声不均结节，界清晰，呈椭圆形，周边有环形低回声，内可见杂乱不均强回声，可显示回声不均结节周边低回声与食管相延续

（林礼务 林学英 林振湖）